Matthias Lauterbach, Susanne Hilbig

So bleibe ich gesund
Was Sie für Ihre Gesundheit, Lebensenergie und Lebensbalance tun können

Ein Programm in 10 Etappen

W0296240

Fotos von Heiko Preller

2006

Über alle Rechte der deutschen Ausgabe verfügt Carl-Auer-Systeme Verlag und Verlagsbuchhandlung GmbH Heidelberg
Fotomechanische Wiedergabe nur mit Genehmigung des Verlages
Satz: Verlagsservice Hegele, Heiligkreuzsteinach
Umschlaggestaltung: Goebel/Riemer
Printed in Germany
Druck und Bindung: Freiburger Graphische Betriebe, www.fgb.de

ISBN 13: 978-3-89670-562-4
ISBN 10: 3-89670-562-8
Erste Auflage, 2006
© 2006 Carl-Auer-Systeme, Heidelberg

Bibliographische Informationen Der Deutschen Bibliothek
Die Deutsche Bibliothek verzeichnet diese Publikation in der Deutschen Nationalbibliografie; detaillierte bibliografische Daten sind im Internet über http://dnb.ddb.de abrufbar.

Informationen zu unserem gesamten Programm, unseren Autoren und zum Verlag finden sie unter: **www.carl-auer.de.**

Wenn Sie unseren Newsletter zu aktuellen Neuerscheinungen und anderen Neuigkeiten abonnieren möchten, schicken Sie einfach eine leere E-Mail an: **carl-auer-info-on@carl-auer.de.**

Carl-Auer Verlag
Häusserstraße 14
69115 Heidelberg
Tel. 0 62 21-64 38 0
Fax 0 62 21-64 38 22
E-Mail: info@carl-auer.de

Inhalt

Vorwort 7
Einleitung 9
Das Buch ist Ihr Begleiter 10
Wie Sie Ihren Begleiter nutzen können 10
Der Weg, der vor Ihnen liegt 12

Die Etappen der Reise »So bleibe ich gesund« 14

Die erste Etappe 14
1. Die Klärung der Frage »Wozu?« 15
2. Eine erste Aufgabe zur Vorbereitung des langfristigen Erfolges 16
3. Zwei Grundlagentexte 17
4. Ausgangspunkt: Check-up 20
5. Eine erste Zielbeschreibung 26
6. Atmung 27
7. Bewegung 29

Die zweite Etappe 31
1. Gesundheitslandkarte und Gesundheitsmetaphern 32
2. Wie fange ich (wieder) an? 36
3. Die Entscheidungsmatrix 36
4. Die Lebenskarten 38
5. Die Sterbeszenarien 39
6. Die Entscheidung und Ihr Vertrag mit sich selbst 40
7. Die erste Skizzierung des Weges 41
8. Die Entspannungsübung dieser Etappe: Vom Himmel zur Erde 43

Die dritte Etappe 44
1. Salutogenese und Lebensbalancen 45
2. Bewegung 49
3. Wahrnehmung 60
4. Die Entspannungsübung dieser Etappe: Atmung und Atemmeditation 62

Die vierte Etappe 64
1. Das Netzwerk Ihrer Gesundheitsorientierung 65
2. Ernährung – jenseits von Diäten 68
3. Die Entspannungsübung dieser Etappe: Die Fantasiereise 81
4. Gratulation und erster Check 82

Die fünfte Etappe – Der zweite Monat 84
1. Die balancierten Zielfelder 85
2. Die Jahresplanung 90

3. Ihre Scheiterstrategien 91
4. Atmung, Körperwahrnehmung, Body Scan 92
5. Schlaf 96

Die sechste Etappe – Der dritte Monat **111**
1. Stress, Stressprotektion 112
2. Gesundheitsorientierung im Arbeitsalltag 141
3. Die Entspannungsübung dieser Etappe: muskuläre Kurzentspannung 144
4. Psychoenergetische Stressbalance 146
5. Meilenstein 148

Die siebte Etappe – Der vierte Monat **151**
1. Bewegung 152
2. Was bei Ausdauerbewegung noch alles möglich ist 155
3. Sinnfragen 162
4. Die Checkliste »Das Wissen über sich selbst« 167
5. Die Entspannungsübung dieser Etappe:
Reise zu Ihrem Ort der inneren Kraft 170

Die achte Etappe – Der fünfte Monat **171**
1. Glück und Zufriedenheit 172
2. Die Energiebilanz 183
3. Der Biorhythmus 186
4. Die Entspannungsübung dieser Etappe: Sonnenmeditation 191

Die neunte Etappe – Der sechste Monat **193**
1. Fotoexplorationen und Fotoinszenierungen 194
2. Die Entspannungsübung dieser Etappe: Augenentspannung 198
3. Meditation: Verbindung mit der Lichtenergie 200
4. Meilenstein zum »Bergfest« 200

Die zehnte Etappe – Das zweite Halbjahr **204**
1. Nachhaltigkeit 205
2. Übungen zur Achtsamkeit 207
3. Die Entspannungsübungen dieser Etappe:
Entspannen mit Musik, Farben, Aromen und Bewegung 208
4. Der abschließende Check up 211
5. Das Fest 215

Der Ausblick **216**
1. Gesundheitsorientierung als Grundhaltung 217
2. Abwechslung schaffen 218
3. Meilensteine einrichten 219

Literatur 220
Hinweise zum Weiterlesen und Weiterüben 222
Anhang 225
Über die Autoren 232

Vorwort

»Das eigentlich Sonderbare liegt nicht so sehr in der Krankheit als im Wunder der Gesundheit.«

Hans-Georg Gadamer

Natürlich: Gesundheit ist in Mode, mit Gesundheit lässt sich viel Geld verdienen. Andererseits: Gesundheit ist immer etwas sehr Persönliches und kommt oft erst dann ins Bewusstsein, wenn sie verloren geht.

Und es ist ein merkwürdiges Phänomen: Gesundheit, eines unserer wichtigsten Anliegen, kommt im Alltag zu kurz. Gesundheit, Lebensfreude, Lebensbalancen, Leistungsfähigkeit, Genussfähigkeit, Sinnhaftigkeit – alles Begriffe, die Welten beschreiben, die uns sehr anziehend erscheinen. Die Orientierung an dem Erhalt der eigenen Gesundheit kommt einem jedoch oft eher wie eine mühselige Aufgabe vor und (noch) nicht als ein genussvoller, wenn auch manchmal anspruchsvoller Weg – ein Weg des Lernens, voll mit neuen Erfahrungen.

Das ging und geht auch der Autorin und dem Autor nicht anders. Auch wir haben viele Wege, Irrungen und Wirrungen hinter uns. Wir sind an und über die Grenzen unserer Belastbarkeit gegangen und haben die Reaktionen von Körper und Seele erlebt. Wir haben gelernt, das alles als Teil eines lebenslangen Prozesses zu verstehen. Und wir hatten das Glück, sehr attraktive Wege zu finden, um unserer Gesundheit und Balance einen guten Platz zu geben, einen Platz, der immer wieder neu justiert wird. Das Aufregende dabei war und ist, wie sich um einzelne Kristallisationspunkte, wie um das Reiten (SH) oder das Laufen (ML), um die Lust zu reisen, um den Genuss von gutem Essen usw., immer neue Erfahrungen fügen, die Gesundheit und Balance eine große Anziehungskraft verleihen.

Wir sind auch unseren Kunden und Klienten sehr dankbar, die uns mit ihren unterschiedlichen Themen immer wieder herausgefordert haben. Sie haben uns durch ihr Ringen um einen guten Weg, durch ihr Engagement und ihre kreativen Einfälle, aber auch durch die Hürden und spürbaren Grenzen an vielen Erfahrungen teilhaben lassen.

Was wir mit Ihnen teilen wollen, sind die Erfahrungen, die wir mit uns selbst und in vielen Coaching- und Seminarprozessen gemacht haben und die wir systematisch für unsere Arbeit aufbereitet haben.

Eine wesentliche unserer Erfahrungen war, dass Entwicklungen und Veränderungen Zeit brauchen. Wir haben Ihnen deshalb für Ihren Weg einen Begleiter für ein Jahr erschaffen – das ist nach unserer Erfahrung die Zeit, die es braucht, um Lebensprozesse dauerhaft in veränderte Bahnen zu lenken.

Matthias Lauterbach *Susanne Hilbig*

Einleitung

Willkommen an Bord! Sie machen sich jetzt auf den Weg zu mehr Gesundheit, Lebensfreude und zu guten Balancen in Ihrem Alltag. Herzlichen Glückwunsch!

Es ist wie am Beginn einer Reise. Vielleicht kennen Sie einen Teil der Reiseroute schon, einige Gegenden haben Sie schon früher erkundet. Manche Gegenden werden Ihnen unbekannt sein. Wir sind allerdings sicher, dass es für Sie viel Spannendes zu entdecken gibt. Wir versichern Ihnen, dass Sie auf der Reiseroute wichtige Erfahrungen machen und Spaß haben werden.

Reisen bildet. Sie werden viel lernen auf dieser Reise: über Gesundheit und Fitness, über Lebensfreude, über Bewegung und Ernährung, über Lebensbalancen usw. – vor allem aber: Sie werden sehr viel lernen über sich selbst. Über Ihren Lebensweg und über Ihren Weg zu mehr Gesundheit.

Jedem Anfang wohnt bekanntlich ein Zauber inne und die notwendige Ambivalenz: »Soll ich's wirklich machen oder lass ich's lieber sein? – Jein!« (Fettes Brot 1996). Natürlich kennen Sie alle solche Menschen, die trotz sichtbar ungesunder Lebensführung alt geworden und scheinbar auch noch zufrieden sind. Winston Churchill (»No sports!«) ist da sofort im Bild und natürlich auch Helmut Schmidt, den Rauch offenbar eher haltbar macht. Und Sie alle kennen Menschen, die sich fit gehalten haben und plötzlich vom Herzschlag oder vom raschen Krebs heimgesucht wurden. Also, was soll's?

Jedoch: Führen Sie sich nicht mit Ausnahmen hinters Licht! Es ist erwiesen: Sie können viel tun für Ihre Fitness, für den Erhalt Ihrer Leistungsfähigkeit, für einen hellen Geist und ein ausgeglichenes Gemüt, für ein Verlangsamen Ihrer Alterungsprozesse.

Was aber, wenn das Schicksal, der Herr oder wer auch immer Sie früher abberuft, als Sie dachten? Werden Sie dann nicht die investierte Zeit und Energie bereuen?

Die Lösung: Machen Sie Ihre Gesundheitsorientierung zu Ihrem Lebensstil und genießen Sie die Früchte! Seien Sie es sich wert, dieses Mehr an Lebensfreude, das in jeder Minute steckt, die Sie in dieses Projekt investieren. Dann werden Sie keine einzige Sekunde bereuen.

Das Buch ist Ihr Begleiter

Das Buch soll Ihnen ein Begleiter und Ratgeber sein auf diesem Weg zu mehr Gesundheit, Lebensfreude und zu guten Balancen in Ihrem Alltag. Sie finden in ihm viele wichtige Hinweise, Anleitungen, Tipps und Übungen, die Sie dabei voranbringen können. Sie finden auch Hinweise, wie Sie dafür sorgen können, dass Ihre Reise keine Eintagsfliege und kein Strohfeuer bleibt, sondern bleibende Eindrücke in Ihrem Leben hinterlässt, Eindrücke, die Ihr Leben verändern oder – wie man heute sagt – die nachhaltig erfolgreich sind.

Verstehen Sie das Buch als Reiseführer. Es enthält Empfehlungen und Anregungen. Nutzen Sie das, was für Sie auf dieser Reise passt, was Ihnen sinnvoll erscheint und – vor allem – was Ihnen Spaß macht. Nichts von dem, was wir empfehlen, ist eine Voraussetzung für Ihre persönliche gesundheitsorientierte Reise. Sie können auch ganz anders reisen, eine andere Route wählen und sich Ihr Programm selbst zusammenstellen.

Wie Sie Ihren Begleiter nutzen können

Nutzen Sie das Buch wie einen Begleiter auf Ihrer Reise. Wir haben das Buch so aufgebaut, dass Sie sich für die Reise 12 Monate Zeit lassen können. Das Buch begleitet Sie also durch die nächsten 12 Monate Ihres Lebens. Sie können der Route folgen, die wir Ihnen vorschlagen. Sie können auf den einzelnen Etappen schneller oder langsamer vorangehen oder Sie können Pausen einlegen oder Ihrem eigenen Fahrplan folgen.

Oder Sie wählen die Überraschungsvariante: Sie klappen das Buch einfach auf und beginnen mit dem, was Sie dort finden – ein »guter Geist« wird Sie genau an die für Sie richtige Stelle geführt haben.

Wenn Sie sich unserer Systematik der Reise anvertrauen wollen, empfehlen wir Ihnen folgendes Vorgehen:

Lesen Sie sich zu Beginn jeder Etappe die anstehenden Schritte, die Checks, die Übungen, die Hintergrundinformationen durch und überlegen Sie, wie viel Zeit Sie sich für diese Etappe lassen wollen. Sie können unsere Zeitvorschläge verlängern.

Eine Empfehlung: Verkürzen Sie die Zeit bitte nur dann, wenn Sie schon ausreichend Erfahrung mit den vorgestellten Übungen der jeweiligen Etappe haben, wenn Sie dieses Zwischenziel Ihrer Reise schon gut kennen. Ansonsten braucht Ihre Reise die vorgeschlagene Zeit, damit Ihre Erfahrungen auch in der angestrebten Tiefe von Ihnen nachvollzogen werden können.

Legen Sie sich am Start der Reise ein Reisetagebuch an. Einen Hefter, in dem Sie Ihre Notizen, Skizzen, Bilder etc., die auf Ihrem Weg entstehen, deponieren können. Wir empfehlen Ihnen dringend, sich Notizen zu machen, es gehen sonst viele wertvolle Einfälle, Gedanken, Erkenntnisse im Alltagstrubel verloren. Wählen Sie einen besonders schönen Hefter aus oder nehmen Sie dafür ein ansprechendes Tagebuch, ein Notizbuch. Etwas, das Sie gern ansehen und anfassen, das so besonders gestaltet ist, dass Sie es mit Freude zur Hand nehmen. Sie können dann später Ihre Reise, Ihre persönliche Gesundheitsentwicklung darin nachvollziehen.

Thema	**Gesundheitsbuch Seite**
Meine Einfälle, Gefühle, Erkenntnisse, meine Bilder und Geschichten	
Was folgt daraus?	
Was nehme ich mir konkret vor?	

Abb. 1: Ihre Notizen

Damit Sie später leichter mit Ihren Reisenotizen arbeiten können, empfehlen wir Ihnen, sich für ein einheitliches Schema zu entscheiden. Insbesondere wenn Sie später an den »Meilensteinen« Ihrer Reise eine Rückschau auf Ihren bisherigen Weg halten. Dann wird sich das bewähren. Sie finden hier einen Vorschlag dafür.

Der Weg, der vor Ihnen liegt

Wir haben Ihre Reise in 10 Etappen über die 12 Monate aufgeteilt. Dabei sind die ersten Etappen eine Woche lang, die späteren dann jeweils einen Monat, und die letzte Etappe dauert ein halbes Jahr. Das hat damit zu tun, dass Sie in ein Reisegebiet unterwegs sind, für das Sie insbesondere am Beginn als Vorbereitung einige Informationen und »Trainings« brauchen. Später müssen Sie dann »Strecke machen«, müssen vorwärts kommen und brauchen dafür Zeit.

In den ersten vier Wochen werden wir Sie also mit unterschiedlichen Themen und Methoden vertraut machen, die Ihnen auf Ihrem Weg behilflich sein können. Wir werden Ihnen auch Schritte zeigen, wie Sie für sich selbst eine Bestandsaufnahme Ihrer Gesundheitsorientierung durchführen können. In den späteren Etappen wird es darum gehen, die vorgestellten Methoden immer wieder zu nutzen, einzuüben und eine Regelmäßigkeit auf Ihrem Weg zu erzeugen. Dabei werden wir Ihnen auch in diesen Etappen noch einige weitere Überlegungen, Anleitungen und Methoden an die Hand geben, die Ihren Weg erleichtern, die Ihre Freude und Ihren Genuss fördern und die Ihnen einen langfristigen Erfolg sichern helfen.

Die Meilensteine, die Sie auf Ihrer Reise erreichen, laden Sie dazu ein innezuhalten und auf den zurückgelegten Weg zu schauen. Sie bewerten Ihren Weg und nehmen eventuelle Kurskorrekturen vor. Nach einem Jahr gibt es ein Fest, zu dem Sie schon zu Beginn Ihrer Reise alle Freunde einladen werden.

Sie finden die einzelnen Texte, Anleitungen, Übungen in folgenden Etappen:

- 1. bis 4. Woche (1. bis 4. Etappe)
- 2. bis 6. Monat (5. bis 9. Etappe)
- 2. Halbjahr (10. Etappe)
- Ausblick

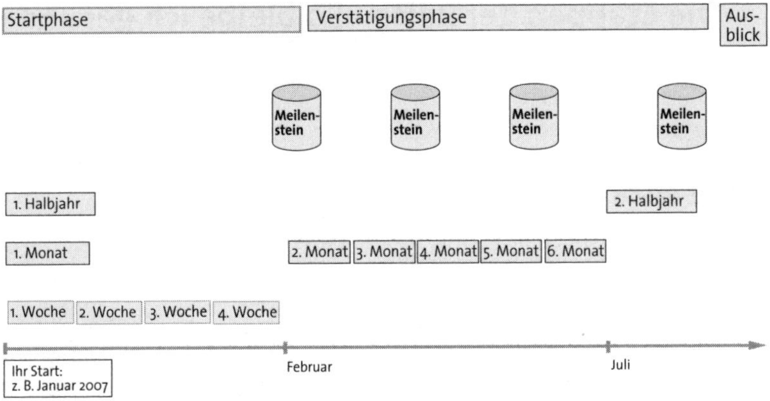

Abb. 2: Zeitraster

Die Etappen der Reise »So bleibe ich gesund«

Die erste Etappe

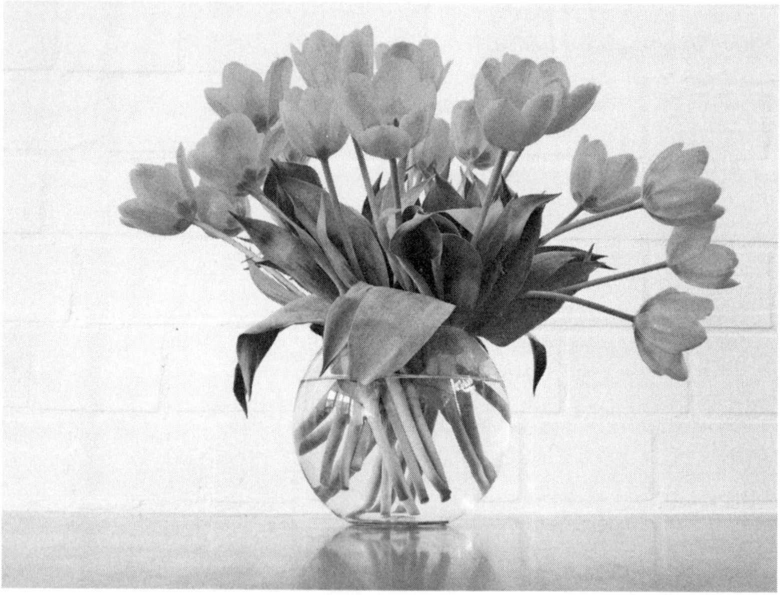

Die erste Etappe dauert eine Woche. Sie werden für sich klären, ob und wie Sie sich auf diese Reise begeben werden. Sie werden Informationen zu dieser Etappe erhalten, und Sie werden Ihren Ausgangspunkt bestimmen. Eine erste Zielbestimmung und einige Übungen sollen Ihnen bei der Vorbereitung auf diese Reise helfen.

Ziel ist, dass Sie am Ende dieser Woche eine erste Orientierung haben und Ihre Entscheidung für einen gesundheitsorientierten Lebensstil gefallen ist.

1. Die Klärung der Frage »Wozu?«

Wozu wollen Sie überhaupt Ihren Lebensstil gesundheitsorientiert gestalten? Was ist der Zweck dabei, was steht dahinter? Was ist Ihr Anliegen? Was wollen Sie ändern und was wollen Sie beibehalten?

Zur Klärung dieser Frage benötigen Sie etwa 30 Minuten.

Wir haben die Beobachtung gemacht, dass Menschen nur dann etwas in ihrem Leben verändern, wenn es für sie einen Sinn macht, wenn dadurch ein guter Boden für Entwicklungen entsteht. Das gilt auch dann, wenn Sie unter Druck mit einer Veränderung beginnen, z. B. wegen gesundheitlicher Probleme, Unzufriedenheit Ihrer Partnerin/Ihres Partners o. Ä. Die Frage »Wozu mache ich das?« sollte möglichst überzeugend beantwortet werden. Jede Veränderung bringt Neugier und Spannung und auch Unsicherheiten und Anstrengungen mit sich, die gut balanciert werden wollen.

Die Fragen, die Sie sich stellen, sind also:

- Wozu will ich mein Leben zukünftig stärker gesundheitsorientiert gestalten?
- Was will ich damit anfangen?
- Was würde mich daran reizen, was wäre attraktiv daran?

Bitte schreiben Sie sich dafür acht überzeugende Argumente auf, die neben z. B. körperlicher Fitness auch andere Lebens- und Liebesbereiche umfassen, die Arbeit, Beziehungen, Hobbys, und die auch Ihre Zukunft mit in den Blick nehmen.

- Welche vier Argumente würde Ihre beste Freundin oder Ihr bester Freund zusätzlich anführen?

Setzen Sie diese 12 Argumente in eine Reihenfolge der Bedeutung, die sie für Sie haben.

Betrachten Sie die ersten vier Argumente:

- Wie hoch ist der Wert, den sie für Sie haben, gemessen auf einer Skala von 0 (keinen Wert) bis 10 (sehr hoher Wert)?

Beobachten Sie sich bei dieser kleinen Übung selbst, und seien Sie dabei ehrlich zu sich:

- Wirken die 12 Argumente so überzeugend und attraktiv auf Sie, dass Sie bereit sind, erste Investitionen an Zeit und Energie dafür anzugehen?

Wenn die Antwort »Ja« ist, machen Sie hier munter weiter.

Wenn Sie Zweifel haben, suchen Sie neue Argumente, evtl. in einem Gespräch mit einer guten Freundin oder einem guten Freund.

2. Eine erste Aufgabe zur Vorbereitung des langfristigen Erfolges

Bevor Sie wirklich auf die Reise gehen, empfehlen wir Ihnen folgende fünf Schritte, für die Sie etwa 30 Minuten benötigen – eine gut investierte Zeit, um die Ergebnisse Ihrer Reise langfristig haltbar zu machen.

Gehen Sie dabei wie folgt vor:

1. Treffen Sie eine erste bewusste Entscheidung: »Ja, ich will meinem Leben eine stärkere Ausrichtung auf meine Gesundheit und meine Lebensenergie geben. Ich will einen Unterschied zu vorher erzeugen. Ich will am xx. xx. xxxx damit beginnen.«

2. Schreiben Sie sich diese Entscheidung in Ihren eigenenWorten auf, z. B.
- in Ihren Kalender, Ihr Notizbuch, Ihr Tagebuch,
- auf einen schönen Bogen Papier, den Sie an einem für Sie bedeutsamen Ort aufbewahren,
- auf den Desktop Ihres Computers oder wohin sonst es für Sie passend ist.

3. Schreiben Sie Ihre beliebtesten Scheiterstrategien für den Start in ein solches Vorhaben auf. Wie können Sie am wirksamsten sicherstellen, dass Ihre Gesundheitsorientierung gar nicht erst beginnt oder wieder ganz schnell versandet, wie Sie Ihr Vorhaben einfach vergessen, keine Zeit für den Start finden können … – dass der Start keinesfalls die ersten zwei Wochen überlebt? Fügen Sie diese erste kleine Liste Ihrer beliebtesten Scheiterstrategien der schriftlichen Form Ihrer Entscheidung hinzu. Wir werden uns später noch einmal ausführlich mit Ihren Scheiterstrategien beschäftigen.

4. Erzählen Sie mindestens einem wichtigen Menschen aus Ihrem nahen Umfeld von Ihrer Absicht. Erzählen Sie so konkret wie zu diesem Zeitpunkt möglich, was Sie vorhaben. Wenn Sie es noch stärker »vernähen«

wollen, bitten Sie ihn, dass er/sie an markanten Terminen (an Ihrem Geburtstag, an Weihnachten, Himmelfahrt, Fastnacht ...) nachfragt, was aus Ihrer Absicht konkret geworden ist.

5. Laden Sie Ihre wichtigen Freunde und Wegbegleiter schon jetzt verbindlich (z. B. mit einer aussagekräftigen Einladungskarte) zu einem Fest ein, das in genau einem Jahr stattfinden wird. Mit diesem Fest feiern Sie das einjährige Bestehen Ihrer neuen Gesundheitsorientierung. Geben Sie dem Fest einen passenden Namen.

Diese fünf Aktionen erhöhen die Ernsthaftigkeit und Verbindlichkeit Ihres Vorhabens und sichern Ihnen den Einstieg ab. Die Wahrscheinlichkeit, dass Sie langfristig Erfolg haben werden, steigt damit deutlich. Die meisten Vorsätze, die wir uns am Neujahrstag oder bei anderen Anlässen vornehmen, bleiben eben leere Versprechungen, sie finden keine Umsetzung, weil die Verbindlichkeit fehlt und der Weg und die ersten Schritte nicht konkret gegangen werden.

3. Zwei Grundlagentexte

Damit Sie verstehen können, aus welchen Ideen heraus dieser Wegbegleiter entwickelt wurde, finden Sie hier zwei kurze Texte, die Ihnen die Zusammenhänge erläutern sollen.

Was ist Gesundheit?

Vielleicht werden Sie sich wundern, was alles für eine gesunde Entwicklung wichtig sein kann. Sie können in vielen Winkeln Ihres Lebens nach den verborgenen Schätzen suchen, die genau für Sie und Ihre Gesundheit richtig sind. Dieses Buch soll Ihnen dabei behilflich sein, Wege zu finden, die in Ihrem – vermutlich schon gut gefüllten – Alltag umsetzbar sind.

Gesundheit ist nicht nur die Abwesenheit von Krankheit und von Krankheitssymptomen. Sie ist mehr. Andererseits auch nicht mit vollständigem Wohlbefinden und dem ewigen Erhalt unbeschwerter Jugend gleichzusetzen:

1. Gesundheit ist all das, was ein Mensch in Bezug auf seine Lebensziele, seine Werte, seine Leistungsfähigkeit, seine Liebesfähigkeit und seine sozialen Beziehungen als stimmig, erfüllend und energetisierend wahrnimmt. Gesundheit in unserem Sinne ist also auch herzustellen, wenn Sie z. B. an einer chronischen Krankheit leiden – zugegeben eine etwas ungewöhnliche Sicht.

2. Gesundheit und Lebensenergie sind keine Zustände, sondern eine andauernde Entwicklung, die Sie zukünftig bewusst gestalten werden. Zuneh-

mendes Lebensalter, wechselnde Lebensphasen, veränderte Lebensaufgaben usw. erfordern von Ihnen immer wieder neue Lösungen für Ihr Gesundheitsverhalten. Also: Ein wichtiger Teil von Gesundheit ist schon, sich um Lösungen für die eigene Gesundheit zu kümmern.

3. Die bewusste Gestaltung von Gesundheit hat somit viele Aspekte:

- die medizinisch verstandene Gesundheit – also Ihre Laborwerte, ärztliche Untersuchungsbefunde, Ihre Gesundheitsrisiken etc.
- Bewegung, Ernährung, Entspannung, Schlaf als die »klassischen« Gesundheitsfelder
- viele zusätzliche Themen wie Glück, Freude, Kreativität und Humor, Sexualität, geistige Fitness und Beweglichkeit, Umgang mit Genussmitteln, Umgang mit Einschränkungen, mit Schmerz, mit Verlusten
- den gesunden Umgang mit Stress und den unvermeidlichen Herausforderungen des Lebens
- die Fragen nach dem Gefühl von Stimmigkeit, nach Lebenszielen und Lebenssinn
- das Auspendeln guter Lebensbalancen (Work-Life-Balance)

Aus dem hier skizzierten Verständnis von Gesundheit leitet sich ab, welche Themen wichtig sind, wenn Sie sich auf den Weg zur Aktivierung von Gesundheit und Lebensenergie machen.

■ Die »klassischen Drei« der Gesundheitsorientierung:
- Bewegung
- Ernährung
- Entspannung/Erholung/Muße/Schlaf

■ Die »anspruchsvollen Zwei«:
- Stimmigkeit/Erfüllung
- Lebensbalancen

■ Der »Januskopf« Stress:
- Stressreaktionen und Stressfolgen
- Schutz vor negativen Stressfolgen
- Herausforderungen als Lebenselixier

■ Die »Haltbarkeit« einer Gesundheitsorientierung:
- Nachhaltigkeit und die Eigendynamik
- »Gesundheitsorientierung gehört zu meinem Leben«

Drei der wichtigsten systemischen Grundannahmen

1. Körper, Seele und Geist, sozialen Beziehungen sowie Spiritualität und Sinnfragen sind miteinander vernetzte Systeme. Geht es einem System schlecht, reagieren die anderen darauf: Sie gleichen aus, sind auch beeinträchtigt usw. Leidet der Körper, ist oft die Stimmung schlecht, liegt die Seele danieder, gleichen vielleicht verlässliche Freunde aus.

Der Weg zu einer Aktivierung von Gesundheit und Lebensenergie kann an allen vier »Ecken« beginnen! Nutzen Sie deshalb das besonders intensiv, was Ihnen am leichtesten fällt, was Ihnen am ehesten Freude bereitet, was Sie besonders gut können. Ob Sie mit dem Laufen beginnen oder Ihr soziales Netzwerk wieder verstärkt pflegen, ob Sie Ihre Meditationspraxis wieder aufnehmen oder sich Ihren kreativen Begabungen öffnen: Alles hilft, den Zug zum Rollen zu bringen und das Gesundheitsnetzwerk zu energetisieren.

2. Die wesentliche Energie für einen gesundheitsorientierten Weg nehmen Sie aus Ihren persönlichen Quellen, die wir Ressourcen nennen. Wir gehen davon aus, dass alle Ressourcen, die Sie für Ihren Gesundheitsweg benötigen, in Ihnen stecken. Viele haben Sie vielleicht vergessen, oder sie sind Ihnen nie aufgefallen.

Ressourcen können sein:

- die Vorliebe von Ihnen, sich zu bewegen,
- Dinge, die Sie in Ihrer Freizeit schon mal gern gemacht haben und die Ihnen gut taten,
- etwas, das in Ihrem Freundeskreis gerade »in« ist, das in Ihnen etwas zum Schwingen bringt,
- gute Erfahrungen, die Sie mit Ihrem Körper, Ihrer Seele, Ihren Beziehungen und Ihrer Spiritualität gemacht haben,
- Lebensphasen, die Ihnen als ausgeglichen, als »gesund« in Erinnerung sind,
- Träume, Sehnsüchte,
- Vorbilder, die in Ihnen Spuren hinterlassen haben,
- und vieles anderes mehr.

3. Vielleicht leben Sie derzeit bezogen auf Ihre Gesundheit in einer »faulen Ordnung«: Gesundheitsbezogene Aktivitäten kommen kaum vor, Sie riskieren durch Ihr Verhalten möglicherweise sogar gesundheitliche Schäden. Was Sie erreichen wollen, ist eine »gesundheitsbezogene Ordnung«, in der Sie wie von selbst sich in einem neuen Gleichgewicht befinden. Körper und Seele achten selbstständig und wie selbstverständlich auf den einmal eingeschlagenen Weg. Wenn Sie also jetzt Ihre »faule Ordnung« verlassen, wird es sich zunächst möglicherweise ungewohnt, »künstlich« anfühlen, manches wird lästig und überflüssig erscheinen. Wenn es Ihnen gelingt, diese Phase zu durchschreiten (wofür Sie hier viele Anregungen erhalten werden), wird sich die neue Ordnung einstellen. Ihre Gesundheit und Lebensenergie haben dann eine Eigendynamik, und Sie wollen auf diesen Lebensstil nicht mehr verzichten.

4. Ausgangspunkt: Check-up

Möglicherweise sind unschöne medizinische Befunde der Anlass für Sie, Ihrer Gesundheit jetzt mehr Aufmerksamkeit widmen zu wollen. Oder Sie spüren eine beunruhigende Veränderung Ihres Wohlbefindens, Ihrer Leistungsfähigkeit oder Sie finden, dass es an der Zeit ist, sich wieder um die Gesunderhaltung zu kümmern, oder … oder …

Zunächst markieren Sie Ihren Ausgangspunkt: Mit Hilfe der folgenden Instrumente schätzen Sie Ihre aktuelle Gesundheitsorientierung ein, Ihre Lebensqualität, Ihre Fitness, Ihre Lebensbalancen. Auf diese Weise erkennen Sie im weiteren Verlauf Unterschiede und können damit auch Ihre Erfolge konkret beschreiben!

Zusätzlich empfehlen wir Ihnen, sich von einem Arzt Ihres Vertrauens Ihren aktuellen medizinischen Gesundheitsstand erläutern zu lassen. Lassen Sie sich dabei auch Ihre Gesundheitsrisiken genau erklären. Sie sollten anschließend konkret wissen, wie Sie das bei Ihrer zukünftigen Gesundheitsorientierung berücksichtigen müssen. Dazu gehört auch, die hier in dem Buch gegeben Anleitungen an Ihre ganz persönlichen Gesundheitsrisiken oder Erkrankungen anzupassen. Bedenken Sie aber bitte dabei: Es ist heute unbestritten, dass sich viele gesundheitliche Risiken und sogar bestimmte von der Norm abweichende Befunde wie Bluthochdruck oder Fettstoffwechselstörungen durch regelmäßige Ausdauerbewegung und angemessene Ernährung regulieren lassen.

Wichtig! Da im Rahmen von Gesundheitsorientierung die Ausdauerbewegung eine wichtige Rolle spielt, sollten Sie sich gezielt auch dafür fachlichen Rat einholen, insbesondere wenn Sie sich schon lange zu wenig bewegt haben. Den kann Ihnen Ihr Arzt geben, wenn er über die entsprechende Ausrüstung zur Leistungsuntersuchung verfügt, oder Sie gehen in eines der sportmedizinischen Untersuchungszentren. Die Adressen können Sie z. B. über den Deutschen Sportbund *(www.dsb.de)* und die Deutsche Gesellschaft für Sportmedizin und Prävention *(www.dgsp.de)* oder auch über die Webseiten *www.webheimat.at*, *www.uniqua.at* erfahren.

Wichtig können insbesondere Informationen über Ihren aktuellen Fitnessstand sein, der u. a. durch den Verlauf von Puls und Blutdruck während und nach standardisierten Belastungen oder durch den berühmten Laktattest (s. u.) ermittelt wird. Darauf aufbauend werden dann konkrete

Empfehlungen abgeleitet, wie Sie Ihre Ausdauerbewegung aufnehmen oder ausbauen können.

Checklisten

Mittels der in diesem Buch immer wieder auftauchenden Checklisten erhalten Sie die Gelegenheit, Ihre Wahrnehmung für Ihre aktuelle Situation zu schärfen und zu schulen. Zunächst soll es um die Beschreibung der Ausgangssituation gehen:

1. Gesundheitsbarometer

Sie finden im Kasten unten ein Gesundheitsbarometer, das der Einschätzung Ihres aktuellen Gesundheitsstandes dient. Das Barometer werden Sie später immer wieder einsetzen, um die jeweils aktuelle »Wetterlage« Ihrer Gesundheit zu peilen. So werden Sie entscheiden können, ob sich die Situation verbessert oder verschlechtert hat und welche Aktivitäten zu dem aktuellen »Wetter« in Ihrem Gesundheitsland passen.

Gesundheitsbarometer

Ich fühle mich heute körperlich

|——————————————————————|

sehr gesund — sehr krank

Meine Stimmung ist heute

|——————————————————————|

besonders gut — ausgeglichen — besonders schlecht

Meine Gesundheit insgesamt hat einen Trend

|——————————————————————|

nach oben — nach unten

Menschen, die mich gut kennen, meinen zu meiner derzeitigen körperlich/seelischen Gesundheit

|——————————————————————|

beneidenswert gut — da muss man sich Sorgen machen

Meine gegenwärtige körperliche Fitness (Leistungsfähigkeit, Ausdauer etc.) ist

|——————————————————————|

ausgezeichnet — auf dem Tiefpunkt

Meine geistige Fitness (Wachheit, Konzentration, Kreativität etc.) ist

|———————————————————————————|

ausgezeichnet — auf dem Tiefpunkt

Meine Fitness insgesamt hat einen Trend

|———————————————————————————|

nach oben — nach unten

Menschen, die mich gut kennen, meinen zu meiner derzeitigen körperlich/mentalen Fitness

|———————————————————————————|

beneidenswert gut — da muss man sich Sorgen machen

Das Tempo meiner bewussten Gesundheitsorientierung

|———————————————————————————|

ist angemessen gut — ist zu langsam — ist rückwärts gerichtet

2. Fragebogen zur Lebensqualität

Dieses sehr einfache Instrument ermöglicht Ihnen eine grobe Einschätzung Ihrer aktuellen Lebensqualität. Wenn Sie die Möglichkeit dazu haben, dann kopieren Sie die Seite mit dem Fragebogen mehrmals und nutzen Sie künftig jeweils nur die kopierten Blätter, damit Sie das Original weiterhin zur Verfügung haben.

Wichtig ist, dass Sie den Fragebogen regelmäßig alle zwei (oder drei) Wochen ausfüllen. Bitte schauen Sie dabei nicht auf die schon früher ausgefüllten Bögen. Falls Sie feststellen, dass Sie während eines längeren Zeitraums (einige Wochen, zwei, drei Monate) auf mehreren Bögen gleich bleibend geringe Einschätzungen von einem oder mehreren Faktoren getroffen haben, überprüfen Sie noch einmal die Ziele Ihrer Gesundheitsorientierung. Sie scheinen dann nicht vollständig zu sein.

Wenn die Einschätzung durch äußere Faktoren bedingt ist, auf die Sie keinen Einfluss haben: Wie können Sie sich besser davor schützen, abschalten, gezielt Dinge tun, die Ihnen Freude machen, die Sie erfüllen etc.? Sie finden im Abschnitt über Stress? hierzu sicher noch nützliche Hinweise.

Fragebogen zur Lebensqualität

1. Kurzfristige Beobachtung
Sie können den aktuellen Stand Ihrer Lebensqualität dokumentieren, wenn Sie den Fragebogen für einige Wochen regelmäßig am Ende jeder Woche ausfüllen (ohne dass Sie sich vorher die Bögen der vergangenen Woche(n) anschauen). Legen Sie bei der Einschätzung jeweils den Zeitraum von einer Woche zugrunde.

Werten Sie den Verlauf Ihrer Einschätzungen bei den unterschiedlichen Parametern aus, wenn Sie ca. sechs Bögen ausgefüllt haben.

2. Langfristige Beobachtung
Sie können den Bogen auch für eine längere Verlaufsbeobachtung nutzen, wenn Sie ihn in monatlichem Abstand mit entsprechendem Ablauf ausfüllen.

Bitte schätzen Sie folgende Aussagen danach ein, ob sie für Sie zutreffen auf einer Skala von 6 (trifft für den Beobachtungszeitraum voll zu) bis 0 (trifft für den Beobachtungszeitraum überhaupt nicht zu).

Ich habe mein Leben aus vollem Herzen genossen.

0 1 2 3 4 5 6

Ich habe allen mir wichtigen Personen und Themen einen guten Platz gegeben.

0 1 2 3 4 5 6

Ich war mit meinen beruflichen Leistungen sehr zufrieden.

0 1 2 3 4 5 6

Ich habe mich erfüllt gefühlt.

0 1 2 3 4 5 6

Ich war mit meinem körperlichen Zustand völlig zufrieden.

0 1 2 3 4 5 6

Ich bin mit meinen beruflichen Plänen gut vorangekommen.

0 1 2 3 4 5 6

Ich habe mich entspannt gefühlt.

0 1 2 3 4 5 6

Ich bin zuversichtlich, anstehende Herausforderungen zu bewältigen.

0 1 2 3 4 5 6

3. Check der Überzeugungsmuster

Sie haben hier ein Instrument zur Verfügung, um grundlegende Einstellungen zu erkunden, die Ihr Gesundheitsverhalten prägen. Ihre persönlichen Gesundheits- und Krankheitstheorien sind mit den Jahren gewachsen, haben häufig auch kräftige Wurzeln in Ihrer Familiengeschichte. Sie erhalten durch das Ausfüllen der Checkliste unten wichtige Hinweise für diese Grundlagen Ihres gesundheitsorientierten Weges.

Check Ihres Überzeugungsmusters in Bezug auf Gesundheit

Im Laufe Ihres Lebens entwickeln Sie eine persönliche Theorie über Gesundheit und Krankheit, von deren Richtigkeit Sie (unbewusst) überzeugt sind.

Man kann vier Überzeugungsmuster unterscheiden, die dann auch das Verhalten unterschiedlich prägen (Retzer 2002).

Mit diesem Check können Sie sich Ihr Überzeugungsmuster bewusst machen und die Konsequenzen auf Ihr Verhalten analysieren.

Lesen Sie sich die folgenden Sätze durch und überlegen Sie, von welcher der Aussagen Sie derzeit am ehesten überzeugt sind (nach Retzer 2002):

1. Mein Gesundheitszustand ist kein Problem.
2. Mein Gesundheitszustand ist ein Problem, aber ich habe Einfluss darauf.
3. Mein Gesundheitszustand ist ein Problem, aber ich habe keinen Einfluss darauf.

4a. Mein Gesundheitszustand ist ein Problem, aber ich weiß nicht, ob zu recht.
4b. Mein Gesundheitszustand ist kein Problem, aber ich weiß nicht, ob zu recht.

Gehen Sie folgenden Fragen zur Stabilität Ihrer Überzeugung nach:

- Ist Ihre Entscheidung für einen Satz stabil oder wechseln Sie rasch zwischen den Überzeugungen?
- Ist Ihre Überzeugung bezogen auf eine längere oder unterschiedliche Lebensphasen stabil oder welche Überzeugung war früher für Sie prägend?

Ihre Überzeugungen haben Folgen für Ihr Verhalten:

- Welche Auswirkungen hat Ihre Grundüberzeugung konkret auf Ihr Verhalten?
- Was machen Sie oder was unterlassen Sie aufgrund Ihrer Überzeugungen?
- Welche Chancen und welche Risiken, welche Vor- und Nachteile liegen in Ihrer Überzeugung und dem daraus folgenden Verhalten?
- Wollen Sie Ihr Überzeugungsmuster verändern und wenn ja in welche Richtung?
- Was wollen Sie mit einer Veränderung Ihres Überzeugungsmusters konkret erreichen?

Machen Sie sich Notizen zu Ihren Ergebnissen. Sie sind wichtig für die weitere Entwicklung Ihrer Gesundheitsorientierung.

Hier noch einige Hinweise zu den Folgen Ihrer Überzeugungsmuster:

zu 1.
Sie haben ein stabiles Selbstbewusstsein, fühlen sich unabhängig. Wahrscheinlich haben Sie ein sehr mechanistisches Verständnis Ihrer Gesundheit und verlassen sich auf Ihre Maschine – notfalls wird was ausgewechselt. Sie riskieren die rechtzeitige Übernahme von Verantwortung für Ihre Gesunderhaltung (was vielleicht dann andere übernehmen).

Tipp für Ihren gesundheitsorientierten Weg: Arbeiten Sie besonders intensiv mit der Gesundheitslandkarte und den Gesundheitsmetaphern. Nehmen Sie sich Zeit für die Wahrnehmungsübungen, sorgen Sie dafür, dass Sie »am Ball« bleiben: Nutzen Sie alle Möglichkeiten zur Nachhaltigkeit, die Ihnen hier aufgezeigt werden.

zu 2.
Eigenständigkeit, Unverletzlichkeit, Optimismus könnten wichtige Einstellungen sein. Sie mobilisieren alle Ressourcen für Ihre Gesundung. Sie kämpfen. Ihr Risiko könnte die Tendenz zum Einzelkämpfer und verzweifelten Kämpfen sein. Ein Misserfolg Ihres Kampfes könnte Sie völlig auf die hilflose Seite werfen.

Tipp für Ihren gesundheitsorientierten Weg: Beschäftigen Sie sich besonders intensiv mit Ihrem sozialen Netzwerk. Erkunden Sie Ihre Belastungsgrenzen. Nehmen Sie sich Zeit für Meditation und Entspannung.

zu 3.
Ihr Erleben und Handeln ist stark geprägt von Hilflosigkeit, Verlust von Kontrolle, dem Gefühl ausgeliefert zu sein, von Aufopferung für andere. Sie könnten sich gleichzeitig auch vorwerfen, keinen Einfluss zu haben, was Scham- und Schuldgefühle auslöst. Sie fühlen sich dann von aktiveren und optimistischen Menschen missverstanden.

Tipp für Ihren gesundheitsorientierten Weg: Schon die Beschäftigung mit den hier vorgestellten Aktivitäten verändert Ihr Überzeugungsmuster. Nutzen Sie Ihre sozialen Netzwerke zu Gesprächen darüber. Beschäftigen Sie sich besonders intensiv mit den Übungen zu Glück und Zufriedenheit.

zu 4 a + b.
Ihre Gedanken und Gefühle könnten viel um Eindeutigkeit, Wahrheit, Gewissheit kreisen. Sie schätzen konkrete Aussagen, Forschungsergebnisse und Tipps – trauen ihnen aber letztlich doch nicht. Sie sind also selten eindeutig krank oder gesund. Dabei ist Ihr Blick auf Krankheitsrisiken gerichtet. Ihre Unsicherheit könnte eine gute Motivation für Ihre Gesundheitsaktivitäten sein.

Tipp für Ihren gesundheitsorientierten Weg: Machen Sie sich »probeweise« hier auf den Weg, verzichten Sie auf die Abklärung des »richtigen« Weges. Lassen Sie sich Zeit, Ihre Gesundheitslandkarte zu erkunden. Die Beschäftigung mit Sinnfragen kann Ihren Horizont besonders wirksam öffnen. Bereiten Sie das durch Übungen zu Wahrnehmung und Achtsamkeit gut vor.

5. Eine erste Zielbeschreibung

Nachdem Sie Ihre Ausgangssituation beschrieben haben, fertigen Sie jetzt eine Skizze Ihrer Ziele an. Nur wer ein Ziel hat, kann sich mit einer darauf gerichteten und gebündelten Energie bewegen. Selbst wenn sich Ihre Ziele ändern werden, wenn Sie neue Aspekte auf dem Weg entdecken werden, bleibt die Ausrichtung auf ein Ziel ein wichtiges Hilfsmittel zur Navigation (auch Ihr Navigator im Auto funktioniert erst, wenn Sie ein Ziel eingegeben haben).

Zielklärung

Wir schlagen Ihnen vor, die Zielbestimmung mit einer Bewegung im Raum zu beginnen. Das macht die Ergebnisse dieses Schrittes sehr viel genauer und reicher. Sie bewegen sich auf einer »Lebenslinie« von heute gerechnet ein Jahr weiter. Sie können diesen Schritt aber auch ohne Bewegung auf einem Blatt Papier durchführen.

Vorgehen:

- Sorgen Sie dafür, dass Sie ca. 30 Minuten ungestört sind.
- Halten Sie ein (großes) Blatt Papier und Stifte bereit.
- Stellen Sie sich vor, dass durch den Raum, in dem Sie sind, eine Linie läuft: Dies ist Ihre Lebenslinie von heute aus gesehen bis zu dem gleichen Datum ein Jahr später.
- Legen Sie die beiden Daten auf der Linie – z. B. mit zwei Symbolen oder zwei Papierbögen – fest.
- Starten Sie auf der Linie im »Heute« und bewegen Sie sich in langsamem Tempo durch die Monate zu Ihrem Zieldatum. Lassen Sie sich Zeit dabei und stellen sich vor, wie Sie sich langsam durch die Jahreszeiten, durch das Jahr mit seinen Festen, seinen Jahrestagen bewegen. Bleiben Sie hier und dort stehen und spüren Sie nach, was im Mai, im August, im Oktober … so los ist, wie sich Ihre Gesundheitsorientierung langsam entwickelt und zu einem festen Bestandteil in Ihrem Leben wird, wie sich Ihre Umgebung ebenfalls langsam entwickelt.
- Wenn Sie an Ihrem Zieldatum ankommen, sind Sie ein Jahr älter geworden, befinden sich wieder in der gleichen Jahreszeit wie beim Start. Vieles hat sich in dem nun vergangenen Jahr verändert, manches ist unverändert geblieben.

- Gehen Sie nun ausgehend von Ihrem Zieldatum folgenden »rückblickenden« Fragen nach:
  – Angenommen, Ihre gesundheitsorientierte Entwicklung war ein voller Erfolg und Sie sind in den für Sie wichtigen Bereichen ein gutes Stück weitergekommen. Deutlich spürbar hat sich vieles fest eingeschliffen. Sicher, es bleibt noch einiges zu tun, doch Ihre Bilanz ist ausgesprochen positiv. Was ist heute konkret los? Wie gestalten Sie heute Ihr Leben, was ist wichtig, was unterscheidet heute Ihr Leben von dem Leben vor einem Jahr?

Hinweis: Beschreiben Sie Ihr Leben so konkret wie möglich (drehbuchgenau) und in der grammatikalischen Gegenwartsform (Präsenz).

Wenn Sie sich ausreichend in diesem Lebensabschnitt getummelt haben, gehen Sie langsam wieder zu Ihrem Ausgangspunkt – dem Startdatum – zurück. Nehmen Sie nun gleich Ihre Schreibmaterialien und notieren (oder zeichnen) Sie Ihre Ideen, Bilder, Erlebnisse.

- Legen Sie danach ein Pause von mindestens einer Stunde ein oder besser: Schlafen Sie eine Nacht darüber.
- Nehmen Sie dann Ihre Aufzeichnungen zur Hand. Beantworten Sie folgende Frage: Welche Ziele lassen sich möglichst konkret aus dieser Beschreibung ableiten?
- Formulieren Sie drei möglichst konkrete Ziele, wiederum in der Gegenwartsform (ich habe einen festen Rhythmus von … bei meiner Ausdauerbewegung, ich bin an zwei Tagen in der Woche jetzt zuverlässig um … Uhr bei der Familie, ich spüre eine gute Energie und Wachheit an den Arbeitstage etc.).
- Schreiben Sie sich diese Ziele auf – Sie brauchen sie für die spätere Weiterbearbeitung Ihrer Ziele und für die »Meilensteine«, die im Verlauf des Jahres Ihren Weg markieren sollen.
- Zur Stärkung der Nachhaltigkeit: Berichten Sie einem Ihnen nahe stehenden Menschen von Ihren Zielen.

6. Atmung

Luft ist unser wichtigstes Lebensmittel. Ohne Luft, ohne den darin enthaltenen Sauerstoff sterben wir innerhalb kürzester Zeit. Trotzdem sind die Gewohnheiten des Atmens im Rahmen unserer Lebensumwelten sehr unzureichend: Sie werden feststellen können, dass auch bei Ihnen die Tiefe Ihrer Atemzüge durch ungünstige, sitzende, oft »eingeklappte« Körperhaltungen, durch den Mangel an körperlicher Bewegung und durch fehlende Aufmerksamkeit sehr zu wünschen übrig lässt.

Die Atmung ist eine starke Verbündete. Nicht nur dass sie das gesamte System überhaupt am Leben hält – das gelingt Ihnen seit Jahren auch mit sehr flacher Atmung. Durch vertiefte Atmung können Sie Ihrem Körper und insbesondere dem extrem vom Sauerstoff abhängigen Gehirn zu besonderer Leistungsfähigkeit verhelfen, Sie können es mit Sauerstoff »duschen«. Das passiert natürlich in der Ausdauerbewegung, und Sie können diese über den Tag verteilt immer wieder tun. Sie werden staunen, wie leicht dieser Weg zu einer Verbesserung von Konzentration und Kreativität führt und wie fahrlässig es ist, ihn nicht regelmäßig zu beschreiten.

Atmung ist auch eine Verbündete Ihrer Entspannung und Erholung. Der natürliche Rhythmus harmonisiert Ihren gesamten Organismus.

Schon jetzt, in der ersten Woche, sollten Sie deshalb beginnen, Ihre Aufmerksamkeit stärker auf Ihre Atmung zu richten. Sie benötigen diese Aufmerksamkeit zudem für spätere Schritte zur weiteren Optimierung von Atmung, zum Aufbau eines guten und vollständigen Körpergefühls, zur Verbesserung Ihrer Entspannung und Ihrer Erholungsphasen.

Übung: 6 × 6-Atemzüge

- Setzen oder besser: Legen Sie sich entspannt hin.
  Wenn Sie die Übung im Sitzen machen, achten Sie darauf, dass Ihre Wirbelsäule Sie entspannt aufrecht hält. Nehmen Sie die Schultern leicht zurück, lassen sie dabei aber entspannt fallen.
- Legen Sie eine oder beide Handflächen auf Ihren Bauch, etwa in Höhe des Nabels. Atmen Sie zunächst aus und stellen Sie sich dabei vor, dass Sie einen Schwamm in Ihrer Bauchhöhle haben, den die Bauchdecke gegen die Wirbelsäule ausdrückt.
- Atmen Sie bei der Einatmung tief in die auf Ihrem Bauch liegenden Handflächen und drücken Sie anschließend den Schwamm wieder aus.
- Nehmen Sie sechs tiefe Atemzüge.
- Beobachten Sie dann, wie Ihr Körper und Ihre Seele auf die Atemzüge reagieren: Spüren Sie Entspannung, Ruhe und wenn ja, wo und wie?
- Wiederholen Sie diese Übung so oft Sie können, mindestens 6 × am Tag.

Es empfiehlt sich, diese Übung zu einem dauerhaften Bestandteil Ihres Alltags werden zu lassen. Damit bekommen Sie auch die notwendige Routine für die weiterführenden Übungen mit Ihrer Atmung, die später noch folgen werden.

7. Bewegung

Mit der Bedeutung und der Umsetzung regelmäßiger Bewegung werden wir uns in den folgenden Wochen und Monaten intensiv befassen. Jetzt empfehlen wir Ihnen einen ersten kleinen Test:

Was schätzen Sie, wie viele Schritte Sie an einem normalen Wochentag und wie viele Schritte Sie in der Woche laufen?

Notieren Sie sich diese Zahlen hier:

- geschätzte Schritte/Tag ____________
- geschätzte Schritte/Woche __________

Besorgen Sie sich ein Pedometer. Das ist ein kleines Gerät, das am Gürtel befestigt wird und die Schritte zählt. Pedometer gibt es preiswert z. B. in allen Sportgeschäften. Tragen Sie das Gerät regelmäßig und notieren Sie am Abend die gemessene Schrittzahl. In der Anleitung für das Pedometer finden Sie auch Umrechnungen für andere Bewegungsarten wie Schwimmen und Fahrradfahren.

Bewertung (Anzahl pro Tag):

unter 4000	deutlich zu wenig
4000 bis 8000	das kann noch mehr werden
8000 bis 10 000	das ist gut, und Sie bewegen sich im Mindestbereich
10 000 bis 12 000	sehr gut, ein idealer Bereich
mehr als 12 000	Sie können sehr stolz auf sich sein

Sollten Sie in den unteren Bereichen gelandet sein, überlegen Sie schon einmal konkret, wie Sie Ihre alltäglichen Bewegungen erweitern können.

Einer der Wege zu mehr Bewegung ist, den Bewegungsanteil im Alltag zu erhöhen:

- Welche Strecken können Sie zukünftig zu Fuß (statt im Auto, im Bus, im Fahrstuhl, auf der Rolltreppe etc.) zurücklegen? Für welche Strecken können Sie Ihr Fahrrad einsetzen?

- Welche Ihrer Alltagsbewegungen lassen sich in einem zügigeren Tempo durchführen?
- Welche körperlichen Aktivitäten können Sie wieder aufleben lassen oder intensivieren: regelmäßige Wochenendspaziergänge, Wanderungen, Laub harken, Garten umgraben etc.

Sie können auf diese Weise Ihren Bewegungsanteil im Alltag ohne großen Aufwand deutlich erhöhen. Nehmen Sie als Richtwert, dass Sie sich täglich mindestens 30 Minuten bewegen, am Stück oder unterteilt in Abschnitte von mindestens 10 Minuten. Ihr Pedometer gibt Ihnen Auskunft, ob Sie dabei »im grünen Bereich« landen.

Das Thema Bewegung wird Sie auch in den folgenden Wochen und Monaten noch weiter begleiten: Ein weiterer Weg zu mehr Bewegung im Alltag ist die regelmäßige Ausdauerbewegung, die Ihnen in den folgenden Wochen nahe gebracht werden soll.

→ *Tipp:* Was Sie in der ersten Woche schon anstoßen sollten, ist ein vom Fachmann erhobener Status Ihres körperlichen Leistungsniveaus. Insbesondere nach langer Bewegungspause sollten Sie dies unbedingt im Rahmen Ihrer Check-up-Aktivitäten tun.

Die zweite Etappe

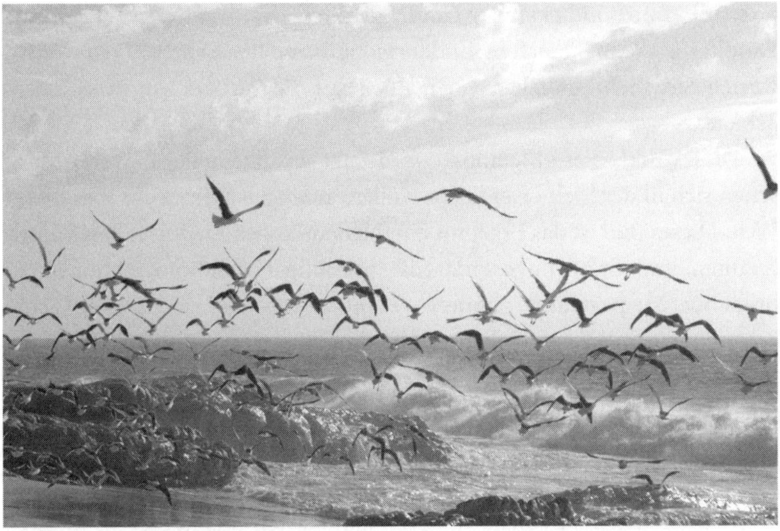

Die zweite Etappe dauert wieder eine Woche. Sie werden sich ausführlich mit Ihrem Bild von Gesundheit beschäftigen, weil das Ihr Verhalten prägt. Damit werden Sie Ihren weiteren Weg skizzieren, damit Sie auf Ihrer Gesundheitsreise die Orientierung behalten. Sie werden außerdem eine Entscheidung treffen und Ihre nächsten Schritte verbindlich machen.

Ziel ist, dass Sie am Ende dieser Etappe die nächsten Schritte klar vor Ihren Augen haben und sich verpflichtet haben, jetzt zu starten.

1. Gesundheitslandkarte und Gesundheitsmetaphern

Sie befinden sich ja hier auf einer Reise. Stellen Sie sich vor, Sie reisen durch ein Ihnen unbekanntes Land. Sie nutzen zu Ihrer Orientierung eine Landkarte. Wenn Sie sich besonders gut auf eine Reise vorbereiten wollen, werfen Sie noch zusätzlich einen Blick auf die Wetterkarte Ihres Reisegebietes.

Dieses Bild, diese Metapher, wird jetzt verallgemeinert: Wenn Menschen sich in der Welt orientieren wollen, erzeugen sie sich ein Bild dieser Welt. Dieses Bild ist das Ergebnis eines lebenslangen Prozesses von Vorannahmen und Erfahrungen, das die unzählig vielen Informationen zu brauchbaren, passenden »inneren Landkarten« eindampft. Landkarten zeigen Berge und Täler, Höhen und Tiefen, Flüsse, Seen und Wälder, Wüsten und Meere, Fauna und Flora, Wege und Weggabelungen, Wege in unterschiedlicher Beschaffenheit. Sie zeigen markante Orte, Entfernungen zwischen Orten etc.

Auch über Ihre Gesundheit, Ihre Fitness, Ihre Lebensbalancen und Sinnfragen haben Sie solche »inneren Landkarten« gebildet – die meisten sind vorbewusst. Trotzdem richtet sich Ihre Seele bei Ihrer Lebensreise genau nach diesen Landkarten. Ja, die Wahrnehmungen körperlicher, psychischer, sozialer und spiritueller Vorgänge um Sie herum werden durch diese »Brille« geprägt. Ihr nächster Schritt besteht nun darin, diese vorbewusste »innere Landkarte« zu Papier zu bringen. Ziel dieser Aufgabe ist es, Ihnen eine genauere Bestimmung Ihrer Reiseroute über die nächsten Monate zu ermöglichen.

Es stehen Ihnen natürlich auch andere Hilfsmittel zur Verfügung: Durch Landschaften können Sie mit und ohne Wegbegleiter oder Reiseführer reisen, Sie können sich vorher ein Buch kaufen – wie dieses hier –, um sich über das Reisegebiet zu informieren.

Vorgehen:

1. Schritt: Die Landkarte erstellen

Nehmen Sie sich ein Blatt Papier (mind. DIN-A3) und farbige Stifte zur Hand. Seien Sie unbesorgt: Sie brauchen dazu keinerlei Zeichentalent.

Denken Sie nicht so viel darüber nach, wie Sie die Landkarte zu Papier bringen (sie ist im Gehirn ohnehin dort archiviert, wo das Denken nicht gut hinkommt), sondern fangen Sie einfach an.

Zeichnen/malen Sie alles, was Ihnen zum Thema einfällt: Ihre Gesundheit, Ihre Krankheiten, das Wellness-Hotel aus dem letzten Urlaub, Ihre Spaziergänge mit dem Hund, Zeiten besonders guter und besonders schlechter Gesundheit etc. Lassen Sie dabei Ihre körperliche und seelische Gesundheit und Fitness, Ihre Beziehungen, Ihre Hobbys, Ihre Arbeit usw. vor dem »geistigen Auge« vorbeiziehen. Tauchen Sie in Ihre Lebensgeschichte ein und lassen Sie die Themen auch aus Ihrer Vergangenheit, Ihre vielen Erfahrungen auf sich wirken.

Nutzen Sie für die Landkarte Linien, Formen, Symbole, Bilder, Flächen, Begriffe ... Sie können auch mit Materialien wie Filz arbeiten und diese auf das Papier kleben.

2. Schritt: Die Wetterkarte hinzufügen

Wenn Sie Ihre Landkarte erstellt haben, können Sie die Wetterkarte hinzufügen. Wählen Sie dafür die entsprechenden Bilder und Symbole aus. Sie werden vielleicht Hochs und Tiefs, Gewitter, Sonnenschein, Stürme, Hitze etc. finden und auf der Karte markieren.

3. Schritt: Ein Symbol für Ihren gesundheitsorientierten Weg einfügen

Finden Sie ein Symbol (ein Bild, ein Gegenstand), das zu Ihrem gesundheitsorientierten Weg in den nächsten Wochen passt. Fügen Sie das Symbol in Ihre Land- und Wetterkarte ein.

4. Schritt: Die Land- und Wetterkarte betrachten

Sie können sich jetzt folgende Fragen beantworten:

- Welche Ressourcen (»Reisevorräte«, Wegbegleiter, Hilfsmittel, Orientierungspunkte etc.) sind für meine Reise besonders wichtig?
- Was kenne ich gut und was kann mir Sicherheit bei meiner Reise geben?
- Was fehlt in meiner Landkarte und wird nicht dargestellt?
- Welche besonderen Risiken entdecke ich? Wo ist besonderer Handlungsbedarf, wohin muss ich möglichst bald reisen, um das Gelände in Augenschein zu nehmen?
- An welcher Stelle könnte meine Reise beginnen?

→ *Tipp*

- Sie können die Land- und Wetterkarte auch in einem Raum, in Ihrem Garten, auf einer Waldwiese erzeugen. Stecken Sie dafür den Rahmen Ihrer Karte ab und nutzen Sie passende Symbole. Fotografieren Sie anschließend das Ergebnis.
- Verwahren Sie Ihre Land- und Wetterkarte gut, Sie werden diese Landkarte immer wieder gebrauchen,
  a) um sich über den Stand Ihrer Reise zu informieren,
  b) um Ihre Landkarte zu ergänzen, entsprechend den Erfahrungen, die Sie im Laufe Ihrer Reise machen.

Gesundheitsmetaphern

Die »innere Landkarte« dient hier als Metapher für unsere Gesundheitskonzepte. Metaphern sind Bilder, die aus einem Lebensbereich (hier Kartografie) in einen anderen (hier Vorstellungen über Gesundheit) übertragen werden. Dadurch entstehen Bilder, die unsere Ideen über die Welt beflügeln können – so wie Sie das bei der »Landkarte« möglicherweise gerade erfahren haben. Allerdings haben Metaphern die Tücke, dass sie unser Bild der Welt stark prägen und auch einengen können. Zum Beispiel wenn Gesundheit eine Batterie ist, muss sie eben nur gelegentlich aufgeladen werden. Wenn sie wie eine Maschine funktioniert, wird sie geölt, und man kann auf eine verschleißarme Benutzung setzen. Wenn der Körper ein Fahrgestell ist, werden gelegentlich Ersatzteile angeschraubt etc. Die moderne »Apparate-Medizin« passt dann auch gut zu diesen Bildern.

Derartige Werkstatt-Modelle des Ölens und Schmierens dürften sich als Gesundheitspflege für manche Lebensphasen eignen. Sie sind jedoch für das, was Sie jetzt vorhaben, nur begrenzt geeignet, weil sie zu schlicht und mechanisch sind. Begeben Sie sich also auf die Suche nach neuen, nützlichen Metaphern.

Dazu sind zwei Schritte hilfreich:

1. Welche Metaphern benutzen Sie bislang?

Sie können dazu auf Ihrer Gesundheitslandkarte nachschauen. Dort werden Sie bereits die eine oder andere Metapher benutzt haben.

Oder formulieren Sie den folgenden Satz in mehreren Varianten (mindestens 5) zu Ende: »Gesundheit ist wie …«

Wenn Sie auf diesem Weg die wichtigsten Metaphern gefunden haben, vertiefen Sie sich in eines oder zwei der so entstandenen Bilder. Überlegen Sie sich genau, was daraus für den konkreten Alltag für Sie folgt. Ein Beispiel:

Sie beschreiben Gesundheit als eine Art Batterie und Ihre Familiensituation als Ladestation. Wenn Sie diesem Bild einmal folgen, wie genau funktioniert das bislang? Was sind Vorteile und was sind Nachteile dieser Metapher? Nehmen Sie sich die Zeit, alle Ideen, die Sie dazu haben, aufzuschreiben.

2. Erschließen Sie sich andere Metaphern.

Da wir einem Verständnis folgen, das Gesundheit als einen lebenslangen Prozess annimmt, halten wir entsprechende Metaphern von Wachstum, Veränderung und Entwicklung für besonders nützlich. Solche Metaphern finden Sie z. B. bei der Beschreibung von Phänomenen in der belebten Welt:

- »Gesundheit als Wachstum«: Ihr Gesundheitsverständnis kann »wachsen«, Ihre Fitness blüht auf, Sie können auch Früchte Ihrer Aktivitäten ernten …
- »Gesundheit als Reise«: Hier können Sie Ihre Landkarte nutzen, können durch leichtes oder schweres Gelände reisen, sich in unterschiedlichster Form vorwärts bewegen …
- »Gesundheit als Balance«: Die Welt der Balancen wird uns später noch beschäftigen. Sie balancieren in der Zeit die vielen Dinge, die Ihnen wichtig sind, können Ihre Ressourcen, Ihre Lust in die Waagschale legen …
- »Gesundheit als Rhythmus«: Leben folgt Rhythmen (Biorhythmen), Sie schwingen gut mit, sind mal schneller, mal langsamer, Sie können sogar mit Ihrer Gesundheit tanzen …

Sie lockern also Ihre Metaphernwelt der Gesundheit auf und werden mehr und mehr beginnen, mal die eine, mal die andere Metapher zu benutzen. Spielen Sie damit und probieren Sie aus, was am besten in Ihre Bildersprache passt und was Ihnen bei Ihrer Gesundheitsorientierung am besten hilft.

2. Wie fange ich (wieder) an?

Wenn Sie sich lange nicht mehr um Ihre Gesunderhaltung gekümmert haben (und vielleicht hatten Sie ja auch keinen Anlass dazu, weil Sie vor Gesundheit strotzen), dann stellt sich die zentrale Frage, wie Sie den roten Faden (wieder) aufnehmen. Eine gute Orientierung gibt Ihnen Ihre Land- und Wetterkarte, auf der Sie den für Sie am besten passenden Einstieg auswählen und einzeichnen können. Oft ist er dort zu finden, wo Sie Ihre Symbole im 3. Schritt eingefügt haben.

Konkrete erste Schritte

Wie treffe ich die Entscheidung, was als Erstes zu tun ist?
Grundregel: Beginnen Sie mit etwas, das für Ihre Gesunderhaltung besonders wichtig ist und was Sie gleichzeitig leicht und ohne großen Aufwand umsetzen können.

Suchen Sie dafür Aktivitäten in folgenden Bereichen:

- frühere Erfahrungen, an die Sie anknüpfen können, etwas, das früher schon funktioniert hat
- Aktivitäten, bei denen Partner/Partnerinnen/Kinder/Freunde … mitmachen
- Aktivitäten, die Sie ohne aufwändiges Equipment (Geräte, Spezialkleidung etc.) durchführen können
- Aktivitäten, die Ihnen Spaß machen und/oder die gute Stimmung machen
- Aktivitäten, die bei Ihnen das Gefühl auslösen können, bereichert zu werden

3. Die Entscheidungsmatrix

Wenn Sie mehrere Möglichkeiten in Erwägung ziehen und zwischen verschiedenen Aktivitäten auswählen wollen, kann Ihnen das folgende Raster helfen.

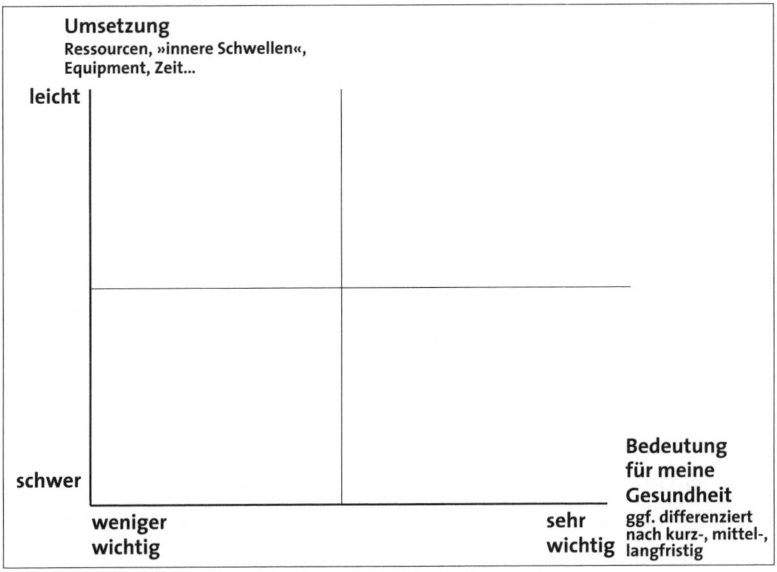

Abb. 3: Entscheidungsmatrix

Vorgehen:

- Listen Sie zunächst all das auf, was zu einer Verbesserung Ihrer Gesundheit (im oben erläuterten Sinne) beiträgt.
- Tragen Sie die möglichen Aktivitäten in die Matrix ein.
- Wählen Sie eine Aktivität aus dem Feld »sehr bedeutsam für meine Gesundheit/leicht umzusetzen« aus.
- Fangen Sie damit konkret morgen an.

Zeitnahe Erfolge

Um eine gesundheitsorientierte Entwicklung anzustoßen, ist es nützlich, möglichst zeitnahe Aktivitäten zu unternehmen, die ebenfalls möglichst zeitnah zu ersten Erfolgen führen. Das soll dann die weiteren Entwicklungen beflügeln. Deswegen starten wir umgehend in dem ausgewählten Feld mit der passenden Aktivität.

4. Die Lebenskarten

Sie merken, dass es langsam immer konkreter wird: Jetzt sollten Sie sich für ein konkretes Vorgehen entscheiden, um die ersten Schritte machen zu können.

Wenn Sie jetzt ins Stocken geraten, kann dies daran liegen, dass Sie im Innersten noch nicht davon überzeugt sind, wirklich mit einem höheren Anspruch an Gesundheit, Fitness, Balancen und Sinn leben zu wollen. Die acht eingangs gefundenen Argumente für das »Wozu?« Ihrer Gesundheitsorientierung tragen noch nicht. Legen Sie dann hier einen Stopp ein und nehmen Sie sich eine Woche »Auszeit«. Besorgen Sie sich Karteikarten oder etwas Ähnliches. Für sechs Tage der Woche benötigen Sie pro Tag fünf Karteikarten.

1. Schritt

Schreiben Sie an jedem der folgenden sechs Tage fünf Dinge auf je eine Karteikarte, die Sie in Ihrem Leben noch machen, gestalten, sehen/hören, erleben wollen (Hobbys, Aufgaben, Reisen, Beziehungen, Kreatives etc.).

2. Schritt

Legen Sie am siebten Tag der Woche die 30 Karten gut sichtbar hin. Wählen Sie die drei für Sie wichtigsten Karten aus: Das ist das Wichtigste, was in meinem Leben noch passieren soll.

3. Schritt

Finden Sie einen Platz für die drei Karten in Ihrer Gesundheitslandschaft: Wo passen sie am ehesten hin?

Wenn Sie keinen Platz für sie finden: Was müssten Sie in Ihrer Gesundheitslandkarte ergänzen, damit die drei Karten jeweils einen guten Platz erhalten?

4. Schritt

Ziehen Sie eine Bilanz:
Was wären Sie bereit zu investieren, wenn Sie damit die Wahrscheinlichkeit erhöhen könnten, das erleben zu können, was auf den drei Karten (und den anderen 27) steht? Welchen Preis (an Zeit, Energie, Willenskraft ...) sind Sie bereit zu zahlen (nix kommt von nix)?

An welchen Orten Ihrer Gesundheitslandkarte wären welche Schritte konkret notwendig?

Abschluss:
Möglicherweise ist Ihre innere Bereitschaft größer geworden, jetzt zu beginnen. Wenn nicht, können Sie entscheiden, trotz (noch) nicht ausreichender innerer Bereitschaft weiterzumachen, oder Sie hören jetzt auf und beginnen zu einem späteren, dann besser passenden Zeitpunkt.

5. Die Sterbeszenarien

Vielleicht ist Ihnen bei den Lebenskarten deutlich geworden, dass hier das Thema »Sinn des Lebens« berührt wird. Wir werden Ihnen dazu in späteren Etappen noch ausführliche Hinweise geben, die die Nachhaltigkeit Ihrer Gesundheitsorientierung fördern können. An dieser Stelle können Sie das Thema schon einmal vertiefen, um eine weitere Grundlage für die Frage »Wozu das alles jetzt?« zu bilden.

Nehmen Sie sich zwei Stunden Zeit, in denen Sie ungestört sind. Bitten Sie – wenn Sie mögen – zur zweiten Stunde einen guten Freund, eine gute Freundin zu einem Gespräch dazu.

1. Schritt

Entwerfen Sie für sich selbst drei möglichst konkrete Sterbeszenarien (vgl. Gester 2004):

- das erwünschte Sterbeszenario
- das befürchtete Sterbeszenario
- das erwartete Sterbeszenario

Wann, wie, in welcher Umgebung etc. stellen Sie sich Ihr Sterben in den drei Szenarien vor? Machen Sie sich Notizen und stellen Sie eine Zeichnung oder Skizze für jedes Szenario her.

2. Schritt

Legen Sie die drei Zeichnungen vor sich nebeneinander in einigen Metern Abstand in den Raum. Stellen Sie sich vor, Sie bewegen sich nacheinander auf jedes dieser Szenarien zu. Stellen Sie sich dabei folgende Fragen:

- Angenommen, die Bewegungen auf die Szenarien hin symbolisieren Ihren Lebensweg: Wie unterscheiden sich die drei Wege, welche Gedanken, Gefühle, Bilder … entstehen jeweils?
- Was müssen Sie heute/im kommenden Jahr konkret tun, um das jeweilige Szenario möglichst sicher zu erreichen?
- Auf welchen Weg zieht es Sie am ehesten?

3. Schritt

Ziehen Sie eine Bilanz Ihrer Arbeit mit den Szenarien (evtl. im Gespräch mit einem/einer Vertrauten).

- Welche Schlüsse ziehen Sie in Bezug auf die Energie, die Sie in Ihre Gesundheitsorientierung investieren?
- Reizt Sie eher das erwünschte oder das erwartete Sterbeszenario?
- Zieht es Sie eher zu dem befürchteten Szenario?
- Was müssten Sie jetzt tun, um die Wahrscheinlichkeit eines gewünschten oder erwarteten Sterbeszenarios zu erhöhen?
- Wenn es Sie eher zum befürchteten Szenario zieht, können Sie die Zusammenhänge weiter erkunden: Dafür werden Ihnen in den Abschnitten über Lebensbalancen (S. 47) und Sinnfragen (S. 162) Hinweise gegeben.

6. Die Entscheidung und Ihr Vertrag mit sich selbst

Jetzt wird es etwas streng. Im folgenden Abschnitt geht es um Ihre Bereitschaft zur Verbindlichkeit. Nehmen Sie die Anregungen als Hilfe, Ihr Anliegen ernst zu nehmen und die für den Beginn notwendige Disziplin aufzubringen – sie ist ein Teil der Achtung, die Sie vor sich selbst und vor Ihrer angestrebten Entwicklung haben!

Sie hatten ja zu Beginn der Reise eine erste Entscheidung getroffen. Entscheiden Sie jetzt, was Ihr erster konkreter Schritt sein wird. Schauen Sie dazu auf Ihre Ziele, die Sie in der ersten Woche im Rahmen der ersten Zielklärung erarbeitet haben. Nutzen Sie auch Ihre Gesundheitslandkarte, die Gesundheitsmetaphern und die Einträge in Ihrer Entscheidungsmatrix.

- Legen Sie jetzt fest, womit Sie beginnen werden: Welche von den bislang erzeugten Ideen und Themen packen Sie nun konkret wie an?

- Schreiben Sie Ihre Entscheidung auf.
- Laden Sie jetzt zu Ihrem Fest in einem Jahr ein! Legen Sie das Datum fest, gestalten Sie eine ansprechende Einladungskarte, wählen den Kreis der Gäste aus und schicken Sie die Einladungen ab.

→ *Tipp:* Nehmen Sie sich jetzt Schritte vor, die anspruchsvoll sind, die Sie herausfordern und die Ihr Engagement verlangen. Das bringt dann den guten Stolz mit sich auf das, was Sie erreicht haben, und beflügelt Sie, »am Ball« zu bleiben.

Achten Sie dabei aber auch darauf, dass Sie eine gute Chance haben, die geplanten Schritte wirklich umzusetzen. Es gilt ab jetzt das, was Sie sich bei diesem Schritt vorgenommen haben.

Wichtig: Diese Entscheidung bleibt so lange gültig, bis Sie eine neue bewusste Entscheidung treffen, Ihren Weg zu verändern. Zur Unterstützung der Verbindlichkeit empfehlen wir Ihnen, dass Sie sich »vertraglich« festlegen.

Vertrag mit mir selbst

Ich, ..., habe mich für einen gesundheitsorientierten Lebensstil entschieden. Ich verpflichte mich, diesen Lebensstil schrittweise für mich zu entwickeln und umzusetzen.

Für diesen Weg verpflichte ich mich für die nächsten 12 Monate.

Ich bin mir bewusst, dass ich mich auf eine intensiv geführte Begegnung mit meinem eigenen Gesundheitsverhalten einlasse.

Ich, ..., verpflichte mich, während der gesamten Dauer hervorragend für mich zu sorgen – ausreichend zu schlafen, gut zu essen, mich genügend zu bewegen und regelmäßig für gute, wohltuende Erlebnisse und Ereignisse zu sorgen.

____________________ ____________________

Datum Unterschrift

7. Die erste Skizzierung des Weges

Sie können die folgenden Hilfsmittel – die To-do-Liste und die Zeitschiene – nutzen, um Ihre Entscheidung und Ihr Vorhaben aufzuzeichnen. Erfahrungsgemäß erhöht dieses Vorgehen die Verbindlichkeit. Sie legen sich damit gleichzeitig eine erste Skizze des nun zu begehenden Weges an. So wird Ihr Vorhaben noch etwas genauer beschrieben, und Sie überlegen sich Wege, wie Sie sich bei der Durchführung »auf die Finger schauen«, d. h. die Umsetzung überprüfen können. Diese Skizze wird zu Beginn des zweiten Monats die Grundlage für einen weiteren Schritt bilden, der Sie einer genauen Wegbeschreibung näher bringen wird.

a) To-do-Liste

In diese Liste tragen Sie ein, was Sie wie wann/bis wann/wie oft, evtl. mit wem gemacht haben wollen. Ferner notieren Sie hier, wie Sie den erfolgreichen Vollzug überprüfen wollen.

Was?	Wie?	Wann/ bis wann/ *wie oft?*	Mit wem?	Wie überprüfen, ob erfolgreich?
Beispiel				
ärztlicher Check-up		*Ende der 3. Woche*	*Hausarzt*	*Sonntag nach der 3. Woche durch Nachfrage meiner Frau*
Atemübung 6 x 6	*Kurzpausen am Arbeitsplatz*	*3 x täglich*		*täglicher Strich auf Liste auf meinem Schreibtisch vor Verlassen des Büros*
Ausdauerbewegung	*Walken ausprobieren*	*1 x pro Woche je 40 Minuten insges. 4 x*		*Check Sonntag nach dem Frühstück, sonst: auf die Piste!*

Abb. 4: To-do-Liste

b) Zeitschiene

Malen Sie sich eine Linie auf ein quer gelegtes, möglichst großes Blatt Papier. Die Linie markiert die Zeit. Teilen Sie die Linie in vier Abschnitte ein für die ersten vier Wochen Ihres Programms. Tragen Sie Ihre Vorhaben in die Zeitschiene ein.

Heben Sie diese beiden Skizzen zusammen mit Ihrer ersten Zielbeschreibung gut auf, sie werden für die weiteren Schritte und für Ihre »Meilensteine« noch benötigt.

8. Die Entspannungsübung dieser Etappe

In jeder Etappe finden Sie am Ende eine Entspannungsübung. Ziel ist es, dass Sie sich ein kleines Repertoire zulegen, das Sie dann in Ihrem Alltag regelmäßig einsetzen können. Genauso wie die regelmäßige Bewegung ist die Entspannung ein wesentlicher Baustein für Ihre Gesunderhaltung.

Vom Himmel zur Erde

Stellen Sie sich aufrecht hin, Füße parallel mit einem fußbreiten Abstand. Die Arme fallen entspannt herunter. Die Schultern sind leicht zurückgenommen, so dass Ihr Brustbein nach vorn zeigt. Der Kopf steht aufrecht auf den Schultern, der Scheitel ist parallel zur Zimmerdecke.

Strecken Sie Ihre Arme jetzt hoch, als wenn Sie einen ganz hoch liegenden Gegenstand erreichen wollen. Stellen Sie sich auf die Zehenspitzen, greifen Sie mit den Händen höher und höher. Machen Sie sich so lang wie möglich.

Nach ca. 1 Minute lassen Sie die Arme nach unten fallen, die Füße stehen flach auf dem Boden. Spüren Sie Ihren Empfindungen ein wenig nach.

Lassen Sie dann Ihren Oberkörper ganz langsam, Wirbel für Wirbel, nach vorne sinken, bis die Hände entspannt den Boden berühren. Richten Sie sich nach einer Weile ganz langsam wieder auf, nehmen Sie dabei jeden Wirbel wahr.

Gehen Sie zum Schluss wieder in Ihre Ausgangsstellung zurück und spüren Sie Ihren Empfindungen nach.

Die dritte Etappe

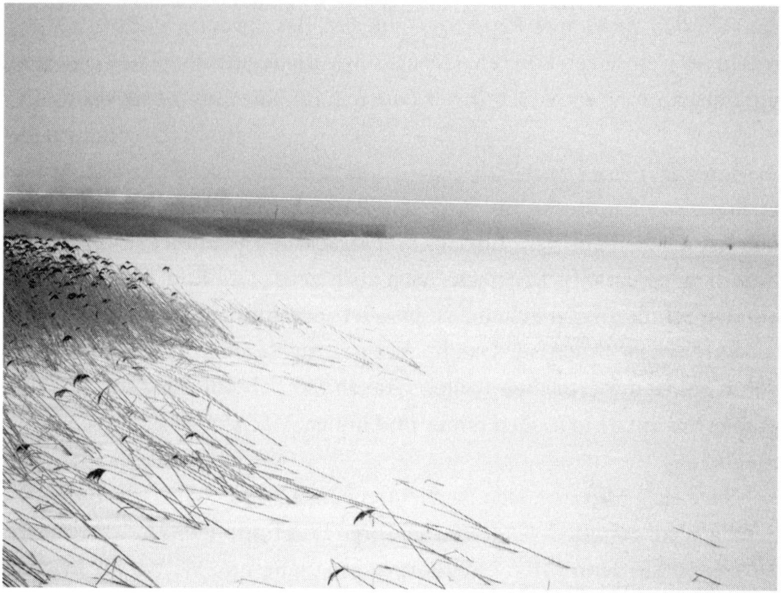

Die dritte Etappe dauert wieder eine Woche. Sie werden sich intensiv mit verschiedenen Aspekten von Bewegung beschäftigen und mit Ihrer Ausdauerbewegung beginnen. Da bei der gesundheitsorientierten Entwicklung viel von einer geübten Wahrnehmung der körperlichen und seelischen Signale abhängt, werden Sie in dieser Woche Anleitungen dazu bekommen. Ihre Atmung wird ein weiterer Schwerpunkt sein.

Zu Beginn dieser Etappe schaffen Sie zunächst wichtige Grundlagen für eine Gesundheitsorientierung, die wirklich in Ihrem Leben verankert ist und die damit Teil Ihres Lebensstils werden kann. Zu diesem Zweck werden Sie mit den Modellen der Salutogenese und der Lebensbalancen bekannt gemacht, verbunden mit einigen Erkundungen in Ihrem Leben.

Ziel ist, dass Sie am Ende der Woche mit Ihrer Ausdauerbewegung begonnen und einen Weg gefunden haben, eine für Sie passende Bewegungsart in Ihr Leben zu integrieren. Sie werden außerdem Erfahrungen im Umgang mit Ihrer Wahrnehmung und Ihrer Atmung gemacht haben. Sie werden aufmerksam für Ihre Lebensbalancen und Ihre gesund erhaltenden Kräfte sein.

1. Salutogenese und Lebensbalancen

Salutogenese

Die Salutogenese beschäftigt sich mit der Entstehung und dem Erhalt von Gesundheit – im Unterschied zur Pathogenese, die sich mit der Entstehung von Krankheit beschäftigt. Dieser Ansatz geht auf den israelischen Medizinsoziologen Aaron Antonovsky zurück. Auf die Frage »Wie bleiben Menschen gesund?« fand er eine überzeugende Antwort: Menschen, die ihr Leben als stimmig, als »kohärent« erleben, haben eine größere Chance, gesund zu bleiben, als Menschen, die das nicht können. Sie packen die unvermeidlichen Herausforderungen des Lebens optimistischer an, sehen sie als willkommene Anreize für weitere Entwicklungen und können sie so gesünder bewältigen.

Um das Leben als kohärent zu erleben sind drei Faktoren wichtig:

- Das Leben muss durchschaubar und in gewissem Umfang vorhersagbar sein.
- Die Herausforderungen des Lebens müssen mit den verfügbaren Möglichkeiten zu bewältigen sein.
- Es muss als sinnvoll empfunden werden, sich für das eigene Leben und für die Bewältigung der Herausforderungen zu engagieren.

Das Stimmigkeitsgefühl kann man auf unterschiedlichem Weg erreichen. Am ehesten kann es wachsen, wenn Menschen Lebenserfahrungen machen, die konsistent sind, d. h. die in sich schlüssig und zusammenhängend wirken. Dazu gehören vor allem verlässliche Beziehungen.

In dem Ansatz von Antonovsky wird der Blick also vor allem auf die Fähigkeiten des Menschen gelenkt, für seine Gesundheit zu sorgen (statt Krankheit zu vermeiden). Nicht die Risikofaktoren stehen im Mittelpunkt des Interesses, sondern die heilsamen (salutogenen) Ressourcen der Menschen, Risiken zu bewältigen.

Erkunden Sie nun Ihre eigenen heilsamen Ressourcen. Dazu folgen drei Fragenblöcke, die sich mit den Faktoren des Stimmigkeitsgefühls befassen. Schreiben Sie Ihre Antworten auf.

- Verstehen und durchschauen Sie die wesentlichen Teile Ihrer Lebenssituation (Ereignisse, Beziehungen, Dynamiken, Gegebenheiten …)? Haben Sie das Grundgefühl, dass wichtige Ereignisse für Sie vorhersehbar sind? Fühlen Sie sich sicher, sind Sie optimistisch?

Für welche Aspekte gilt eher ein Ja, für welche eher ein Nein?

- Können Sie mit den wesentlichen Teilen Ihrer derzeitigen Lebenssituation (Ereignissen, Beziehungen, Dynamiken, Gegebenheiten …) umgehen, können Sie Einfluss nehmen, gestalten? Haben Sie die dafür notwendigen Ressourcen selbst verfügbar oder können Sie sich diese durch andere erschließen?

Für welche Aspekte gilt eher ein Ja, für welche eher ein Nein?

- Sehen und erleben Sie in den wesentlichen Teilen Ihrer derzeitigen Lebenssituation einen Sinn, erscheinen sie Ihnen bedeutungsvoll, auf ein gutes, für Sie auch existenziell wichtiges Ziel hin orientiert? Fühlen Sie sich motiviert, engagiert? Lohnt sich Ihr Engagement in Ihrer jetzigen Lebenssituation?

Für welche Aspekte gilt eher ein Ja, für welche eher ein Nein?

»Eher ein Ja«: Sie haben hier eine erste Übersicht über Ihre salutogenen, heilsamen Ressourcen und Lebensbereiche, die Sie auch für Ihre weitere Gesundheitsentwicklung einsetzen können.

»Eher ein Nein«: Sie haben hier erste Hinweise auf Lebensbereiche, die Sie für sich noch weiter erschließen werden. Dazu werden Ihnen im weiteren Verlauf noch Hinweise gegeben werden.

→ *Tipp:* Machen Sie sich Notizen zu den Aspekten, die Sie als Ihre Ressourcen herausgefunden haben. Das kann z. B. die Ihnen eigene Grundeinstellung von Optimismus und Tatkraft sein, oder es sind Ihre guten sozialen Kontakte, die Sie darin unterstützen, auch heikle Situationen zu bewältigen, oder es ist Ihre spirituelle Orientierung, die Ihnen ein Engagement auch in Zeiten großer Herausforderungen sinnvoll erscheinen lässt, oder …

Notieren Sie sich auch die Aspekte, die Sie nicht durchschauen, wo Sie keine Gestaltungsmöglichkeiten sehen oder wo es Ihnen schwer fällt, einen Sinn zu beschreiben.

In einem weiteren Schritt gehen Sie diesen Ressourcen noch ein wenig nach. Lassen Sie aus Ihrer Erinnerung Bilder und Szenen entstehen, die Ihnen die Wirkung dieser Ressourcen bei der Bewältigung von Herausforderungen zeigen.

Nehmen Sie dazu einige Blätter Papier oder ihr Notizbuch und schreiben Sie auf je eines dieser Blätter eine der Ressourcen. Sie können diese auch malen, z. B. als Symbol oder als Bild, oder Sie stellen eine Collage her. Seien Sie kreativ. Werden Sie sich Ihrer Ressourcen bewusst und der Wirkung, die sie auf Sie, Ihre Selbstwahrnehmung, Ihr Selbstbewusstsein, Ihren Auftritt etc. haben.

Sie können auf Ihrem weiteren Weg diese Seiten zu Ihrer Stärkung und Unterstützung immer wieder betrachten oder, wenn Sie mögen, sie bei sich tragen.

Lebensbalancen

Eine sehr einleuchtende Metapher beschreibt, dass ein erfülltes Leben vieles in einer guten Balance hält. All das, was Ihnen wichtig ist und was Sie als entscheidend für Ihre Lebensqualität erleben, hat einen bedeutsamen Platz in Ihrem Leben: Dazu gehören bereichernde Beziehungen, sinnvolle Arbeit, soziales Engagement, kreative Hobbys, erholsame Pausen usw.

Darüber hinaus gilt es allerdings noch einige weitere Aspekte bei unseren Balancen zu berücksichtigen: Es braucht eine gute Mischung aus Neuem, Anregendem einerseits und aus Gewohntem, aus Vertrautem und Traditionellem andererseits. Aufbruch und Bleiben sind abzustimmen. Das Leben und Erleben mit anderen, das Leben in Beziehungen braucht Zeiten des Alleinseins und der Gemeinschaft. Zeiten des Schwelgens in materiellen Genüssen und Zeiten des Vertiefens in die spirituelle Entwicklung können sich ergänzen.

Lebensbalancen sind nie statisch und fest, sondern immer in Bewegung. Sie bleiben nicht für immer stimmig, weil wir und unsere Umgebung uns ständig verändern.

Die Lebensbalancen haben zwei grundsätzlich unterschiedliche Zeitdynamiken:

Die Gleichzeitigkeit: Bestimmte Aspekte Ihrer Lebensbalance müssen in Ihren jeweiligen Lebensabschnitten gleichzeitig vorkommen (z. B. Arbeit und Familie), damit sich Ihr Leben stimmig anfühlt.

Die Ungleichzeitigkeit (das Nacheinander): Da Sie nicht alle Aspekte von Lebensbalancen in den verfügbaren 24 Stunden des Tages unterbringen, wird einiges zu kurz kommen. Sie müssen entscheiden, worauf und zugunsten von was Sie verzichten und was Sie auf einen späteren Lebensabschnitt vertagen wollen.

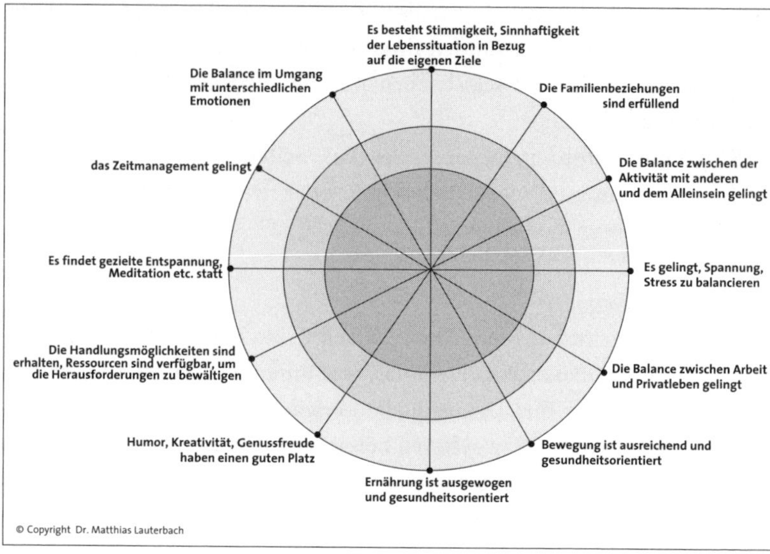

Abb. 5: Kreisdiagramm zu den Lebensbalancen

Das Prinzip der Ungleichzeitigkeit hat allerdings seine Tücken. Es lädt manchmal dazu ein, Dinge zu vertagen (z. B. die Intensität der Partnerschaft auf die Zeit nach der Berentung), die besser in die aktuellen Lebensprozesse integriert werden sollten.

Lebensbalancen herzustellen ist eine lebenslange Aufgabe. Bei Ihrem Projekt einer gesundheitsorientierten Veränderung Ihres Lebens sollen auch Ihre Lebensbalancen wieder gut ausgewogen werden.

Lassen Sie sich dazu einladen, bezüglich Ihrer Balancen eine kleine Bilanz zu ziehen. Damit können Sie überprüfen, ob unter dem Gesichtspunkt Ihrer Gesundheitsorientierung alle in einem guten Lot sind.

Anleitung für das Kreisdiagramm:

Bewerten Sie jeden der Bereiche auf dem Kreisdiagramm danach, ob Ihnen derzeit die Umsetzung gut oder weniger gut gelingt. Ein Eintrag auf dem Strahl weiter außen bedeutet: gut, weiter innen: weniger gut.

Wenn Sie die Punkte auf den Linien miteinander verbinden, erhalten Sie einen Stern, der Ihre derzeitige Balance zeigt. Sie erkennen auf einen Blick das, was Ihnen gut gelingt, und das, was derzeit weniger Platz in der Balance findet.

Erfahrungsgemäß ist es immer so, dass nicht alles gleichzeitig möglich ist. Schauen Sie jedoch aufmerksam darauf, wo Sie in der nahen Zukunft handeln sollten, um für einen besseren Ausgleich zu sorgen.

- Was hat derzeit zu wenig Platz, soll aber bald mehr bekommen? Beschreiben Sie das, was fehlt, möglichst genau. Sie können diese Einschätzung dann als einen der weiteren Ausgangspunkte und Anregungen zur weiteren Gestaltung Ihres gesundheitsorientierten Veränderungsprozesses nutzen.
- Welche gelingenden Aspekte der Balance sehen Sie?
- Auf welche sind Sie besonders stolz?
- Welche lassen sich zur Optimierung der Balance ausbauen?

2. Bewegung

Dass wir Menschen Bewegungstiere sind, wird Ihnen in diesem Prozess immer wieder vor Augen geführt werden.

Zunächst einmal: Jede Bewegung tut Ihrem Körper gut – und damit auch Ihrer Seele. Übrigens: Es sind keine umfangreichen Trainingsprogramme notwendig, um durch Bewegung die gewünschten positiven gesundheitlichen Effekte und Auswirkungen auf die psychophysische Leistungsfähigkeit zu erreichen. Es ist durchaus nicht nötig, in ausgefeilter Trainingskleidung täglich durch die Wälder oder um das örtliche Einkaufszentrum zu laufen. Die gesundheitlich relevanten Effekte lassen sich durch einen erhöhten Energieumsatz über jede Form von körperlicher Aktivität erreichen. Deswegen benutzen Sie ja schon seit Ihrem ersten Schreck über das Pedometer-Ergebnis (siehe 1. Woche) die Treppen statt Rolltreppen und Fahrstühle, laufen zum Bäcker und zum Büro statt Auto oder Bus zu fahren etc. Jedes Treppensteigen trägt zu den gesundheitlich erwünschten Effekten bei. Wichtig ist auf Dauer allerdings, dass Ihre körperlichen Bewegungen eine gewisse Mindestintensität erreichen müssen: Niederschwellige Anstrengungen reichen zwar aus, um vorbeugende Effekte zu erreichen. Gesundheitsorientierte Anpassungen der Organe sind dadurch allerdings nicht zu erwarten.

Wenn Sie gesundheitsorientiert leben wollen, führt deshalb an der regelmäßigen Ausdauerbewegung kaum ein Weg vorbei. Dann können Sie für Ihre Gesundheit und Lebensenergie mit der eingesetzten Zeit kaum bessere und vielfältigere Effekte erreichen. Geben Sie dem Bewegungstier in sich die »lange Leine« – es wird es Ihnen reichlich danken!

Einige Argumente für mehr Bewegung

Menschen haben sich in ihrer langen Entwicklungsgeschichte als Bewegungswesen entwickelt. Unsere Urahnen als Jäger und Sammler mussten sich bewegen, um zu überleben. »Fight or flight« (kämpfen oder flüchten) ist die Kurzformel dafür. Die Beschaffung von Nahrung war immer mit Bewegung verbunden. In der Menschheitsgeschichte entstand das biologische Rüstzeug dafür, das genetisch weitergegeben wurde. Diese genetische Ausstattung hat sich seit der Steinzeit wenig verändert. Unser Körper, ja auch unsere Seele, viele der uns prägenden Reaktionsmuster (Aggression, Schreck, Angst ...) ist auf Bewegung ausgerichtet. Sie werden diese Zusammenhänge bei der Betrachtung von Stress wiederfinden.

Bewegungsmangel ist ein hervorstechendes Merkmal moderner Lebensgestaltung. Vielfältige Gerätschaften (vom Motorrad über die Rolltreppe bis zum Flugzeug) nehmen uns Bewegung ab. Unsere »Nahrungsbeschaffung« ist bequem.

Stress, (Zeit-)Druck setzen in uns genau die Prozesse in Gang, auf die unsere Urahnen mit Bewegung reagiert haben. Körper und Seele werden so auf Bewegung eingestimmt – und sie werden frustriert, weil wir sitzen bleiben. Die körperlichen Prozesse geraten so ins Stocken, Krankheiten sind vorprogrammiert.

Sie können sich das gar nicht dramatisch genug vorstellen. Ihr Körper benötigt Bewegung. Bei Bewegungsmangel geraten seine Prozesse ins Stocken, was z. B. zu Ablagerungen an Orten führt, die dafür nicht vorgesehen sind (z. B. Gefäßwände, die sich verengen). Andere Vorgänge erschöpfen sich durch die ständigen frustranen Kreisläufe (wie z. B. die Insulinproduktion). Und der Körper baut sich zurück: Die Knochen verlieren an Stabilität, Gelenke und Rücken schmerzen durch Fehlbeanspruchung und Verspannung. Andere Bauteile des Körpers wie z. B. die Muskeln – auch die Herzmuskeln – werden abgebaut. Das Immunsystem lahmt mit gravierenden Auswirkungen auf die Krebsbekämpfung.

Natürlich war das biologische Rüstzeug in der Steinzeit für ein kurzes Leben gedacht. Wir leben heute dank Hygiene, Geburtsmedizin und Antibiotika lange. Und wir können das Rüstzeug bis in das hohe Alter aktiv halten – durch Bewegung.

Regelmäßige moderate Ausdauerbewegung (z. B. täglich mindestens 30 Minuten oder 3 x wöchentlich mind. 40 Minuten Joggen, Walken, Fahrradfahren, Schwimmen etc.) hat deshalb vielfache regulierende Effekte: So viele Effekte können Sie sonst mit kaum einer Zeitinvestition in Ihrem Leben erreichen! Und mehr noch: Man weiß heute, dass regelmäßige Bewegung auch heilende Wirkungen entfaltet. Dort, wo man früher eher Ruhe verordnete, ist heute Bewegung angesagt.

Regelmäßige Ausdauerbewegung

- stärkt das Bewegungssystem: Knochen, Muskeln und Gelenke,
- kräftigt Herz und Kreislauf und normalisiert den Blutdruck.

- schützt vor Gefäßschäden und damit vor Herzinfarkt, Thrombosen etc.,
- beugt Stoffwechselstörungen vor, z. B. Blutzucker-Erkrankung,
- stärkt das Immunsystem, das so besser gegen Infektionen und Krebszellen ankämpfen kann.
- baut Muskel(ver)spannungen durch Bewegung ab,
- mildert Stressreaktionen und Stressfolgen durch Abbau von Stresshormonen,
- fördert den Schlaf,
- verbessert die Stimmung durch die Ausschüttung von Glückshormonen,
- stärkt das Selbstbewusstsein durch die sportliche, aufrechte Körperhaltung,
- fördert Erotik durch anregende Beschäftigung mit dem Körper,
- fördert Wachheit, Konzentration und Lernfähigkeit durch die Sauerstoffdusche, die das Gehirn bekommt,
- steigert die körperliche und geistige Leistungsfähigkeit, die Leistung der Nervenzellen durch Ausbau der »Kraftwerke« in den Zellen,
- hilft, das Gewicht dauerhaft zu halten durch Vermehrung der Fett verbrennenden Enzyme,
- reguliert die Nahrungsaufnahme, weil der Körper lernt, keine unnützen Pfunde anzulegen,
- fördert die Verdauung durch die Körperbewegung und
- verlangsamt Alterungsprozesse durch regelmäßigen Gebrauch aller Funktionen.

Regelmäßige Ausdauerbewegung beugt zahlreichen Erkrankungen vor: Depressionen, Demenzen, Herzerkrankungen, Brustkrebs, Darmkrebs, Verlust der Knochendichte, Kreuzschmerzen, Gelenkbeschwerden, Zuckerkrankheit.

Die heilenden Wirkungen: Heute geht man von erstaunlich deutlich heilenden Wirkungen von Bewegung bei vielen der genannten Erkrankungen aus. Die Wirkung anderer Behandlungen wird zumindest sehr günstig beeinflusst (hier kann Ihnen der Bewegungsmediziner genaue, auf Sie zugeschnittene Hinweise geben).

Überzeugt sind Sie jetzt sicher. Sie erfahren in diesem Buch auch noch Strategien, wie Sie regelmäßige Bewegung in Ihrem Leben dauerhaft verankern können.

Ausdauerbewegung

Die unter gesundheitlichen Aspekten am besten geeigneten Bewegungsformen sind Ausdauerbewegungen. Hierunter versteht man Bewegungen, die über einen längeren Zeitraum mit einer konstanten Belastungsintensität durchgeführt werden und die aus so genannten »zyklischen« Bewegungsabläufen bestehen. Das sind Bewegungen wie Gehen, Laufen, Schwimmen, Radfahren oder Rudern. In Fitnessstudios werden Geräte für Ausdauerbewegungen angeboten, auch verschiedene Heimtrainer sind dafür käuflich zu erwerben. Wegen der hohen Ausbeute an Sauerstoff gilt es, Ausdauerbewegungen draußen – wann immer es möglich ist – zu bevorzugen. Ein zusätzlicher Gewinn der Außenaktivitäten besteht in den sehr vielfältigen Wahrnehmungsmöglichkeiten, denen im Kapitel des 2. Monats noch weiter reichende Beachtung geschenkt werden soll.

Sportarten mit »azyklischen« Bewegungen, wie die Sportspiele (Tennis, Fußball, Handball, Hockey etc.), sind unter den Aspekten der Entwicklung des gesamten Systems weniger geeignet. Allerdings fördern sie die sozialen Netzwerke und die Verbindlichkeiten, was dieser Art Aktivitäten besonderen Wert verleiht.

In dieser dritten Woche sollen Sie durch Argumente überzeugt werden, sich für Ausdauerbewegung zu entscheiden. Wenn Ihnen die bisherigen Ausführungen plausibel geworden sind, dann sind jetzt zwei Schritte wichtig, mit denen Sie sich der Ausdauerbewegung annähern können.

a) Lernen Sie die Signale Ihres »inneren Schweinehunds« von den Signalen Ihres Köpers und Ihrer Seele zu unterscheiden, die Ihnen mitteilen könnten, dass Ihnen etwas nicht gut tut.

Oft hört man, dass der »innere Schweinehund« erst überwunden werden muss, um morgens früher aus dem Bett zu steigen und es mit dem Schwimmbad zu tauschen, nach der Arbeit noch die Laufschuhe anzuziehen usw. Wir raten Ihnen: Nehmen Sie liebevoll Kontakt auf mit Ihrem »inneren Schweinehund« und schlachten Sie ihn nicht! Er verteidigt nur seinen gewohnten Platz in Ihrer »faulen Ordnung«. Führen Sie ihn lieber zu neuen Futtertöpfen. Er kann Ihnen mit seiner Spürnase den Weg weisen zu den Orten und Zeiten, in denen Sie sich Ihre »faule Ordnung« als ein Biotop, ein Reservat einrichten können. Dort können Sie sich auf Ihre »faule Haut« legen.

Vom »inneren Schweinehund« zu unterscheiden sind Signale, die Ihnen eine Grenze signalisieren. Jene Grenze etwa, wenn Sie sich verausgabt haben und sich nach zu kurzer Erholungszeit wieder »auf die Piste« zwingen wollen, oder wenn Ihr Ehrgeiz Sie packt, Sie zu schnell laufen oder schwimmen und so den guten Effekt von Ausdauerbewegung gefährden. Diese wertvollen inneren Ratgeber sollten Sie nicht mit dem »inneren Schweinehund« verwechseln! Erschöpfungssymptome sind dadurch gut zu erkennen, dass Ihr Körper Ihnen verschiedene Signale gibt, wie Müdigkeit, bleischwere Glieder, Schmerzsymptome am Bewegungsapparat, rückläufige Fitness, Konzentrationsprobleme.

→ *Tipp:* Achten Sie ab jetzt darauf, ob Sie sich nach Ihrer Ausdauerbewegung fit fühlen oder Anzeichen von Erschöpfung feststellen. Letzteres wäre ein sicherer Hinweis für Überlastung. Wenn Sie sich fit fühlen, beruhigen Sie Ihren »inneren Schweinehund« und geben Sie ihm ein verbindliches Versprechen, wie und wann Sie ihn füttern wollen. Belohnung und Lebensfreude haben sich von jeher als bewährte Schweinehundflüsterer erwiesen.

Wenn sich bei Ihren Bewegungsaktivitäten kein angenehmes Gefühl von Körper und/oder Seele einstellt: Überprüfen Sie die Einstellung Ihrer »vier Stellschrauben«.

b) Sie haben vier Stellschrauben, um Ihre Ausdauerbewegung zu regulieren:

- die Art der Bewegung (Laufen, Walken, Radfahren, Schwimmen u. a.)
- die Intensität der Bewegung (Geschwindigkeit, Schwierigkeitsgrade wie z. B. Steigungen)
- die Dauer der Ausdauerbewegung
- die Frequenz der Ausdauerbewegung (wie oft pro Woche)

Wenn Sie neu starten, sich also lange nicht regelmäßig bewegt haben, muss die Einstellung zunächst neu justiert werden. Sie beginnt auf Ihrem aktuellen Leistungsniveau (Einstiegsniveau) und wird langsam gesteigert.

Krafttraining

Lange Zeit galt Krafttraining unter gesundheitlichen Aspekten als bedenklich, nicht zuletzt deshalb, weil hohe Kraftbelastungen zu hohen Blutdruckanstiegen führen können. Krafttraining wurde mit schweren Hanteln, muskelbepackten Bodybuildern und Doping mit Anabolika in Verbindung gebracht. Dabei kann ein moderat durchgeführtes Krafttraining – heute nahezu ausschließlich mit Kleingeräten oder an speziellen Kraftmaschinen – eine wichtige Ergänzung Ihrer gesundheitsorientierten Bewegungsprogramme sein. Wenn zahlreiche Beschwerden des Bewegungssystems letztlich durch abgeschwächte Muskeln verursacht sind, die durch Überlastung erhebliche Schmerzzustände entwickeln, dann sind ein gezieltes Training zur Muskelkräftigung sowie Übungen zur Entspannung des Muskels die Methoden der Wahl.

Dehnübungen (Stretching) bewirken durch reflektorische Mechanismen eine vorübergehende Entspannung der Muskeln, wodurch eine Durchblutungssteigerung und somit eine verbesserte Regeneration erreicht werden kann.

In einem gezielten Fitnesstraining sollten Kraft- und Ausdauerbelastungen in einem ausgewogenen Verhältnis zueinander stehen. Sie müssen als zwei Seiten einer Medaille betrachtet werden, die sich idealerweise sinnvoll ergänzen.

Stretching

Stretching ist ein wichtiger Bestandteil gesundheitsorientierter Bewegung.

Stretching meint das Dehnen, »In-die-Länge-Ziehen« einzelner Muskeln und Muskelgruppen. Beim so genannten statischen Stretching wird der Muskel 20 bis 30 Sekunden anhaltend dicht unter der Schmerzgrenze gedehnt (»gehaltenes Dehnen«). Dazu sind bestimmte Körperpositionen erforderlich, die bestimmte Muskeln beanspruchen. Das »dynamische Dehnen«, also das Dehnen mit sich wiederholenden Bewegungen, sollten Sie sich vom Profi zeigen lassen.

→ *Tipp:* Nutzen Sie die Effekte von Stretching auch in Ihrem Alltag, insbesondere wenn Sie lange in der gleichen Körperhaltung verharren (am Computer, in Sitzungen etc.). Sie haben dadurch eine Durchblutungssteigerung und eine vertiefte Atmung, die auch Ihrer geistigen Fitness gut tut (Sie kennen das ja auch, wenn man sich zwischendurch mal reckt und streckt). Man spricht dem Stretching auch eine Stress abbauende Wirkung zu.

Ihre Vorteile beim regelmäßigen Stretching:

- Sie erhalten sich eine große Beweglichkeit und Elastizität von Muskeln, Sehnen und Bändern bis ins hohe Alter, auch Ihre Gelenke bleiben beweglich.
- Sie verbessern Ihre Haltung, vermeiden Haltungsschäden und fördern Ihr Körperbewusstsein.
- Sie gleichen Muskelverspannungen aus und beugen damit dem Verschleiß vor.

- Ihre Muskulatur wird erwärmt (z. B. vor der Ausdauerbewegung) und entspannt (z. B. nach der Ausdauerbewegung).
- Sie gleichen die einseitigen Belastungen bestimmter Muskelgruppen durch Ihre Ausdauerbewegung aus.

Einige Regeln zum Stretching:
- lieber öfter kurz, als selten lange
- Täglich 10 Minuten ist schon ein gutes Budget.
- Ihr Körper braucht für optimales Dehnen eine Anwärmung durch Bewegung.
- Dehnen Sie sich langsam, lassen Sie sich Zeit, entspannen Sie sich.
- Führen Sie die Bewegungen konzentriert und ruhig aus.
- Dehnen Sie sich behutsam und gehen Sie bis an, jedoch nicht über Ihre Schmerzgrenze, ein Ziehen der gedehnten Muskeln ist normal.
- Ein »wippendes« Dehnen ist wegen der hohen Verletzungsgefahr durch Risse der Muskelfasern zu vermeiden.
- Halten Sie eine Stellung mindestens 20 Sekunden; optimal ist, wenn Sie das zwei- bis dreimal wiederholen, dehnen Sie immer beide Köperseiten.
- Atmen Sie ruhig, gleichmäßig und angemessen tief während der Übungen, lenken Sie Ihren Atem in den gedehnten Körperteil.
- Machen Sie aus dem Stretching keinen Leistungssport.
- Pausieren Sie bei Verletzungen.

Wenn Sie mit Stretching-Übungen jetzt beginnen wollen, finden Sie weitere Informationen, Anregungen und leicht verständlich dargestellte Übungen unter *http://www.sportunterricht.ch/Aufwaermen/aufwaermen-stretching.html.*

Die Beachtung der Belastungsgrenze

Die meisten Menschen, die in ihrem Berufsleben unter Leistungsbedingungen arbeiten, tendieren dazu, Ausdauerbewegung mit Leistungssport zu verwechseln. Sie wählen zu Beginn eines Trainings häufig viel zu hohe Belastungen. Dies führt dazu, dass sie sich weit oberhalb ihrer aktuellen Fitness belasten. Sie setzen damit den Körper unter zusätzlichen Stress, was einen Teil des Effektes der Ausdauerbewegung aufhebt. Der Körper arbeitet dann unter Bedingungen einer nicht ausreichenden Sauerstoffversorgung, er »läuft sauer«. Er schaltet dann auf Stoffwechselprozesse um, die auch unter Sauerstoffmangel funktionieren. Die Folgen:

- Der oft angestrebte Effekt der Gewichtsreduktion durch Fettverbrennung wird nicht erreicht.
- Es stellen sich Erschöpfungszustände ein (die man sich häufig nicht eingesteht).
- Zusätzliche Stresssymptome treten auf.
- Der Entschluss zu regelmäßiger Ausdauerbewegung wird rasch aufgegeben.

Achten Sie also besonders darauf, Ihre Ausdauerbewegung in der ersten Zeit ganz behutsam und langsam zu beginnen.

Den Fans von Höchstleistung sei an dieser Stelle noch einmal und ausdrücklich gesagt: Stehen Sie zu Ihrer Leistungsgrenze, auch wenn es Sie kränkt, sich zunächst langsam bewegen zu müssen! Beginnen Sie auf dem Level, den Ihre Fitness zulässt, und bauen Sie sich systematisch auf. So sind Sie schneller fit.

Den Bequemen unter den Lesern sei gesagt: Bringen Sie Ihren Körper auch wirklich in das angestrebte Leistungssegment, das Sie z. B. mit einer Pulsuhr kontrollieren können. Fordern Sie sich in diesem Rahmen über eine Zeitspanne von 40 Minuten.

Justierung der Ausdauerbewegung

Idealerweise sollte Ihre Ausdauerbewegung mindestens 40 Minuten dauern und drei bis viermal in der Woche durchgeführt werden. Für ein optimales Training sollten bestimmte Intensitäten angestrebt werden, die z. B. über die Herzfrequenz kontrolliert werden können. Dabei zeigen sich teilweise erhebliche Unterschiede zwischen den Menschen, abhängig von Alter, Geschlecht, Trainingsstand etc.: Für manche liegt die ideale Trainingsherzfrequenz bei 130 Schlägen pro Minute, bei anderen bei 175/min. Auch deshalb sollte nach Möglichkeit vor Aufnahme eines Trainings der bewegungsmedizinische Check durchgeführt werden. Hierbei werden nicht nur gesundheitliche Risiken und bestehende Vorschäden aufgedeckt, sondern es können gleichzeitig durch eine leistungsdiagnostische Untersuchung mit Hilfe eines so genannten Laktattests die individuell günstigsten Belastungsbereiche ermittelt werden.

Ausdauertraining hat die am besten dokumentierten Effekte auf gesundheitliche Risikofaktoren: Es verbessert viele Stoffwechselprozesse und ist darüber hinaus ein wesentliches Therapiekonzept bei der Behandlung von Bluthochdruck. Neben dem Status Ihres Leistungsniveaus werden Ihnen konkrete Hinweise für die Justierung der Art und Intensität Ihrer Ausdauerbewegung gegeben (siehe S. 51). Sie erhalten also eine Anleitung für die Bewegungsabläufe, die für Sie günstig sind, und die dazu passenden zukünftigen Trainingsschritte. Empfohlene Institute und Praxen für diese Dienstleistung erfahren Sie unter den oben schon genannten Internetadressen (siehe auch im Anhang). Sie können eine solche Diagnostik auch in Verbindung mit Ihren regelmäßigen Vorsorgeuntersuchungen durchführen lassen und sich dann für einige Stunden einen Bewegungstrainer gönnen. Angebote für ein gezieltes Bewegungstraining können sie auch über »Sport pro Gesundheit« *(www.dtb-online.de)* in Erfahrung bringen.

Grundlage eines Laktattests ist die Tatsache, dass Muskeln bei Belastung Milchsäure bilden (Laktat) und diese ins Blut abgeben. Bei niedrigen Belastungsintensitäten wird dieses Laktat von anderen Organen aus dem Blut entnommen und weiterverwertet. Es besteht also ein Gleichgewichtszustand zwischen Prozessen der Laktatbildung und des Laktatabbaus. Mit zunehmender Belastungssteigerung wird ein Zustand erreicht, bei dem die Abbauprozesse nicht mehr ausreichend sind und die steigende Laktatproduktion zu einem abrupten Anstieg der Laktatkonzentration im Blut führt. Dadurch wird der Organismus übersäuert, und die Belastung muss abgebrochen werden. Die Belastungsintensität, bei der gerade noch ein Gleichgewicht besteht zwischen Laktatbildung und -elimination wird als »anaerobe Schwelle« bezeichnet. Aus der Laktatkurve wird dann die Herzfrequenz im Bereich der anaeroben Schwelle abgelesen, die als Grundlage eines Ausdauertrainings genutzt wird.

Ein trainierter Organismus beginnt erst auf einer höheren Belastung sauer zu werden als ein untrainierter Organismus. Die Belastungsintensität, bei der die Milchsäurekonzentration im Blut anzusteigen beginnt, ist somit ein wichtiges Kriterium für die Einschätzung der individuellen Fitness.

Ein Laktattest hat typischerweise einen standardisierten Aufbau. Nach einer Bestimmung der Laktatkonzentration in Ruhe erfolgt eine allmähliche Steigerung der Belastung in definierten Stufen bis zur Erschöpfung und eine weitere Bestimmung der Laktatkonzentration nach jeder Belastungsstufe.

Die grafische Beziehung zwischen der Belastung und den dabei gemessenen Laktatwerten wird als Laktatleistungskurve (LLK) bezeichnet. Sie gilt als biochemische Kennlinie der individuellen Leistungsfähigkeit und ermöglicht vielfältige Aussagen, die für die optimale Gestaltung eines Trainings von Bedeutung sind. Vor allem lässt sich aus der LLK, die vor und nach einer Trainingsperiode ermittelt wird, die Effektivität eines durchgeführten Trainingsprogramms ableiten.

Fangen Sie an!

→ *Tipp:* Beginnen Sie jetzt mit Ihren regelmäßigen Ausdauerbewegungen. Wenn der Aufwand für eine bewegungsmedizinische Diagnostik derzeit für Sie zu hoch ist und Sie sogar am Start Ihrer Gesundheitsorientierung hindern könnte, fangen Sie jetzt auch ohne Untersuchung an. Erkunden Sie dann in langsamem Tempo die Bewegungsarten und finden Sie heraus, was Ihnen Spaß macht. Holen Sie die Diagnostik dann bald nach, um Ihre Ausdauerbewegung optimal anpassen zu können.

Folgende Checkliste kann Ihnen dabei helfen, die für Sie passende Bewegungsart herauszufinden:

- Was sind Ihre Vorlieben bei Bewegungen im Alltag (laufen, Rad fahren)?
- Was praktizieren Sie an Bewegungsarten, mehr oder weniger regelmäßig?
- Was hat früher in Ihrem Leben gut funktioniert, welche Bewegungsarten haben Sie selbst erprobt, praktiziert?
- Für welche Bewegungen haben Sie eine Begabung? Was haben Sie möglicherweise früher in Wettkämpfen gemacht?
- Welche Bewegungsabläufe reizen Sie – allein schon beim Beobachten?
- Für welche Bewegungsarten haben Sie Vorbilder?
- Welche Bewegungsarten sind in Ihren sozialen Netzwerken »üblich« (Familie, Freundeskreis, Arbeitsstelle)?
- Wenn Sie eher zu Spielsportarten neigen: Wie können Sie die durch Ausdauerbewegung ergänzen?
- Wollen Sie eher allein oder eher mit Begleitung die Ausdauerbewegung beginnen oder intensivieren?
- Wenn Sie die Ausdauerbewegung nicht allein durchführen wollen, bestimmen Sie Ihr soziales Umfeld:

- Wollen oder können Sie andere dazu bewegen mitzumachen?
- Wollen Sie sich für den Beginn einen Trainer nehmen?
- Wollen Sie in einen Verein, eine Sportgemeinschaft o. Ä. eintreten?

Regulieren Sie Ihre körperliche Belastung durch folgende Selbstwahrnehmungen:

- Ganze Sätze sprechen: Wenn Sie bei Ihrer Ausdauerbewegung ganze Sätze sprechen können (mit sich selbst oder mit Begleitern) zeigt das, dass Sie nicht »aus der Puste« gekommen sind, sich also noch im angestrebten Bereich der ausreichenden Sauerstoffsättigung befinden.
- Nasenatmung: Wenn Sie bei Ihrer Ausdauerbewegung zwischendurch durch die Nase atmen und dabei das Gefühl haben, ausreichend Luft zu bekommen, haben Sie einen groben Anhalt dafür, dass Sie noch im »grünen Bereich« sind (das gilt allerdings nur, wenn Sie keine eingeschränkte Nasenatmung haben. Falls Sie unsicher sind, lassen Sie sich von Ihrem Hals-Nasen-Ohrenarzt beraten!).
- Grenzen wahrnehmen und achten: Machen Sie immer dann langsamer weiter, wenn Ihr Körper Ihnen das signalisiert. Tun Sie sich keine Gewalt an.
- Energie: Nach einem ca. 1-stündigen Ausdauertraining und entsprechender Erholungsphase sollten Ihre Alltagsverrichtungen ohne Erschöpfungszeichen durchführbar sein.

Wann immer Sie unangenehme körperliche Signale verspüren, insbesondere Schmerzen oder Luftnot, holen Sie unverzüglich den ärztlichen Check nach!

Es empfiehlt sich, schon jetzt eine erste Regelmäßigkeit in die Ausdauerbewegung zu bringen. Entscheiden Sie selbst, ob Sie ein-, zwei- oder max. dreimal in der Woche sich mindestens 30, besser gleich 40 Minuten bewegen möchten.

Beginnen Sie mit dem, was derzeit umsetzbar ist – durchaus mit entsprechendem Aufwand. Die genaueren Planungen und Abstimmungen werden zu Beginn des zweiten Monats vorgenommen. Später werden wir Ihnen auch zeigen, was Sie alles noch zusätzlich machen können, während Sie Ihre Ausdauerbewegung ausführen.

3. Wahrnehmung

Viele der Aktivitäten auf dem Weg zu einem stärker gesundheitsorientierten Lebensstil brauchen eine gute Wahrnehmung der Signale Ihres Körpers und Ihrer Seele. Sowohl Bewegung, Ernährung, Entspannung als auch der Umgang mit Stress, das Auspendeln Ihrer Lebensenergien, der Ausgleich von Lebensbalancen etc. werden über Feedback-Schleifen körperlicher und seelischer Signale auf dem gesundheitsorientierten Weg gehalten. Damit ist einerseits die Wahrnehmung äußerer (physikalischer und chemischer) Ereignisse gemeint, andererseits die Wahrnehmung von Anzeichen von innerem Wohlbefinden und Missempfinden.

Sie erhalten deshalb verschiedene Hinweise, wie Sie gezielt Ihre Wahrnehmung der verschiedenen Signale weiterentwickeln können. Vielleicht kommt Ihnen das zunächst überflüssig vor. Aber die meisten Menschen haben viele Ihrer Möglichkeiten, wahrnehmen zu können, eingebüßt, weil sie im täglichen Überlebenskampf nicht benötigt werden (hören und riechen können wir unsere eigentlichen Feinde ohnehin nicht mehr unmittelbar). Zudem werden wir heute überschwemmt mit Sinnesreizen (Bilder, Musik, Gerüche). Um zu überleben, machen wir deshalb das Gegenteil von dem, was unsere frühen Vorfahren taten: Wir »schalten ab« (das wäre unseren Kumpels in den Vorzeiten schlecht bekommen). Wir verlernen dabei systematisch, die Effekte von Reizen zu entschlüsseln, die auf unsere Wahrnehmungsorgane treffen. Wir »nehmen« sie schlicht mehr für »wahr«. Wenn Sie aber achtsam sind für das, was Ihnen Ihre Wahrnehmungen signalisieren, können Sie sich für Ihren gesundheitsorientierten Weg eine fast unerschöpfliche Schatztruhe erschließen.

Wenn Sie sich nun mit den folgenden Übungen befassen, werden Sie im Laufe der Zeit erstaunliche Effekte feststellen und sehr genaue Hinweise darüber bekommen, was Ihrem Körper und Ihrer Seele gerade gut tut oder gut tun würde.

Eine erste kleine Übung zur Wahrnehmung

Achtsamkeit:

Wahrnehmung ist eine Frage der Konzentration. Man spricht von einer Haltung der Achtsamkeit, mit der man durch die Welt geht. Beginnen Sie damit, sich zunächst jeweils auf einen oder auf wenige Wahrnehmungskanäle gleichzeitig zu konzentrieren.

- Nehmen Sie sich für eine Woche täglich vier Zeitpunkte vor, an denen Sie bewusst in die Haltung der Achtsamkeit gehen.

Folgende vier Beispiele können Ihnen als Anregung dienen:

- Konzentrieren Sie sich auf Ihrem Weg zum Arbeitsplatz für einige Minuten auf die Intensität der Farben von Blumen, Bäumen, Menschen … Lassen Sie die Farben auf sich wirken und spüren Sie den Empfindungen nach, die Sie dabei haben.

Denken Sie daran, dabei gut zu atmen.

- Gehen Sie achtsam die Treppen zu Ihrem Büro hinauf. Achten Sie auf die Bewegungsabläufe, wie die Muskeln Ihre Beine und Arme bewegen, achten Sie darauf, wie die Fußsohle im Schuh den Fußboden berührt, wie der Fuß abrollt. Spüren Sie nach, wie aufgerichtet oder gebeugt Sie Ihren Rücken dabei halten.

Denken Sie daran, dabei gut zu atmen.

- Halten Sie inne, bevor Sie abends Ihr Haus betreten, und nehmen Sie achtsam alle Geräusche auf, die Sie in diesem Moment hören können (Vögel, Stimmen von Menschen, Straßengeräusche etc.). Was lösen die Geräusche, Klänge in Ihnen aus? Welche beruhigen Sie, welche beunruhigen Sie, welche lösen Ärger aus, welche lösen eine innere Freude aus?

Denken Sie daran, dabei gut zu atmen.

- Nehmen Sie eine Ihrer Mahlzeiten bewusst und achtsam zu sich. Schmecken Sie, versuchen Sie, Zutaten und Gewürze zu unterscheiden. Vielleicht stellen Sie sich dabei vor, Sie seien Ihr eigenes Bewusstsein und beobachteten sich selbst beim Abbeißen, beim Kauen, beim Schmecken des Essens. Was schmeckt Ihre Zunge? Wie kaut Ihr Kiefer? Tut die Nahrung Ihrem Körper und/oder Ihrer Seele gut? Welche Gefühle, Ideen, vielleicht Erinnerungen tauchen auf?

Denken Sie daran, dabei gut zu atmen.

Wenn Sie diese kleine Achtsamkeitsübung über einige Tage durchgeführt haben, ziehen Sie eine kurze Bilanz:

- Was ist Ihnen im Umgang mit Ihrer achtsamen Wahrnehmung besonders aufgefallen?
- Auf welchen Sinneskanälen haben Sie besondere Unterschiede wahrgenommen?

- Welche Sinneskanäle ließen sich schon gut »öffnen«, welche brauchen noch etwas mehr Achtsamkeit von Ihnen?

Oft gibt es den Effekt, dass Ereignisse der äußeren Welt oder Empfindungen aus dem Innenleben wieder in den Blick kommen und ins Bewusstsein treten, die Sie schon lange nicht mehr beachtet haben. Es empfiehlt sich, mit der Übung der achtsamen Wahrnehmung weiter fortzufahren und sie so auszugestalten, dass Sie auf möglichst allen Kanälen eine Veränderung Ihrer Wahrnehmungsfähigkeit erleben können.

4. Die Entspannungsübung dieser Etappe
Atmung und Atemmeditation

Wenn Sie mit den 6 × 6-Atemzügen etwas geübt sind, können Sie jetzt fortfahren mit der vermehrten Achtsamkeit für Ihre Atmung. Behalten Sie dabei in Erinnerung, dass uns die Atmung mit dem wichtigsten Lebensmittel, der Luft, versorgt.

In dieser Übung sind Sie nur konzentriert auf Ihre Atmung, nichts anderes ist von Interesse. Führen Sie die folgende Übung einmal täglich für 10 bis 15 Minuten durch. Machen Sie dies mindestens eine Woche lang (am besten in den Tagen der oben beschriebenen Übung zu Ihrer Wahrnehmung und Achtsamkeit). Beobachten Sie sich dabei. Alles, was Sie wahrnehmen – auch wenn es scheinbar Kleinigkeiten sind –, ist recht.

Folgender Ablauf ist zu empfehlen:
- Setzen Sie sich bequem hin. Beim Sitzen stehen die Füße nebeneinander, der Rücken ist aufrecht, die Schultern hängen etwas nach unten, die Unterarme und Hände liegen locker auf Ihren Oberschenkeln.
- Sie konzentrieren sich auf den Fluss Ihrer Atmung und spüren, wie Ihre Bauchdecke sich beim Einatmen hebt und beim Ausatmen senkt, wie Ihr Brustkorb sich weitet und wieder zur Mitte kommt. Sie bleiben mit Ihrer Aufmerksamkeit bei Ihrer Atmung.
- Wenn Sie schon einen Schritt weiter gehen wollen, erweitern Sie Ihre Aufmerksamkeit über Bauch und Brustkorb hinaus, versuchen Sie, ein Gefühl für Ihren Körper als Ganzes zu bekommen.
- Wenn Gedanken durch Ihren Kopf gehen, nehmen Sie sie wohlmeinend zur Kenntnis und lassen Ihre Aufmerksamkeit wieder zur Atmung und zum Körper zurückgehen. Wann immer wieder Gedanken auftauchen,

gehen Sie kurz in Kontakt mit ihnen, verabschieden sie wohlmeinend und spüren dann wieder der Atmung nach.
- Nach etwa 10 Minuten nehmen Sie einen tiefen Atemzug, atmen tief aus und beenden die Übung.

Wenn Sie merken, dass diese Übung Ihnen gut tut, z. B. zur Entspannung führt, oder Sie mit ihrer Hilfe Ihren Atem auch im Alltag bewusster spüren können, wenn Ihnen eine der Achtsamkeitsübungen ein angenehmes Körpergefühl erzeugt, Ihnen vor dem Einschlafen hilft etc., dann führen Sie sie fort und erweitern den Zeitrahmen bis max. 30 Minuten.

Optimal ist, wenn Sie die 6 × 6-Übung weiterhin regelmäßig durchführen. Dabei bekommen Sie auch eine gute Rückmeldung Ihres Körpers auf den Effekt der Atemmeditation. Die Methode des Body Scan, die Sie im zweiten Monat kennen lernen werden, baut diese Übung dann noch weiter aus.

Die vierte Etappe

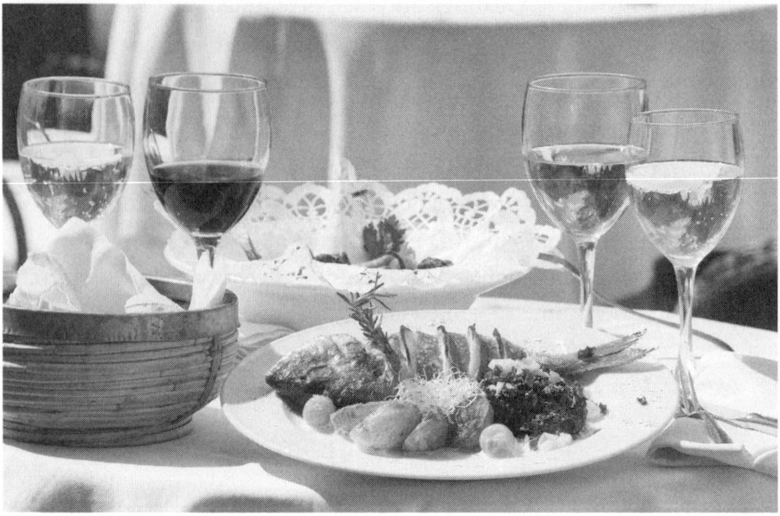

Die vierte Etappe dauert wieder eine Woche. Sie werden Ihren Blick auf Ihr soziales Netzwerk richten, um Ihrer Gesundheitsorientierung dort einen guten Platz zu geben. Dies ist deshalb von ganz entscheidender Bedeutung, weil die Nachhaltigkeit einer gesundheitsorientierten Entwicklung auch von deren Resonanz auf der sozialen Ebene abhängt. Sie werden erkennen, wie Sie Ihren individuellen Weg in das soziale Netzwerk Ihres Lebens einweben können, und werden dazu einige Gespräche vorbereiten und führen. In Bezug auf Ihre Gesundheitsorientierung wird dies eine sehr kommunikative Etappe.

Als zweiten Schwerpunkt werden Sie sich mit dem Themenfeld »Lebensmittel« beschäftigen. Dabei werden Sie in die Grundlagen der Ernährung – jenseits von Diäten – eingeführt.

Sie werden dann einen ersten Check durchführen, um sich über Ihre Entwicklung im ersten Monat klar zu werden.

Ziel dieser Etappe ist, dass Sie Ihre Gesundheitsorientierung in den wichtigen Beziehungen verankert haben. Ziel ist auch, dass Ihr Bewusstsein für Ihre Ernährung geschärft ist und Sie ggf. auch schon erste verbindliche Konsequenzen ziehen.

1. Das Netzwerk Ihrer Gesundheitsorientierung

Die gesundheitsorientierte Entwicklung braucht den Blick auf Ihr soziales Netzwerk: auf die Partnerschaft, die Familie, den Freundeskreis, das soziale Engagement in Vereinen, Kirchen, Parteien und natürlich Ihre Beziehungen in der Arbeitswelt. Es reist sich einfach besser gemeinsam! Nachhaltig werden gesundheitliche Entwicklungen dann, wenn die wichtigsten Menschen frühzeitig in den Veränderungsprozess einbezogen werden. Dazu wird im ersten Schritt erkundet, wer überhaupt konkret dazugehören könnte und wie die jeweiligen Interessenlagen der Beteiligten sind. Daraus werden dann die für Ihren Weg hilfreichen Schritte abgeleitet.

Ziel ist der Aufbau eines Sie bei Ihren Aktivitäten wohlwollend begleitenden oder auch unterstützenden Netzwerks.

Das soziale Netzwerk

Lassen Sie sich dazu 40 Minuten Zeit. Sie können diesen Schritt allein durchführen oder mit jemandem, der sie gut kennt (und Hinweise geben kann), oder mit jemandem, der neutral ist (und »dumme« Fragen stellen kann).

Nehmen Sie sich ein großes Blatt Papier (mindestens DIN-A3) und farbige Stifte. Zeichnen Sie sowohl ein Symbol für sich selbst in die Mitte des Blattes wie auch die für Sie wichtigsten Menschen ein, die für Ihren gesundheitsorientierten Weg von Bedeutung sind. Denken Sie bei der Auswahl der Menschen daran, dass unser Gesundheitsverständnis Ihre Fitness und Leistungsfähigkeit, aber auch Ernährung, Bewegung, Entspannung, Umgang mit Herausforderungen und Stress, Lebensbalancen und Sinnfragen umfasst.

1. Schritt: Analyse des Netzwerks

Zeichnen Sie Markierungen mit den Namen der ausgewählten Menschen auf das Papier. Dabei gilt, dass die Nähe zu Ihrem Platz die Bedeutung für Ihren Gesundheitsweg symbolisiert: je näher, umso bedeutsamer. Achtung: Bedeutsam kann sich auf beides beziehen: bedeutsam als Unterstützung auf dem geplanten Weg und auch beim Scheitern.

Sortieren Sie die Menschen auf dem Blatt nach den unterschiedlichen sozialen Feldern (Familie, Beruf, Verein ...).

Nutzen Sie zur Übersicht auch mehrere Farben.

Wenn Sie dieses Bild fertig gestellt haben, treten Sie zurück und betrachten das Bild mit folgenden Fragen:

- Wer ist mir besonders nah und was bedeutet das für meinen Gesundheitsweg?
- Wer ist mir besonders nah als Begleiter, Mentor …? Wie könnte diese Rolle konkret aussehen?
- Wer ist mir besonders nah als Förderer meines Scheiterns?
- Wer ist weiter entfernt, könnte aber als Begleiter o. Ä. auf meinem Weg wichtig sein?

Wählen Sie dann aus

- drei nützliche Menschen für Ihren Weg,
- mindestens einen für Ihre Scheiterstrategien und
- mindestens einen, der wichtig wäre, aber der noch zu weit entfernt erscheint.

Prüfen Sie, aus welchen Lebensbereichen die ausgewählten Menschen kommen. Manchmal ist es wichtig, in den verschiedenen Lebensbereichen fördernde Begleiter zu haben, manchmal können Sie einzelne Bereiche unbesetzt lassen. Auf alle Fälle sollte aus Ihrem familiären Umfeld nicht nur der Hund für den morgendlichen Spaziergang erwähnt sein.

Sie können diesen Prozess auch wieder im Raum gestalten. Nehmen Sie dazu dann Karten (Karteikarten, Moderationskarten o. Ä.), die Sie mit den Namen beschriften können. Legen Sie eine Karte mit Ihrem Namen in die Mitte und erstellen Sie dann mit Hilfe der anderen Karten das soziale Netz im Raum. Markieren Sie mit Farbstiften auf den Karten, wer für Sie als unterstützender Begleiter auf Ihrem Weg hilfreich sein kann, wer eher für Ihre Scheiterstrategien.

2. Schritt: Konstruktion des Netzwerks

Überlegen Sie, wie Sie die unterstützenden Begleiter konkret einbeziehen wollen.

- In welchen der bedeutsamen Gesundheitsfelder kann wer wie was mitmachen?
- Wer ist eher für die Ausdauerbewegung, wer eher für Ernährung, wer eher für die Balancen … wichtig?
- Wie könnte die Begleitung konkret aussehen?

Schreiben Sie sich Stichworte zu Ihren Ideen auf. Wenn Sie Ihren Gesundheitsweg als ein Projekt begreifen, könnten Sie sich jetzt ein Projektteam dafür zusammenstellen:

- Wer gehört zum DreamTeam für Ihr persönliches Projekt?
- Wer hat dabei konkret welche Rolle und welche Aufgabe?

Gehen Sie dann Ihre unterschiedlichen Lebensbereiche durch:

- Ist Ihr Gesundheitsweg überall gut eingebettet? Wo sind gute Vernetzungen, wo sind Lücken, Unwägbarkeiten?
- Wo fehlen wohlwollende Begleiter und was bedeutet das konkret für Ihr Vorhaben?
- Wie ist Ihr Vorhaben in den privaten, familiären Kontext konkret eingebettet?

Gehen Sie dann die unterschiedlichen Gesundheitsbereiche durch und fragen Sie sich, ob Sie für die Gesundheitsthemen eine gute Vernetzung haben.

→ *Tipp:* Besonders die Ernährung ist nur in Abstimmung mit den Menschen des unmittelbaren sozialen, familiären Umfeldes dauerhaft gesundheitsorientiert zu gestalten. Auch die Ausdauerbewegung macht oft neue Abstimmungen der wöchentlichen Zeitabläufe notwendig oder kann gemeinsam durchgeführt werden. Ähnliches gilt für andere Gesundheitsthemen. Dies sollten Sie beim Aufbau Ihres Netzwerks berücksichtigen. Ergänzen Sie ggf. noch Ihr Netzwerk.

Im beruflichen Kontext ist es oft nützlich, sich auf die konkreten Abläufe zu konzentrieren: Zum Beispiel können Pausenregelungen, Ernährungsgewohnheiten, Konferenzstrukturen etc. für Ihre Gesundheitsorientierung bedeutsam sein. Auf diesem Weg stoßen Sie dann auf die Menschen, mit denen Sie konkrete Absprachen treffen müssen.

3. Schritt: Die konkreten Gespräche

Sie sind jetzt vorbereitet, die Menschen auszuwählen, mit denen Sie Gespräche über Ihr Vorhaben führen möchten und darüber, was Sie konkret von ihnen erwarten und sich wünschen.

Setzen Sie sich einen Zeitpunkt, bis zu dem Sie die Gespräche geführt haben wollen.

Führen Sie die Gespräche möglichst konkret, d. h., es sollte anschließend klar sein, was Sie gemeinsam wann, wie oft, wie, wo … machen wollen (Aktivitäten, Gespräche, Telefonate zur Erinnerung, fachliche Ratschläge etc.).

Überlegen Sie sich, wie Sie den Förderer Ihrer Scheiterstrategien einbinden wollen. Seien Sie dabei kreativ und humorvoll. Er könnte Sie bei Orgien des Sündigens unterstützen, beim Erhalt von Lust und Genuss o. Ä. Seien Sie auch dabei wieder so konkret wie möglich.

Überlegen Sie sich, wie Sie an den noch weiter entfernten potenziellen Begleiter herankommen, wie Sie ihn für seinen zukünftigen Job in Ihrem Team engagieren können. Seien Sie auch dabei wieder so konkret wie möglich.

→ *Tipp:* Versuchen Sie bei diesem Schritt niemanden zu überzeugen mitzumachen (besonders nicht als Voraussetzung für Ihren Start: »Nur wenn der, dann ich auch!«). Seien Sie nicht missionarisch, sondern vertrauen Sie darauf, dass Ihr Weg ansteckend sein wird, Sie dürfen also versehentlich Anstöße geben.

2. Ernährung – jenseits von Diäten

»… und nach jedem Bissen, den du isst,
ist die Welt anders, als sie vorher war.«

Rio Reiser

Es folgt ein ungewöhnliches Kapitel über Ernährung und Lebensmittel: Sie werden darin keine Diätempfehlungen erhalten. Dies geschieht aus der Überzeugung der Autoren heraus, dass die meisten dieser Empfehlungen ihre Modesaison nicht überleben, und der Gewissheit, dass die »körperliche Weisheit« jedes Menschen die am besten passende, ausgewogene Ernährung kennt. Sie werden also (wieder) lernen, die Sprache Ihres Körpers zu verstehen, statt in Zeitschriften nachzuschauen, wie es geht. Dafür wird Ihnen im folgenden Abschnitt eine kleine Sprachschule für die Sprache Ihres Körpers nahe gebracht.

Sie werden ferner angeleitet, wichtige Zusammenhänge von Ernährung zu verstehen, um entscheiden zu können, welche Lebensmittel Sie auswählen und welche Sie besser vermeiden. So werden Sie sich auf diesem Weg in den nächsten Monaten einer Kultur Ihrer Ernährung annähern, die

Sie gesund hält und die auch die soziale Funktion der Ernährung stärker mit einbezieht: nämlich sich zu treffen, zu sprechen, sich auszutauschen, Kontakte zu pflegen.

Das Alphabet des Körpers

Durch unsere Ernährungsgewohnheiten sind uns viele der natürlichen Regulationen für die Nahrungs- und Flüssigkeitsaufnahme verloren gegangen. Besser als jede Diät sind zwei Wege:

1. Wiederherstellung der Aufmerksamkeit für Hunger und Sättigung

Wenn Sie ihn lassen, reguliert der Körper seinen Bedarf an Nahrungsmitteln selbst, er verfügt seit Jahrtausenden über diese Fähigkeit! Dazu braucht es aber eine Zeit bewusster Aufmerksamkeit auf Ihre Körpersignale, um sie wieder erkennen zu können.

→ *Tipp:* Stellen Sie Fragen an Ihren Körper!

a) Es dauert eine Zeit lang, bis Sie wieder merken, wie Hunger und Sättigung sich genau anfühlen.

Fragen Sie Ihren Körper, bevor Sie etwas in Ihren Mund stecken, ob er jetzt etwas zum Essen benötigt – oder versuchen Sie herauszubekommen, welches Bedürfnis er Ihnen gerade signalisiert.

Wir verwechseln oft das »Durst«-Signal des Körpers mit dem »Hunger«-Signal. Deshalb: Prüfen Sie, wenn Sie »Hunger« verspüren, zunächst, ob Sie Ihren Körper mit ausreichend Wasser versorgt haben. Trinken Sie immer genügend Wasser, und Sie werden merken, dass Sie seltener Hunger haben!

Essen Sie langsam und fragen Sie Ihren Körper, ob er in dem Moment noch mehr braucht. Sättigung kann der Köper allerdings erst ca. 15 Minuten nach den ersten Bissen signalisieren. Sie schulen damit Ihre Aufmerksamkeit für das Sättigungsgefühl.

b) Fragen Sie Ihren Körper, bevor Sie etwas in Ihren Mund stecken, ob er genau das jetzt benötigt, was Sie ihm geben wollen. Ihr Körper kann Ihnen sehr genau signalisieren, was wann und in welchen Mengen in Sie hinein darf. Sie schulen mit diesem kleinen Schritt die »Wahrnehmung des Verlangens« Ihres Körpers auf etwas Bestimmtes. Prüfen Sie das insbesondere mit Lebensmitteln, die kaum fremd bearbeitet wurden und die keine künstlichen Zusatzstoffe (insbesondere keine »Aromen«, Geschmacksverstärker, Emulgatoren, künstliche Farbstoffe etc.) enthalten.

Dieser Schritt hilft Ihnen, in Bezug auf die Ernährung Ihre Intuition zu stärken, jenes »Bauchgefühl«, das in Bezug auf das Essen natürlich auch eine besondere körperliche Zuordnung erhält. Dieses Bauchgefühl werden Sie zunächst erst einmal wieder schulen und entwickeln, d. h., Sie werden es mit Ihrem Wissen, Ihren Überlegungen und Abwägungen abgleichen, um so eine »Klärung« Ihres Bauchgefühls zu erreichen. Auf diesem Weg der Achtsamkeit bekommen Sie schließlich eine höhere Verlässlichkeit für die Auswahl von Lebensmitteln.

Übung
Ihre letzte größere Mahlzeit sollte dazu möglichst mindestens zwei, höchstens vier Stunden zurückliegen.

Gehen Sie nun in vier Schritten vor und fragen sich:

- Zunächst: Auf welches Lebensmittel habe ich jetzt Lust, was würde mir Spaß machen, worauf habe ich Appetit?
- Dann: Prüfen Sie über Ihre Sinne achtsam (sehen, riechen, berühren, probieren), ob es wirklich passt, ob die Lust anhält.
- Dann: Überlegen Sie, was Ihr Wissen Ihnen über dieses Lebensmittel sagt, was es vielleicht zu beachten gibt (Ausgewogenheit Ihrer Ernährung, Naturbelassenheit u. Ä.).
- Schließlich: Treffen Sie eine Entscheidung!

2. Wiederherstellung der Türhüterfunktion

Das Essen ist ein höchst intimer Vorgang, da dabei Fremdkörper unsere Grenze zwischen außen und innen überschreiten. Man spricht ja auch davon, sich etwas »einzuverleiben«, also etwas mit dem eigenen Leib verschmelzen zu lassen. Dieser Vorgang ist letztlich vergleichbar mit der Intimität in der Sexualität, wo man (meist) eine wesentlich höhere Achtsamkeit walten lässt. Die Natur hat für den erforderlichen Schutz um den Mund herum alle Sinne konzentriert, die eine Art Türhüterfunktion darstellen. In der Hirnrinde ist der Mund deshalb riesig groß abgebildet.

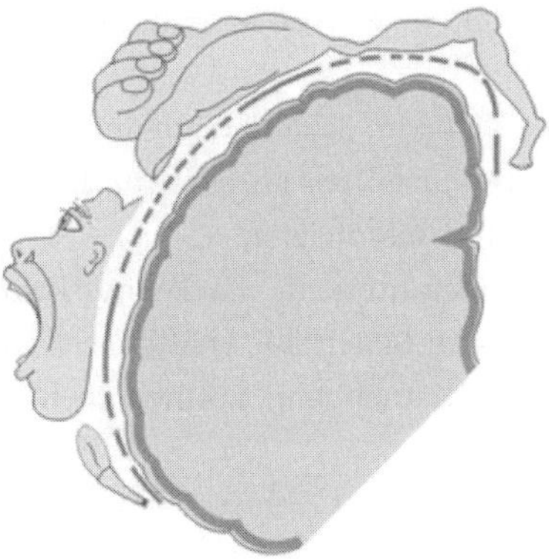

Abb. 6: Die sensorische Abbildung des Menschen in der Hirnrinde

Wir überlisten diese Türhüter oft genug (und die Nahrungsmittelindustrie hilft dabei mit Zusatzstoffen, Aromen, gezielten Zubereitungsarten etc. fleißig und gewinnträchtig mit, vgl. Grimm 1997).

Übung
Stellen Sie die Türhüterfunktion Ihres Mundes wieder her. So verbessern Sie weiter Ihre Fähigkeit, die für Sie »richtigen« Lebensmittel zu wählen.

Machen Sie sich dazu die Wahrnehmungskanäle bewusst, die beim Essen angesprochen werden, und trainieren Sie die Wahrnehmungen. Wie ein nicht benutzter Muskel verschwindet, könnte auch Ihr wenig beanspruchter Türhüter etwas schlaff in der Ecke sitzen, gerade noch in der Lage, einen Hauch seiner Möglichkeiten zu nutzen. Geben Sie ihm etwas zu tun. Nehmen Sie zum Trainieren auch Lebensmittel, die ohne Fremdstoffe zubereitet wurden. Nutzen Sie Ihre täglichen Mahlzeiten für dieses Training.

Folgende Sinneskanäle stehen dem Türhüter für seine verantwortungsvolle Tätigkeit zur Verfügung:

- Das *Sehen* ermöglicht die erste und genaue Prüfung des Essens (»die Augen essen mit«).
- *Geruchs-* und *Geschmackssinn* sind äußerst fein differenziert und helfen Ungeeignetes, Verdorbenes auszusortieren, Entscheidungen zu treffen, was bekömmlich ist und was gerade nicht. Sie bereiten den Körper auf die anstehende Verdauungsarbeit besonders effektiv vor. Durch unsere

Ernährungsgewohnheiten sind sie systematisch getäuscht und außer Kraft gesetzt.

- Die *Hautsensibilität* (Lippen, Schleimhäute im Mund) tastet die äußere Beschaffenheit des Lebensmittels ab, sie kann Fremdkörper, nicht Verdaubares feststellen und aussortieren.
- Die *Muskelsensoren* (Kaumuskeln, Backenmuskeln, Zungenmuskeln) geben Auskunft über die Materialbeschaffenheit, wie Festigkeit, Größe etc. Sie regulieren den Kauvorgang, können auch Fremdkörper erkennen.
- Das *Gehör* überprüft über die Geräusche beim Kauen, ob alles in Ordnung ist und sich angenehm anhört.

Ihre Sinne signalisieren Ihnen auch, ob die Umgebung es gut mit Ihnen meint, ob Sie sich beim Einnehmen der Mahlzeit geborgen fühlen dürfen: »Liebe geht durch den Magen.«

Gönnen Sie Ihrem Türhüter dessen Reaktivierung und sich selbst den großen Gewinn an Genuss, den gute Lebensmittel Ihnen über »alle Kanäle« bereiten können.

Der »geschulte« Appetit

Wenn Sie Appetit auf bestimmte Nahrungs- und Lebensmittel haben, kann sich dieses Bedürfnis aus drei unterschiedlichen Quellen speisen:

1. Ihre Biografie und Familiengeschichte: All die schönen Situationen, in denen die Familie gemütlich um die lecker dampfenden Eisbeine saß, sind gespeichert und mit Geruch und Geschmack innig verbunden. Typische Geschmacksrichtungen, aber auch Verzehrgewohnheiten (»der Teller wird leer gegessen«) prägen Ihre Ernährungsgewohnheiten.

2. Der Erfindungsreichtum der Hersteller von Nahrungsmitteln: Sie sind zeitlebens durch Zutaten wie künstliche Aromen (Vanillin etc.) oder bestimmte Zubereitungsarten (wie das leckere Krachen im Mund beim Verzehr von Chips) zu Wiederholungstätern erzogen worden (Grimm 1997).

3. Das Bedürfnis Ihres Körpers, bestimmte Lebensmittel zugeführt zu bekommen, weil er die Inhalte für seine Gesunderhaltung benötigt.

Die letzte Quelle hat evolutionsbiologisch das Überleben der Arten gesichert: Tiere (und auch Menschen) »wissen«, was ihnen gut tut, was sie wie verzehren sollten. Letztlich weiß Ihr Organismus das auch, es muss

Ihnen nur gelingen, seine Sprache wieder zu vernehmen. Ihr »Appetit auf ...« kann ein Hinweis darauf sein, was gerade benötigt wird – wenn es Ihnen zu unterscheiden gelingt, aus welcher Quelle sich die Lust gerade speist. Nicht dass Sie auf Ihr traditionelles Lieblingsgericht verzichten sollten, das schon Ihre Großmutter so unnachahmlich zubereitete. Es geht zunächst um das Lernen der Unterscheidung und dann um die bewusste Entscheidung – das nennen wir den »geschulten Appetit«. In der Lehre des Ayurveda unterscheidet man Typen von Menschen, die jeweils andere Schwerpunkte in Ihrer Ernährung benötigen. Wenn Sie wieder auf Ihren Organismus lauschen, werden Sie sicher herausfinden, was Sie benötigen.

Bezüglich der Zutaten durch die Hersteller hilft nur eines: der Blick auf den »Beipackzettel« beim Einkauf – und zurück ins Regal.

Wie schulen Sie den Appetit?

Ein wichtiger Weg ist die Wiederherstellung der Türhüterfunktion, die Achtsamkeit bei der Nahrungsaufnahme. Ein anderer ist, die Wirkung der verschiedenen Nahrungsmittel nachzuspüren.

- Was tut Ihnen gut, was gibt Energie?
- Was macht den Kopf klar, was macht Sie müde und träge?
- Was macht gute Stimmung, was lässt schlechte Laune entstehen?
- Was löst körperliche Missempfindungen aus (Völlegefühle, Bauchkneifen, Übelkeit ...)?
- Was regt die Verdauung gut an, was stört die Verdauung?
- Was schmeckt gut nach? Was hat einen »üblen Nachgeschmack«?

Feiern Sie ruhig gelegentlich eine Orgie mit Ihrem Lieblingsessen, auch wenn Sie wissen, dass Sie anschließend völlig fertig sein werden – auch das gehört zu der Schulung. Und lassen Sie langsam einen »geläuterten Appetit« wachsen, der Sie besser durch den Dschungel der Nahrungsmittel führen wird als viele Tipps.

Die vier wichtigsten Lebensmittel

Hier sollen die vier wichtigsten Lebensmittel beschrieben werden, auf die Ihr Körper angewiesen ist. Wir sprechen von Lebensmitteln, weil sie für Ihr (Über-)Leben von zentraler Bedeutung sind (statt Sie nur zu ernähren, wie die in der damaligen DDR üblichen, berühmt-berüchtigten Sättigungsbeilagen).

1. Luft/Sauerstoff
Auf dieses wichtigste Lebensmittel sind Sie schon bei den Atmungsübungen aufmerksam geworden. Ohne Luft sterben wir und wenn wir nicht regelmäßig automatisch atmen, sterben wir in kürzester Zeit.

»Die Luft ist verbraucht« sagt man, wenn in einer Sitzung nach einer Stunde alle müde wirken und jemand, der von draußen reinkommt, angewidert zurückprallt: Die anwesenden Gehirne erhalten nicht mehr genug Sauerstoff, um konzentriert zu atmen. Die Folge: Unkonzentriertheit, Müdigkeit, die Leistungskurve sinkt dramatisch.

Am Schreibtisch sitzend ist der Körper selten so aufgerichtet, dass er gut atmen kann. Zudem: Die meisten Menschen atmen zu flach, halten ihr Gehirn (und den übrigen Körper) »auf Sparflamme«.

→ *Tipp:* Regelmäßiges Lüften Ihrer Arbeitsräume, bewusst tiefes Atmen am Fenster, wohliges Strecken von Armen, Beinen und Rumpf, um die Atmung zu unterstützen und die Durchblutung zu verbessern, oder auch kurze Pausen mit Bewegung an der »frischen Luft«: Das bringt eine deutliche Verbesserung von Wachheit und Leistung. Üben Sie die Atementspannung (siehe S. ?), das vertieft Ihren Atem langfristig am besten. Nutzen Sie möglichst viele Aktivitäten im Freien, um dem Körper Sauerstoffduschen zu geben.

Stellen Sie ein Symbol, ein Bild in Ihren Arbeitsraum, das Sie an Ihre regelmäßigen Sauerstoffpausen erinnert.

2. Wasser
Unser Körper besteht zu ca. 70 % aus Wasser (das Blut zu 92 %, das Gehirn zu 90 %!). Man geht von einem täglichen Bedarf des erwachsenen Menschen von 2 bis 3 Litern Wasser aus. Ohne Wasser sterben wir in kürzester Zeit, nach max. drei Tagen. Unsere Lebensenergie hängt vom Blut ab, von seinem Vermögen, Sauerstoff zu transportieren. Gutes Wasser hilft dem Blut bei seiner Arbeit, zudem entgiftet Wasser den Körper. Durst ist ein Alarmzeichen des Köpers, dass er dringend entgiftet werden muss. Lassen Sie es nicht so weit kommen: Trinken Sie regelmäßig über den Tag verteilt. Beenden Sie die in unseren Breitengraden übliche Austrocknung, auf die sich unsere Körper eingestellt haben. Führen Sie Ihren Körper wieder zu dem Genuss reinen, möglichst natürlichen Wassers. Sie sichern so eine regelmäßige Balance des Körpers, er wird es Ihnen mit Wohlbefinden und Leistungsfähigkeit danken.

Unsere Trinkgewohnheiten verlangen häufig Geschmackstoffe und Kohlensäure im Wasser: Beides hat dort nichts zu suchen. Saft oder mal ein Sprudel können zusätzliche Genüsse sein bei einer gesicherten Versorgung des Körpers mit reinem Wasser.

→ *Tipp:* Optimal ist natürliches Wasser, das die Giftstoffe am besten aufnehmen und aus dem Körper transportieren kann. Je näher Sie daran herankommen, umso besser.

Und: Sorgen Sie für die Aufnahme von ca. 2 Liter Wasser (reines Wasser, Früchtetees, Fruchtsäfte) täglich. Bei körperlicher Ausdauerbewegung gilt: pro Stunde einen Liter mehr.

Sie können den Überblick über Ihr Trinkverhalten dadurch bekommen, dass Sie täglich morgens eine Flasche Wasser (1 1/2 oder besser 2 Liter) zur Arbeit mitnehmen, die Sie bis zum Abend ausgetrunken haben. Besorgen Sie sich bei Ihrem (wöchentlichen) Einkauf dafür die gesamte zu trinkende Wassermenge. Auch dadurch erhalten Sie eine Rückmeldung über Ihren Flüssigkeitskonsum.

3. Vollwertige Nahrungsmittel

Über Ernährung gibt es unzählige Meinungen. Fest steht: Leistung braucht hochwertige Energiezufuhr. Ihrem Gesamtsystem muss ausreichend gesunde Energie verfügbar gemacht werden. Hochleistungssportler nutzen ausgeklügelte Ernährungssysteme, um ihre Leistung zu halten.

Es gibt die Ansicht, dass die Lebensmittel ihre eigene Entstehungsgeschichte in sich tragen. Das ist nicht nur bezogen auf Antibiotika, Pestizide und Giftstoffe. Es meint auch die Art, wie bei Anbau/Aufzucht und Herstellung mit ihnen und der umgebenden Natur umgegangen wurde. Ob man der Idee folgt oder nicht: Sie ist nützlich, um sich bei der Auswahl der Lebensmittel zu orientieren. Der Trend geht nicht ohne Grund auch in den Städten zu Lebensmitteln, deren Entstehung man z. B. in der Umgebung beobachten kann. Dazu haben natürlich auch die zahlreichen Skandale beigetragen.

Was aber sollten Sie auswählen?

→ *Tipp:* Wenn Sie Ihre Ernährung auf viel Obst, Salat und Gemüse stützen und mit Fisch und Fleisch bewusst umgehen, können Sie kaum etwas falsch machen. Bei Fetten sollten Sie eher zu pflanzlichen Ölen als zu tierischen Fetten greifen. Wenn Sie das gezielt und maßvoll tun, bewegen Sie sich auf einem stärkenden bewährten Pfad für Ihre Gesunderhaltung.

Lauschen Sie auf die Signale Ihres Körpers, lassen Sie ihm Zeit, Ihnen seine Botschaft zu vermitteln.

Viele Nahrungsmittel sind – bevor sie in den Handel kommen – so lange bearbeitet worden, bis sie rein und weiß geworden, aber völlig gehaltlos sind (Weißmehl, weißer Zucker). Davon können Sie große Mengen essen, werden dick, und Ihr Körper leidet trotzdem (oder deshalb) an Mangelernährung und signalisiert Hunger. Bei Durst würden Sie auch kein leeres Glas an den Mund führen. Das muten Sie dem Körper bei Hunger aber mit »leeren« Lebensmitteln zu, Sie betrügen ihn.

Achten Sie bei Ihrer Ernährung darauf, dass die Lebensmittel die Wertstoffe enthalten, die Ihr Körper braucht. Mit dem ausreichenden Obst- und Gemüseanteil in Ihrer Ernährung und mit Backwaren aus Vollkornmehl befinden Sie sich im grünen Bereich. Dann können Sie sich beruhigt gelegentlich zwischendurch Ihr geliebtes Baguette oder Croissant gönnen.

4. Salz

Brot und Salz bringt man zur Wohnungseinweihung mit. Um seine Funktionen aufrechtzuerhalten, braucht der Körper Salz (3 bis 5 Gramm pro Tag). Allerdings: Natriumchlorid ist nicht nur lebensnotwendig, sondern auch ein Gift. 10 Esslöffel Salz am Tag (über 100 Gramm) sind für einen Menschen tödlich. Reines Natriumchlorid (zu 99,5 % im »Kochsalz«) ist eine aggressive Substanz, die dem Körper schwer zu schaffen macht und viel Wassereinsatz benötigt, um keinen schädlichen Effekt zu haben. Besser ist es, wenn das Natriumchlorid in das natürliche Salz eingekleidet bleibt, also nicht gereinigt (raffiniert) wird. Dann führen Sie dem Körper auch die darin enthaltenen Mineralien und Spurenelemente zu, die z. B. noch im nicht raffinierten Meersalz oder Himalayasalz zu finden sind.

→ *Tipp:* Schütten Sie Ihr Haushaltssalz, das von den anderen Substanzen »gereinigt« (raffiniert) ist, weg. Meersalz oder Steinsalze (Himalayasalz) sind weniger aggressiv. Salz können und sollten Sie grundsätzlich sparsam verwenden.

Noch einige Tipps zur Orientierung für Ihre Ernährung:

Wenn Sie die Türhüterfunktion wieder eingeübt haben, wenn Sie Ihren Appetit geschult haben und wenn Sie bei Ihrer Ernährung das Prinzip der Lebens-Mittel (statt Nahrungsmittel) im Hinterkopf behalten, sind Sie schon fast im grünen Bereich. Achten Sie also auf die Signale Ihres Körpers! Wenn Sie das gezielt und maßvoll tun, bewegen Sie sich auf einem stärkenden bewährten Pfad für Ihre Gesunderhaltung.

Berücksichtigen Sie dabei bitte noch, dass viele familiäre und regionale Ernährungstraditionen aus der Zeit schwerer körperlicher Arbeit stammen und damit häufig zu viel Fett enthalten. Deshalb gilt als einfache Richtschnur: Ernähren Sie sich möglichst abwechslungsreich und genießen Sie alles in Maßen:

- Essen Sie viel Obst, Salate und Gemüse: wegen der Vitamine, Spurenelemente und zur Stärkung des Immunsystems.
- Wählen Sie Kohlehydrate aus Vollkornprodukten: wegen der günstigen Form der Kohlehydrate.

- Reduzieren Sie Fette und verwenden Sie eher pflanzliche als tierische Fette. Beachten Sie, dass in vielen Wurstwaren, Süßigkeiten etc. nicht sichtbar Fette enthalten sind.
- Ballaststoffe zur Anregung Ihrer Darmtätigkeit haben Sie durch Obst, Salate, Gemüse und Vollkornprodukte jetzt schon dabei.
- Zu der komplexen viel diskutierten Thematik rund ums Cholesterin sei Ihnen empfohlen: Mit der Aufmerksamkeit für eine cholesterinarme Ernährung bewegen Sie sich auf einem guten Weg (also eher selten Eier, Innereien, Muscheln essen) – auch wenn es hier immer wieder einmal neue Erkenntnisse oder vielleicht neue Moden gibt.
- Betreffend Alkohol wissen Sie längst, dass beim Genuss dieser Getränke Zurückhaltung sinnvoll ist.

Bei irgendwelchen Zweifeln holen Sie sich den Rat von Fachleuten: z. B. kundigen Ärzten oder Ernährungsberatungen, wie sie von den Krankenkassen angeboten werden.

Und immer wieder: Flüssigkeit (Wasser, Kräutertees, Fruchtsäfte) brauchen Sie ca. 2 Liter am Tag.

Genießen Sie also Ihre Mahlzeiten und folgen Sie dabei Ihrem immer besser werdenden Bauchgefühl.

→ *Tipp:* Nehmen Sie sich Zeit zum Essen: Ein Sättigungsgefühl stellt sich erst nach ca. 20 Minuten ein. Wenn Sie auf die Sprache Ihres Körpers hören wollen, müssen Sie warten können, bis er zu Ihnen spricht. Alles, was Sie in den ersten 20 Minuten in sich hineintun, entgeht Ihrer Zwiesprache mit Ihrem Körper über die Frage: »Reicht es?« (vielleicht sind Franzosen trotz vieler Menüs auch deshalb eher schlank, weil sie durch das zeitlich ausgedehnte Speisen ihrem Körper Zeit lassen, Sättigung zu signalisieren).

Die Ernährung war in der Menschheitsgeschichte immer schon ein Anlass für soziale Ereignisse, ein Anlass für Austausch und Gespräche, das Zentrum gemeinschaftlichen Lebens und Arbeitens. In der Steinzeit aßen unsere Vorfahren das, was sie fanden, gleich vor Ort auf: Beeren, Schnecken, Würmer, Wurzeln, Blätter usw. Ein wichtiger Schritt in der Evolution wurde durch die Mahlzeiten markiert: Man verschob die Nahrungsaufnahme, bereitete die Lebensmittel zu und aß gemeinsam. Dieser Prozess ist heute eher wieder rückläufig mit Fast Food, Schokoriegeln und Chips (nachzulesen bei Hirschfelder 2005). Die um die Mahlzeiten organisierten Tagesstrukturen haben sich weitgehend aufgelöst – was natürlich auch den gewünschten Zuwachs an Gestaltungsmöglichkeiten gebracht hat.

Es lohnt sich sehr, einmal darüber nachzudenken, in welchen Ihrer sozialen Felder Sie Ihre Ernährung wieder mehr in Verbindung mit sozialen Ereignissen erleben könnten. Prüfen Sie, wo Sie Mahlzeiten in einem sozialen Rahmen stattfinden lassen können (Familie, Freundeskreis, Arbeit). Auch die häufig immer noch grauenhaften Kantinenangebote ließen sich vielleicht durch die Wertschätzung der wichtigen sozialen Funktionen gemeinsamen Essens optimieren. Verbessern Sie auf diesem Weg bewusst Ihre Ernährungskultur und damit Ihre Lebensqualität.

Die Logistik einer gesundheitsbewussten Ernährung

Neben der Aufmerksamkeit für das »Alphabet des Körpers« ist die Beschaffung der Lebensmittel einer der Schlüssel für eine gesundheitsbewusste Ernährung.

Dabei gilt als grundlegende Orientierung, dass es umso günstiger ist,

- je näher Ihr Kauf am Erzeuger der Lebensmittel liegt,
- je eher Sie Lebensmittel erwerben, die zu der Jahreszeit in Ihrer Gegend wachsen und
- je weniger Bearbeiter Ihre Lebensmittel in der Hand hatten.

Wenn Sie diese Hinweise berücksichtigen, haben Sie schon einen guten Anhaltspunkt über die Qualität der Herstellung Ihrer Nahrung. Wenn die Bestandteile eines Joghurts, einer Pizza, einer Sauce oder einer Wurst erst mehrfach quer durch Europa gefahren worden sind und die Liste der Bestandteile eines Produkts dabei lang geworden ist, verlieren Sie die Übersicht über das, was Sie in sich hineinlassen wollen.

Das Kaufverhalten für Lebensmittel ist auf das Aussehen, weniger auf den Geschmack ausgerichtet. Europäische Normen unterstützen das. So haben sich auch die Hersteller auf das Aussehen ihrer Produkte spezialisiert, und es wird immer schwerer, eine schmackhafte Tomate zu finden. Also: An vielen Lebensmitteln kann man riechen, bevor man sie kauft, oder noch besser: Probieren Sie!

Sie müssen natürlich die Beschaffung in einem für Ihren Alltag passenden Zeitrahmen absolvieren. Supermärkte und Einkaufszentren haben sich auf die meist knappe Zeit eingestellt, die für Beschaffung und Zubereitung von Nahrungsmitteln eingeplant wird. Wenn Sie Ihre Einkäufe tendenziell näher an den Erzeuger positionieren und weniger bearbeitete Lebensmittel erwerben wollen, können Sie folgende Schritte gehen:

Verschaffen Sie sich einen Überblick über die gesamte Zeit, die Sie bislang für die Beschaffung Ihrer Lebensmittel pro Woche eingesetzt haben (inkl. Fahrtzeiten, Einkäufe »zwischendurch«, Bäcker, Wochenmärkte etc.).

- Verschaffen Sie sich einen Überblick über die Lebensmittel, die Sie einkaufen, und deren Grad der von Dritten erfolgten Bearbeitung.
- Erstellen Sie sich eine Beschreibung Ihrer Vorratshaltung (Speisekammer, Kühl-, Gefrierschränke).
- Erkunden Sie, welche Wochenmärkte/Bauernmärkte, Hofläden etc. in Ihrer Umgebung Ihnen zur Verfügung stehen.
- Entscheiden Sie, bei welchen Lebensmitteln Sie auf eine Fremdbearbeitung verzichten wollen/können, und machen Sie sich für eine zukünftige eigene Bearbeitung fit.

Wenn Sie bei der Planung Ihrer Einkäufe erste Schritte in Richtung der mehr direkten Einkäufe in Erzeugernähe unternehmen wollen: Womit könnten Sie beginnen bzw. welche Ihrer Einkaufsaktivitäten könnten Sie entsprechend ausweiten? Wie können Sie das Zeitbudget, das Sie bislang für Einkäufe eingesetzt haben, anders aufteilen?

Die Erfahrung zeigt, dass die erzeugernäheren Einkäufe letztlich nicht deutlich mehr Zeit beanspruchen, sondern schlicht andere Einkaufsabläufe und eine andere Logistik. Sie können entsprechend Vorräte beschaffen, sich mit »Gemüsekisten« beliefern lassen, Ihre bestehende Vorratshaltung etwas umstellen etc.

Es stimmt meist auch nicht, dass diese Art der Lebensmittelbeschaffung teurer ist. Sie erwerben allerdings Lebensmittel, die voller Nährwerte sind, benötigen davon also weniger, als wenn Sie versuchen, sich mit »leeren« Nahrungsmitteln satt zu bekommen. Ihnen wird allerdings abverlangt, die Zubereitung von naturbelassenen Lebensmitteln selbst zu übernehmen. Das ist nicht eine Frage der Zeit, sondern Ihres Knowhow.

Sie gewinnen durch eine solche Umorientierung auch einen höheren Genuss am Einkaufen – in einer anregenden, meist angenehmen Umgebung mit dem persönlichen Bezug zu denjenigen, die Ihnen Ihre Lebensmittel verkaufen.

Lust am Essen

Anregungen für die lustvolle Gestaltung von Mahlzeiten finden Sie natürlich in verschiedenen Kochbüchern. Dabei sollten Sie der Regel folgen, das zu nutzen, was Ihnen Spaß macht. Sie können dann darauf achten, dass sich die Zusammensetzung Ihrer Mahlzeiten an die Modelle annähert, die Sie in einer der Nahrungspyramiden finden. Es lohnt oft nicht, einer (meist kurzlebigen) Diätschule zu folgen.

Bei aller bewussten Ernährung gilt: Gönnen Sie sich zwischendurch Orgien von Ausnahmen! Nichts ist kurzlebiger als lustlose, zwanghafte Ernährungsgewohnheiten.

Ernährung im Arbeitsalltag

Die tägliche gesundheitsorientierte Ernährung ist für berufstätige Menschen eine besondere Kunst. Das gilt insbesondere wenn Sie unter starken Herausforderungen, unter Zeitdruck, über lange Zeitspannen, mit intensiver Reisetätigkeit u. Ä. arbeiten. Diese Kunst ausgewogener Ernährung braucht hier einige möglichst einfache Regeln und eingeübte Gewohnheiten, um langfristig erfolgreich sein zu können.

Oft sind es ganz schlichte praktische Lösungen, wie leicht angepasste Arbeitsabläufe mit angemessenen Unterbrechungen für die Ernährung oder die Veränderung der eigenen Pausenernährung oder der Pausenernährung einer Abteilung als Teil eines gemeinsam durchgeführten Veränderungsprozesses. Oft lassen sich – wenn verfügbar – auch Sekretariate, Teams etc. für diese kleinen, aber wirksamen Umstellungen nutzen. Wichtig: Kleine, aber wirksame und vor allem über lange Zeit regelmäßig durchgehaltene Umstellungen lohnen sich!

Bislang können Sie sich nur in wenigen Organisationen und Unternehmen auf das Kantinenessen verlassen. Meist ist es günstiger, das dort angebotene Essen zu vermeiden. Oft ist der Preis dafür dann allerdings ein Verlust an sozialen Kontakten, manchmal verlieren Sie dann den Zugang zur zentralen Informationsbörse. Also: Nehmen Sie die Verantwortung für Ihre Ernährung selbst in die Hand und nehmen Sie sich Ihr persönlich zusammengestelltes Essen in die Kantine mit! Von vielen praktiziert, ist das eine oft wirksame Information für den Küchenchef (gelegentlich wundert man sich, wieso Küchenchefs von Kantinen nicht zum Schadensersatz herangezogen werden, wenn sie durch schwer verdauliche »Menüs« ganze Belegschaften für zwei Stunden ins »Suppenkoma« schicken und die Arbeitsleistung massiv herunterfahren).

→ *Tipp:* Nutzen Sie die Spielräume, die Sie selbst konkret haben, um Ihre Ernährungsgewohnheiten zu verbessern. Allein die Verfügbarkeit von Obst am Arbeitsplatz, insbesondere in einer leicht und ohne Aufwand (und verklebte Finger) verzehrbaren Form wie Apfelspalten, Trockenobst usw., verändert die Ernährungsgewohnheiten einschneidender als komplizierte Ernährungsprogramme.

3. Die Entspannungsübung dieser Etappe
Die Fantasiereise

Lesen Sie sich die Anleitung zur Fantasiereise hier durch, beginnen Sie Ihre Reise und überlassen Sie sich dann dem Lauf der Dinge. Ihre Fantasie kann Sie in Bereiche führen, die Sie nur auf Ihrem Verstandesweg nicht erreichen können. Nutzen Sie Ihren Reichtum an inneren Bildern, um für sich Lebensfelder zu erschließen, Kraft zu schöpfen und Ressourcen zu erschließen, die Sie auch für Ihren gesundheitsorientierten Weg nutzen können.

Gehen Sie in folgenden Schritten vor:

- Suchen Sie sich einen Ort, an dem Sie für 20 Minuten ungestört sind und wo Sie es sich bequem machen können. Schließen Sie Ihre Augen und entspannen Sie sich.
- Geben Sie Ihrer Reise ein Motto, ein Thema, das beschreibt, was Sie erleben und begreifen möchten: Ihre Gesundheit, Ihre geistige Frische, den Sinn Ihres eingeschlagenen Weges oder was auch immer für Sie von Interesse ist.
- Wählen Sie einen Ort, an dem Ihre Reise beginnt: Das kann Ihre Wohnung, ein Bachlauf, eine Wiese, ein Meeresstrand … sein, und »einigen Sie sich« auf einige Rahmenbedingungen, wie Jahreszeit, Wetter, Fortbewegungsmittel (wir empfehlen die Füße).
- Überlassen Sie sich jetzt entspannt dem Geschehen. Atmen Sie regelmäßig und angemessen tief. Schauen Sie sich um, hören Sie genau hin, rie-

chen und schmecken Sie, spüren Sie Ihre Haut ... Sammeln Sie alle Erfahrungen, die die Ereignisse Ihrer Reise mit sich bringen.

- Nach ca. 20 Minuten – oder wenn Sie genug gereist sind – ballen Sie 3 x kurz Ihre Fäuste, öffnen die Augen und gehen wach und frisch wieder in den Tag.
- Notieren Sie auf einem bereitgelegten Papier (oder in Ihren Hefter, das Tagebuch ...) Ihre Erlebnisse.
- Beobachten Sie, was sich an Ideen für mögliche Umsetzungen in die Praxis entwickelt. Lassen Sie sich dafür angemessen Zeit.

Dieses Vorgehen ist die Grundstruktur einer Fantasiereise, die Sie nach Ihrem Geschmack verändern können.

4. Gratulation und erster Check

Wir gratulieren zu dem Abschluss des 1. Monats. Seien Sie stolz auf das Erreichte – wie viel auch immer es sein mag.

Machen Sie eine erste kleine Einschätzung:

Wie zufrieden sind Sie mit sich selbst und mit Ihrem bisherigen Weg? Schätzen Sie das auf einer Skala ein von

0 (völlig unzufrieden) bis 10 (hoch zufrieden).

Werden Sie sich klar darüber, welches Ihre Kriterien der Einschätzung dabei sind: Welche Erwartungen hatten, haben Sie konkret an sich und an Ihren Prozess (Zeit-, Energieinvestition, Erkenntnisse, konkrete erste Umsetzungen etc.)? Tendieren Sie eher zu Anforderungen an sich, die zu hoch oder die zu niedrig sind? Sind Sie eher (zu) streng oder eher (zu) nachsichtig mit sich? Wie zeigt sich das in dieser ersten Einschätzung?

Diese Fragen sollen Ihnen dabei helfen, Ihre Gewohnheiten bei solchen Einschätzungsfragen kennen zu lernen. Sie stoßen hier auf Muster der Selbsteinschätzung, die oft tiefe biografische Wurzeln haben und mit den Lernerfahrungen des ganzen Lebens verbunden sind. Sie sollten dies bei späteren Einschätzungen, die wir vorgesehen haben, berücksichtigen.

Wichtig: Wenn Sie zu Anforderungen neigen, die sehr hoch sind, und wenn Sie zu eher sehr harten Bewertungen (also eher Entwertungen) tendieren, haben Sie die Chance, kleine, aber wichtige Entwicklungen zu verpassen, weil Sie sie nicht bemerken und anerkennen können. Entwicklungen und Lernen leben aber von der Wahrnehmung kleiner und kleinster Veränderungen.

Schauen Sie also noch einmal auf den Prozess der letzten vier Wochen:

Welche kleinen, kleinsten, möglicherweise vorerst einmaligen Entwicklungen, Schritte, Investitionen können Sie wahrnehmen und anerkennen (zumindest lesen Sie ja gerade in diesem Buch)?

Gönnen Sie sich als Belohnung etwas, was Ihnen besonders gut tut!

Die fünfte Etappe – Der zweite Monat

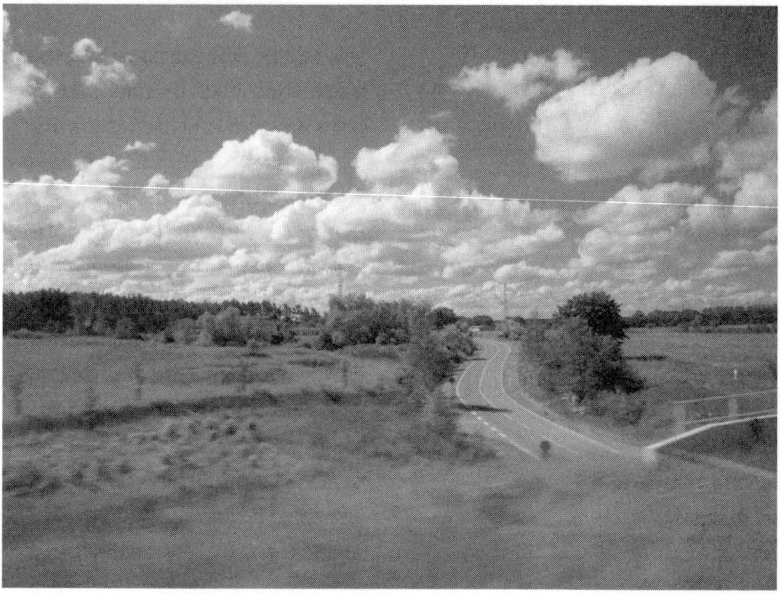

Die fünfte Etappe dauert – wie die folgenden Etappen – einen Monat.

Die Etappen sind jetzt länger, weil Sie viele Themen aus den ersten Etappen weiter zu bearbeiten haben und auch Zeit brauchen, damit sich alles gut einspielt. Sie haben sich im ersten Monat viele Themenfelder für Ihre Gesundheitsorientierung erarbeitet. Sie werden Ihren eigenen Weg entwickeln, bis das, was Ihnen wichtig geworden ist, Teil Ihres Lebensstils geworden ist.

Lassen Sie sich die notwendige Zeit, um alles in Ruhe zu probieren und Ihre Erfahrungen zu sammeln.

Sie beginnen den zweiten Monat damit, dass Sie Ihren Weg, den sie im ersten Monat bereits skizziert haben (mit Ihrer To-do-Liste und der Zeitschiene), noch genauer für Ihre verschiedenen Lebensbereiche und Ihre Ziele beschreiben. Sie werden daraus die Planung Ihres gesundheitsorientierten Weges in den kommenden Monaten ableiten.

Das Thema »Atmung« werden Sie vertiefen und auch entsprechende Übungen bekommen.

Sie werden sich zudem ausführlich mit dem Thema Schlaf beschäftigen, für viele von höchster Bedeutung, weil ein gesunder Schlaf auch allgemeine Gesundheit anzeigt.

Ziel ist, dass Sie Ihren Weg über das Jahr nicht mehr aus den Augen verlieren. Sie werden erreichen, dass sich Ihr Engagement für Gesundheit und Fitness im Alltag festigt und Ihr Vorhaben beständig in Erinnerung bleibt. Ziel ist auch, dass Sie über Atmung und Schlaf die wohltuenden Wirkungen Ihrer Gesundheitsorientierung besonders deutlich erleben – das gibt Ihrem Willen durchzuhalten kräftig Auftrieb!

1. Die balancierten Zielfelder

Die hier folgende Methode ist etwas aufwändig, hat aber den großen Vorteil, dass Sie sich damit konkret Gedanken machen können, in welchen Lebensbereichen sich Ihre zukünftige Gesundheitsorientierung zeigen soll, wo und wie sie von Ihnen und anderen wahrgenommen werden kann. Wir bieten Ihnen dazu die Methode der balancierten Zielfelder an (abgeleitet aus der Balanced-Scorecard-Methode der Organisationsentwicklung). Diese Methode weist Ihnen einen Weg, Szenarien und Kriterien zu erarbeiten, die für Sie eine gute Entwicklung anzeigen können. Die verschiedenen, sich teilweise vielleicht auch widersprechenden Ziele werden weiter differenziert und konkretisiert, und sie werden dann miteinander in Verbindung gesetzt. Dieser Prozess folgt der Grundidee von Lebensbalancen: Eine Gesundheitsorientierung wird dann tragfähiger, wenn es immer wieder neu gelingt, stimmige Balancen zwischen den unterschiedlichen Lebens- und Erlebensbereichen herzustellen.

Ziele dieses Schrittes sind:

- Sie zu einer ausführlichen Bestimmung Ihrer Ziele in den verschiedenen Feldern Ihres Lebens anzuregen, damit Sie dort zielgerichtet handeln können
- Ihr großes Vorhaben in kleine »Portionen« zu zerlegen und damit leichter zu konkreten Handlungen zu kommen
- Ihnen eine Art Navigationsgerät an die Hand zu geben, mit dem Sie in den folgenden Monaten Ihren Weg ausrichten können
- Sie Kriterien entwickeln zu lassen, mit deren Hilfe Sie differenziert Erfolge wahrnehmen und erleben können – eine wesentliche Voraussetzung für Entwicklung und Lernen

- die Balance zwischen Ihren Zielen zu verbessern, Wechselwirkungen oder Hindernisse zu identifizieren und Prioritäten zu setzen.

Es ist also eine Art Spotlight, das in die unterschiedlichen Winkel Ihres Lebens leuchtet und Sie dort die Möglichkeiten guter Entwicklungen erkunden lässt.

Sie benötigen für diesen Schritt etwa zwei Stunden Zeit. Legen Sie sich wieder Karteikarten oder Moderationskarten und Stifte zurecht. Sie können sich die balancierten Zielfelder allein oder mit Unterstützung eines vertrauten Menschen oder eines neutralen Fragenden entwickeln.

Grundprinzip:
Sie definieren Zielfelder, die von Ihren gesundheitsorientierten Entwicklungen berührt sein werden, und konkretisieren die beabsichtigten Entwicklungen für diese Felder möglichst genau. Sie schlüsseln also das Zielszenario aus der ersten Woche noch weiter auf. Daraus lassen sich dann Kriterien ableiten, die Ihnen Erfolge (oder Misserfolge) anzeigen werden. Dies hilft Ihnen, mit Unsicherheiten umzugehen, Sie stimulieren gleichzeitig aber auch Ihre Fantasie, sich das Ziel und die angestrebte Zielerreichung noch konkreter vorzustellen.

Wir werden jetzt schrittweise durch diesen Prozess gehen:

1. Schritt

Wählen Sie Zielfelder für Ihre gesundheitsorientierte Entwicklung aus. Nutzen Sie dazu auch die Ergebnisse, die Sie für sich schon erarbeitet haben. Sie haben aus dem ersten Monat Aufzeichnungen über Ihre erste Zielbeschreibung, eine To-do-Liste und eine Zeitschiene. Zusätzlich haben Sie für sich Ideen zu den Themenfeldern des ersten Monats entwickelt. Verwenden Sie all dies Material mit zur Beantwortung der Leitfrage.

Leitfrage:

- Wenn ich in den folgenden Monaten meinen Lebensstil (eingeschlossen mein Arbeitsstil) gesundheitsorientiert weiterentwickeln werde: In welchen meiner Lebensbereiche wird und soll das deutlich spürbare Effekte und Auswirkungen haben?

Solche Zielfelder könnten z. B. sein:

die körperliche Gesamtbefindlichkeit, körperliche Beweglichkeit und Ausdauer, Stimmung und seelisches Gleichgewicht, Wachheit und Konzentration, Leistungsfähigkeit, Balance zwischen Familie und Arbeit, Qualität der Partnerschaft, Ihre Arbeitsprozesse, Ihr soziales Engagement, die Neubestimmung Ihres Lebensziels und Ihrer Sinnfragen, Ihre Erholung und Regeneration usw.

Führen Sie sich Ihr Leben in der gebotenen Achtsamkeit vor Augen, spüren Sie in alle körperlichen, seelischen, sozialen und spirituellen Bereiche. Sammeln Sie mögliche Zielfelder. Sie können dabei durchaus auch schon ins Detail gehen.

Schreiben Sie jedes Zielfeld, jedes Thema, jeden Lebensbereich, der Ihnen dafür wichtig erscheint, auf eine Karte.

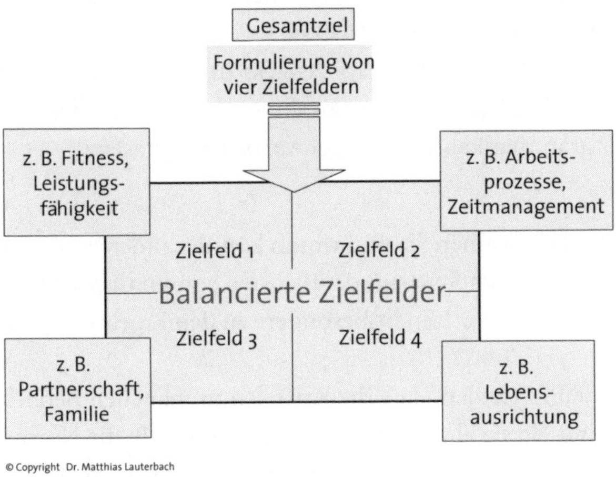

Abb. 7: Balancierte Zielfelder

2. Schritt

Sie erarbeiten nun vier (max. sechs) Zielfelder.

Sortieren Sie die entstandenen Karten auf einer ausreichend großen Fläche und legen Sie sie sinnhaft zueinander, z. B. alle Karten, die körperliche Gesundheit und Fitness, die familiäre Beziehungen betreffen usw.

- Welche Karten lassen sich zu einem Thema, einem übergeordneten Zielfeld zusammenfassen und welchen Titel soll das Zielfeld bekommen?

Wenn mehr als sechs Zielfelder entstanden sind: Sind weitere Bündelungen möglich? Wenn nicht: Bilden Sie eine Prioritätenliste und entscheiden Sie sich für vier (max. sechs) Zielfelder. Überprüfen Sie, wo und wie die nicht ausgewählten Zielfelder von Entwicklungen der ausgewählten profitieren werden.

Am Ende dieses Schrittes müssten Sie Ihre vier Zielfelder benannt haben, und es müssten die jeweils dazugehörenden Karten beieinander liegen.

3. Schritt

Entwickeln Sie für jedes der Zielfelder ein kleines Szenario.

Leitfrage:

- Angenommen, meine gesundheitsorientierte Entwicklung läuft optimal, erfolgreich und nachhaltig: Wie sieht mein Leben im Zielfeld A (B, C, D) dann in einem Jahr (am xx. xx. xxxx) konkret aus?

Sie kennen das schon aus dem Zielszenario zu Beginn: Beschreiben Sie Ihr Leben in dem Zielfeld wieder so konkret wie möglich (drehbuchgenau) und in der grammatikalischen Gegenwartsform (Präsenz).

Leitfrage:

- Woran konkret können Sie und woran können andere (wer?) die Veränderungen seit Ihrem Start am deutlichsten spüren und ablesen?

Machen Sie sich Notizen insbesondere zu den Ergebnissen der zweiten Leitfrage.

Sie werden feststellen, dass die Kriterien in manchen Bereichen leicht zu finden sind, da sie »hart«, d. h. messbar sind: z. B. die Normalisierung des Blutdrucks oder die Ausdauerbewegung 3 x wöchentlich 40 Minuten.

In anderen Bereichen sind die Ergebnisse noch »weich«: z. B. die entspannte Atmosphäre in der Partnerschaft. Oder das Ziel ist noch durch so genannte Nicht-Formulierungen geprägt: z. B. weniger Hektik am Arbeitsplatz. Steigen Sie für diese »weichen« Ergebnisse noch einmal in eine weitere Konkretisierung ein:

- Wie sieht das erreichte Ergebnis konkret aus? Was machen Sie konkret (anders, jetzt neu statt dem früher Gewohnten), was ist von Ihnen und anderen beobachtbar? Woraus konkret leiten Sie Ihre Bewertung (besser, entspannt, locker …) ab?

Die entspannte Atmosphäre in der Partnerschaft könnte sich z. B. an dem regelmäßigen gemeinsamen Tee am Abend oder einem wöchentlichen der Partnerschaft gewidmeten Abend zeigen. Statt der Hektik am Arbeitsplatz haben Sie es erreicht, dass Sie 1 x täglich 30 Minuten ungestört für sich sind, die notwendigen Sortierungen vornehmen können …

Versuchen Sie auch für die »weichen« Zielfelder möglichst »harte« Kriterien zu entwickeln. Das können auch Kriterien sein, die beschreiben, wie Sie konkret auf dem Weg in dieses Zielfeld sind, z. B. dass Sie für eine Ausrichtung Ihrer Sinnbeschreibungen ein dreitägiges Retreat gebucht haben.

Sie werden merken, dass Ihnen diese Konkretisierung möglicherweise widerstrebt, weil es nach deutschem Beamtentum und Buchhalterei riecht. Aber: Scheuen Sie nicht möglicherweise eher die Verbindlichkeit, die Sie damit für sich erzeugen? Die Erfahrung zeigt: Je konkreter Sie an dieser Stelle werden, umso reichhaltiger wird das werden, was Sie für die Zielfelder dann auch konkret tun, und umso wahrscheinlicher wird die Nachhaltigkeit. Der Preis dafür ist die hohe Verbindlichkeit.

4. Schritt

Sie schauen jetzt nach den Wechselwirkungen der einzelnen Zielfelder und auf mögliche Förderungen und Behinderungen, die Sie berücksichtigen müssen. Zum Beispiel kann die Neuausrichtung der eigenen spirituellen Entwicklung Zeit beanspruchen, die Sie gleichzeitig zur Pflege der Partnerschaft einsetzen wollten. Andererseits könnten sich durch eine zeitlich gut abgestimmte Verbindung auch Vertiefungen des partnerschaftlichen Austausches erreichen lassen. Oder die Verschiebung der Balance von mehr Beruf zu mehr Familie könnte für das berufliche Feld das Risiko von mehr Anspannung haben. Dies könnte andererseits sogar zu einer Stimulierung der Ernsthaftigkeit Ihrer Lösungsfindung im beruflichen Zielfeld führen.

Leitfragen:

- Bei welchen Wechselwirkungen zwischen den Zielfeldern erwarte ich eher eine gegenseitige Stimulierung, bei welchen Wechselwirkungen eher gegenseitige Behinderungen?
- Wie kann ich die Stimulierungen optimal nutzen?
- Welche Wege kann ich zur Vermeidung oder zur Verminderung der Behinderungen gehen: Wo kann aus einem Risiko eine besondere Heraus-

forderung werden, wo kann ich zu Lösungen angeregt werden, die ich derzeit noch nicht habe?

5. Schritt

Definieren Sie nach dieser Materialiensammlung für jedes der vier Zielfelder mindestens drei konkrete Kriterien, an denen Sie und Ihre Umgebung die Erreichung des Ziels oder die Annäherung an das Ziel ablesen werden.

Beziehen Sie spätestens bei diesem Schritt Menschen ein, die Ihnen für das jeweilige Zielfeld Rückmeldungen geben können. Nutzen Sie für diesen Schritt das soziale Netzwerk Ihrer Gesundheitsorientierung, das Sie sich in der vorigen Woche (der vierten Woche) erstellt haben.

Sie haben jetzt ein kleines Panorama sehr konkreter Zielfelder mit hoher Detailgenauigkeit und mit den entsprechenden Kriterien vor sich. Dies ist jetzt die Grundlage für die Beschreibung Ihres Weges für das kommende Jahr, und es ist die Grundlage für die späteren Meilensteine.

6. Schritt

Aus den Zielfeldern und deren Beschreibungen und aus den entwickelten Kriterien lassen sich jetzt die konkreten Maßnahmen ableiten, die zu den erfolgreichen Szenarien führen werden. Schreiben Sie die konkreten Schritte, die Sie unternehmen wollen, auf. Überlegen Sie dabei, ob und wie diese Schritte konkret dazu führen werden, dass Sie Ihre Zielfelder gut entwickeln.

Notieren Sie sich, wen Sie für die einzelnen Schritte brauchen, wer welche Rolle dabei übernehmen soll (mitmachen, Feedback geben, nachfragen …) und wer sonst noch informiert sein soll. Notieren Sie auch, bis wann Sie das entsprechende Gespräch geführt haben werden.

2. Die Jahresplanung

Wie schon erwähnt, empfehlen wir Ihnen, folgender Annahme zu folgen:

Gesundheitsorientierte Veränderungen benötigen ein Jahr, bis sie sich so weit verselbstständigt haben, dass sie ein verlässlicher und verbindlicher Teil Ihres Lebensstils geworden sind.

Wenn Sie diesem Erfahrungswert folgen, hat das folgende Konsequenz: Sie müssen über ein Jahr lang dafür sorgen, dass Ihre Aktivitäten nicht erlahmen und sich die alte Routine wieder einstellt.

Wichtige Schritte auf diesem Weg waren bisher: die Zielbestimmung mit den später dann konkretisierten »balancierten Zielfeldern« und die Erstellung des Netzwerks Ihres gesundheitsorientierten Weges. In dem jetzt folgenden Schritt soll dies alles in eine zeitliche Ordnung über ein Jahr gebracht werden.

Ziel ist es, dass Sie sich eine Übersicht über Ihre Aktivitäten erstellen und dass Sie über das gesamte Jahr den Prozess vor Augen haben, also auch nachsehen können, »was jetzt dran ist«.

- Besorgen Sie sich einen Jahresplaner, auf dem Sie die Wochen und Monate im Überblick haben und den Sie über den Jahreswechsel so verlängern, dass er das Jahr Ihres gesundheitsorientierten Weges abbildet.
- Finden Sie eine für Sie geeignete Form der Notierung Ihrer Aktivitäten. Häufig wird das folgende, einfache Vorgehen gewählt:
  Einmalige Ereignisse werden mit einem Punkt markiert, sich wiederholende Aktivitäten werden über das ganze Jahr entsprechend verteilt (am besten eignen sich dafür klebende, animierende Symbole, die am Rand des Jahresplaners in einer Legende erläutert werden), häufig sich wiederholende Aktivitäten werden durch eine über das Jahr durchgezogene Linie dargestellt.
- Wichtig dabei ist, dass die an den einzelnen Aktivitäten zu beteiligenden Personen mit auf dem Jahresplaner notiert sind.

Sie haben jetzt einen übersichtlichen Jahresplan, der Ihnen jederzeit eine Orientierung ermöglicht. Übertragen Sie die festgelegten Daten in Ihren Terminkalender.

Wenn Sie von dem etwas aufnehmen wollen, was wir Ihnen noch vorstellen werden, ergänzen Sie Ihren Jahresplan entsprechend.

Denken Sie daran, Ihr Fest am Ende des Jahres einzutragen!

3. Ihre Scheiterstrategien

Wenn der gesundheitsorientierte Lebensstil als ein fortgesetzter Veränderungsprozess verstanden wird, Sie also immer wieder Ihren Weg an die Lebensentwicklungen anpassen wollen, dann können Sie sich auf verschiedene Weise von diesem Weg abbringen. Sie haben gleich zu Beginn des Weges schon eine erste Liste Ihrer beliebtesten Scheiterstrategien angelegt. Das leichteste ist, Ihr Vorhaben über eine besonders engagierte Alltagsroutine schlicht zu vergessen (»da war doch noch was«). Alle Menschen verfügen über die Fähigkeit, Veränderungen scheitern zu lassen – das ist ein gesunder Filter zum Schutz vor unsinnigen oder übereilten Prozessen. Wenn Sie Ihrer Gesundheitsorientierung über diese Hürde helfen wollen, sollten Sie Ihre (vorbewussten) Scheiterstrategien benennen, um sie dann gezielt einzusetzen (oder eben nicht).

Leitfrage:
- Was sind Ihre beliebtesten Scheiterstrategien, um den Prozess jetzt zu stoppen – möglichst so, dass Sie es erst sehr viel später merken?

Finden Sie dazu möglichst drei Wege, die sich in der Vergangenheit als wirksam herausgestellt haben.

- Was sind jeweils die ersten konkreten Anzeichen dafür, dass Sie diese Strategie einsetzen? Woran genau merken Sie das zuerst?
- Wer merkt es noch und woran, früher oder später als Sie selbst?
- Was wollen Sie konkret tun, wenn Sie – trotz Einladung – die Scheiterstrategie gerade nicht benutzen wollen, sondern beabsichtigen, Ihren gesundheitsorientierten Weg fortzusetzen?

Sprechen Sie über Ihre Scheiterstrategie mit mindestens einer wichtigen Person aus dem sozialen Netzwerk.

Bringen Sie sich einen entsprechenden Vermerk, ein Symbol in Ihrem Jahresplan an: So können Sie sich wie mit einem Wecker daran erinnern, sich nach Ihren Scheiterstrategien zu fragen.

4. Atmung, Körperwahrnehmung, Body Scan

Wenn Sie mit den 6 x 6-Atemzügen und der Achtsamkeit für Ihre Atmung etwas geübt sind, können Sie nun einen Schritt weiter gehen. Sie werden jetzt mit Hilfe Ihrer Atmung den Körper erkunden – das klingt vielleicht etwas exotisch. Dahinter stecken jedoch die folgende Überlegungen.

Die Wahrnehmung des eigenen Körpers

Wenn wir einen Tänzer auf der Bühne beobachten, fasziniert uns die Art, wie er sich bewegt, wie alle Körperteile fein aufeinander abgestimmt erscheinen, wie der Körper Energie und Ausstrahlung erzeugt. Wir erleben Stimmigkeit und Harmonie. Dahinter steckt natürlich Training, das nicht zuletzt ein Training der Körperwahrnehmung als Grundlage einer exzellenten Koordination des Körpers voraussetzt.

Auch wenn Sie kein Tänzer werden wollen: Bei den meisten Menschen in unserem Kulturkreis ist die Wahrnehmung des eigenen Körpers, seiner Haltung, seiner Spannung, seiner Energie wenig ausgebildet. Auch die Wahrnehmung des Köpers als einer ganzen Einheit im Unterschied zur Wahrnehmung der einzelnen Körperteile hat Lücken. Noch schlechter sieht es aus bei der Wahrnehmung von Bewegungen, Bewegungsabläufen und bei der Koordination von Bewegungen.

Sie können das selbst für sich überprüfen:

Beobachten Sie über den Tag, wie oft Sie sich bei einer ungünstigen Körperhaltung »erwischen«: z. B. mit gebeugtem Rücken über dem Computer »zusammengefaltet«, so dass die Lunge keine Chance hat, sich zur Atmung auszudehnen und »Luft zu holen«, Sie in der Folge müder und müder wurden und immer weiter zusammensackten … Sie haben das dann wahrscheinlich eher durch eine weitere Tasse Kaffee zu regeln versucht. Eine gute Körperwahrnehmung hätte Sie schon vorbewusst und ohne zusätzlichen Aufwand in eine energievollere Haltung gebracht, hätte Ihren Körper zu tiefen Luftzügen aufgefordert, Sie hätten automatisch eine kurze Pause eingelegt, kombiniert mit einer gut koordinierten Körperbewegung bei geöffnetem Fenster, und hätten ausreichend Wasser getrunken.

Das Erstaunliche ist nun: Das, was helfen würde, was unmittelbar zu mehr Energie führt und was ein konzentriertes Weiterarbeiten ermöglicht, wird nicht oder nur ausnahmsweise gemacht. Hier ist die Idee nahe liegend, dass offenbar die Wahrnehmung elementarer Bedürfnisse des Körpers nicht automatisch funktioniert. Wir wollen Ihnen deshalb eine ganz grundlegende Übung vorstellen, die Sie wieder in Kontakt mit der Wahrnehmung Ihres Körpers, Ihrer Körperteile bringen kann. Wir nutzen dazu die Atmung, weil sie für das Verbindende entscheidend ist: Sie sorgt, wie auch das Herz, mit ihrem regelmäßigen Rhythmus im Zentrum des Körpers für die lebendige Taktung, für die Versorgung aller Körperteile mit Sauerstoff. In der folgenden Übung nehmen wir also die einzelnen Körperteile über das verbindende Element der Atmung wahr. Wir benutzen dabei eine Übung von Jon Kabat-Zinn, einem Verhaltensmediziner. Er hat

Programme zur Reduzierung von Stress und zur Stärkung des Immunsystems entwickelt. Diese Programme beruhen auf der Praxis der Achtsamkeit und der Meditation, wobei ein wichtiger Schlüssel dabei die Atmung ist.

Die folgende Übung fußt auf der Atmung – einem unserer wichtigsten natürlichen Rhythmen. Sie führt die Atemmeditation fort, die Sie in der dritten Woche kennen gelernt und eingeübt haben. Sie fordert Ihr gutes Vorstellungsvermögen, Ihre natürliche Begabung zur Imagination heraus.

Die Übung dient hier mehreren Zielen:

- Sie sorgt für eine gute Aufnahme von Sauerstoff, als Ausgleich für die meist viel zu flache Atmung im Alltag.
- Sie wird eine meditative Achtsamkeit auf Ihre Atmung erzeugen durch die Konzentration auf den Rhythmus der Atmung.
- Sie wird die Wahrnehmung der einzelnen Körperteile verbessern und ein Gefühl dafür erzeugen, wie sie zusammenhängen und den Körper bilden.
- Das Nachspüren in jeden Winkel des Körpers wird es Ihnen ermöglichen, das Gefühl zu entwickeln, ganz und vollständig zu sein.
- Sie wird Entspannung herbeiführen, weil Sie sich dem beruhigenden, natürlichen Rhythmus der Atmung überlassen.

Gehen Sie dabei wie folgt vor (verändert nach Kabat-Zinn 2001, S. 96):

- Suchen Sie sich einen ruhigen Ort, an dem Sie 45 Minuten ungestört sind. Besorgen Sie sich eine bequeme Unterlage zum Liegen, ein kleines Kissen für Ihren Kopf und eine Decke, damit Ihnen nicht kühl wird. Das Bett ist eher weniger geeignet, da Sie dort schnell schläfrig werden könnten.
- Legen Sie sich auf den Rücken und schließen Sie die Augen. Sie können auch mit offenen Augen üben (was gelegentlich das Wachbleiben erleichtert).
- Konzentrieren Sie Ihre Aufmerksamkeit auf Ihre Atmung, spüren Sie wieder, wie Ihre Bauchdecke sich beim Einatmen hebt und beim Ausatmen senkt.
- Richten Sie dann Ihre Aufmerksamkeit auf Ihren Körper und spüren Sie der Körperhülle, der Haut nach, die Ihren Körper von Kopf bis Fuß als Ganzes umschließt.

- Sie werden jetzt in alle Körperteile nacheinander ein- und wieder ausatmen. Beginnen Sie mit den Zehen des linken Fußes. Nehmen Sie die Zehen bewusst wahr und lenken Sie Ihren Atem dorthin. Lassen Sie sich Zeit, dieser Vorstellung zu folgen. Stellen Sie sich vor, wie der Atem durch Nase und Lungen, durch Bauch und Beine bis in die Zehen des linken Fußes hinabsinkt und wieder zurückfließt.
- Spüren Sie allen Gefühlen nach, die in den Zehen entstehen: Wärme, Kälte, Kribbeln, Schmerz, Bewegungen, Schwere, Leichtigkeit ... Wenn Sie nichts spüren, ist das auch in Ordnung, Sie spüren dann bewusst nichts. Beim Ausatmen lösen Sie die Gefühle wieder auf.
- Entscheiden Sie, ob Sie mit der Übung fortfahren.
- Richten Sie Ihre Aufmerksamkeit wieder kurz auf Ihren Atem und wenden Sie sich dann Ihrer linken Fußsohle, der Ferse, dem Fußrücken, dem Fußgelenk, dem linken Unterschenkel, dann dem linken Oberschenkel zu. Wechseln Sie dann zu Ihrem rechten Fuß und Bein, später zu Gesäß, Geschlechtsteilen, Becken, Bauchraum, unteren Rücken, oberen Rücken, Schultern, zu den Händen und Armen, dem Hals hinten und vorne, dem Gesicht, den Ohren und dem Schädel.
- Atmen Sie in die Körperregionen hinein, spüren Sie den Gefühlen nach – atmen Sie aus und lösen Sie die Gefühle auf. Zwischendurch geht Ihre Aufmerksamkeit immer wieder zu Ihrer Atmung. Tasten Sie so Ihren ganzen Körper mit der Atmung ab.
- Wenn Ihnen Gedanken durch den Kopf gehen, begrüßen Sie sie wohlmeinend und lassen sie wieder ziehen. Konzentrieren Sie sich dann auf die Atmung und die sich hebende und senkende Bauchdecke.
- Am Ende bleiben Sie kurz konzentriert auf Ihre Atmung. Nehmen Sie noch einmal Ihren von der Haut umhüllten ganzen Körper wahr.
- Lassen Sie Ihren Körper zwei tiefe Atemzüge in den Bauchraum tun und öffnen dann die Augen. Stehen Sie langsam auf, indem Sie sich auf die Seite rollen und dann über eine Sitzhaltung zum Stehen kommen.

Führen Sie diesen Body Scan so oft durch, wie es Ihnen möglich ist. Insbesondere zu Beginn ist ein eher häufigeres Üben nützlich. Die Übung hat natürlich einen vergleichsweise hohen Zeitaufwand. Sie gewinnen allerdings durch diese Übung auch besonders viel, weil sie Atmung, Achtsamkeit, Körpergefühl und Entspannung verbindet. Die damit gesammelten

Erfahrungen werden Sie für den Umgang mit Belastungssituationen und Stress besonders fit machen.

Der Body Scan ist gleichzeitig die Entspannungsübung dieser Etappe.

5. Schlaf

»Hast du gut geschlafen?« – das ist sicher eine der häufigsten Fragen, die man im Verlauf seines Lebens gestellt bekommt. »Schlaf gut!« einer der häufigsten Wünsche, die man erhält. Ein guter Schlaf wird als eine der wichtigsten Grundlagen von Wohlbefinden und Lebensqualität erfahren. Circa ein Drittel unseres Lebens verbringen wir im Schlaf.

Ein guter Schlaf ist also für die meisten Menschen ein wichtiges Zeichen von Lebensqualität. Und Schlaf ist für viele zentrale Funktionen von hoher Bedeutung: für das Funktionieren des Immunsystems, die Stressbalance, die geistige Leitungsfähigkeit, das Gedächtnis.

Das eigene Schlafbedürfnis zu kennen ist eine der Voraussetzungen, um für einen dafür angemessenen Zeitrahmen zu sorgen. Die Schlafgewohnheiten sind individuell sehr unterschiedlich: Von der Beschaffenheit des Bettes über die offenen oder geschlossenen Fenster bis zu den Lichtverhältnissen gibt es eine Fülle von Details, die für einen guten Schlaf zu berücksichtigen sind. Sie merken das insbesondere dann, wenn Sie auf Dienst- oder Urlaubsreise in »fremde Betten« schlüpfen, sich nachts mit einer neuen Partnerin oder einem neuen Partner zusammentun etc. Manche Menschen sind eher unempfindlich und schlafen in fast jeder Umgebung und in allen Körperhaltungen gut ein und durch. Andere brauchen ihre festliegenden Rituale, um eine Chance für einen guten Schlaf zu haben.

Mit der folgenden Checkliste haben Sie die Möglichkeit, Ihr Schlafverhalten zu beschreiben. Das wird Ihnen dann nützlich sein, wenn Sie feststellen, dass Sie Ihren Schlaf verbessern wollen oder müssen, und Sie dann auf die Suche gehen nach Ressourcen, Tricks, möglichen Wegen dahin. Dann lohnt es sich, ein gutes Bild davon zu haben, was Sie für einen guten Schlaf wirklich brauchen.

Checken Sie Ihre Schlafgewohnheiten

In der folgenden Checkliste werden verschiedene Aspekte von Schlaf angesprochen. Machen Sie sich zu Ihren Ergebnissen Notizen. Sie können dies dann als Grundlage nehmen, um gezielt Möglichkeiten der Verbesserung Ihres Schlafes zu finden.

Schlafwunsch
- Schlafen Sie eher gern und was reizt Sie daran?
- Schlafen Sie eher ungern und was stört Sie am Schlafen?

Schlafdauer
- Wie viele Stunden Schlaf benötigen Sie in 24 Stunden, um sich ausgeschlafen zu fühlen?
- Brauchen Sie diese Zeit jeden Tag oder an wie vielen Tagen in der Woche mindestens?
- Ist das eher beständig oder verändert sich das? Wovon hängt das ab?
- Im Vergleich mit anderen: Halten Sie sich eher für einen Langschläfer, einen Kurzschläfer oder für einen »Normalo«?
- Haben Sie beobachtet, dass sich im Verlauf Ihres Lebens Ihr Schlafbedarf geändert hat, wenn ja, wie?
- Was sind die Folgen, wenn Sie in einer Nacht zu wenig schlafen?
- Was sind die Folgen, wenn Sie mehrere Nächte zu wenig schlafen?

Schlafqualität
- Wie würden Sie Ihre Schlafqualität auf einer Skala einschätzen von

  0 (ganz schlecht) bis 10 (super)?

- Was sind dabei genau Ihre Kriterien für einen guten Schlaf, woran merken Sie bei sich einen guten, woran genau einen schlechten Schlaf? Fertigen Sie sich dazu zwei kleine Listen Ihrer Kriterien an.
- Welche Entwicklungen Ihrer Schlafqualität beobachten Sie in Ihrem Leben: gleich bleibend, wechselnd, langsam zu- oder abnehmend ...?
- Welche drei Ereignisse haben bei Ihnen schon einmal für eine Verbesserung Ihrer Schlafqualität gesorgt?
- Welche drei Ereignisse haben bei Ihnen schon einmal für eine Verschlechterung Ihrer Schlafqualität gesorgt?

Schlafumgebung

Wie stark beeinflusst die direkte Umgebung (Zimmer, Zelt ...) Ihren Schlaf?

Bewerten Sie den Einfluss auf einer Skala von

0 (hat keinen Einfluss) bis 10 (hat extrem starken Einfluss).

Wovon konkret hängt Ihre Schlafqualität besonders ab?

Geben Sie den folgenden Aspekten einen Punktwert von

0 (hat keinen Einfluss) bis 10 (hat einen extrem starken störenden Einfluss).

- Qualität des Bettes

Bitte unterscheiden Sie verschiedene Qualitäten wie hart, weich, Plastik, hohe Beine, Matratze am Boden liegend, lang, kurz, breit, schmal etc.: Was hat wie starke Auswirkungen?

- Geräusche allgemein

Bitte unterscheiden Sie verschiedene Geräusche wie Stimmen, Tiere, Musik, Schnarchen, Regen, Straßengeräusche etc.: Was hat wie starke Auswirkungen?

- Licht

Bitte unterscheiden Sie zwischen direktem und indirektem, natürlichem und künstlichem Licht etc.: Was hat wie starke Auswirkungen?

- Temperatur (Kälte, Hitze)
- Geruch
- Berührungen
- Größe des Raumes: Was hat wie starke Auswirkungen?
- Beschaffenheit und Ausstattung des Raumes: Was hat wie starke Auswirkungen?
- usw.

Leiten Sie nun aus diesen Aspekten Ihre optimale Schlafumgebung ab.

Ihr Schlafzimmer

- Wie haben Sie in Ihrem Schlafzimmer für eine gute Schlafqualität gesorgt?
- Was ist Ihnen an und in Ihrem Schlafzimmer besonders wichtig?
- Was stört Sie in Ihrem Schlafzimmer?
- Verändern Sie Ihr Schlafzimmer eher selten oder eher häufig? Welche Effekte hat das?
- Ist Ihr Schlafzimmer auch unter Berücksichtigung Ihrer Sexualität eingerichtet?
- Was war das bislang schönste Schlafzimmer, das Sie erlebt haben?
- Wenn Sie sich Ihr optimales Schlafzimmer vorstellen: Wie sieht das genau aus?
- Nach welchen Kriterien richten Sie Ihr optimales Schlafzimmer ein? Welche Rolle spielt dabei Ihre Sexualität?

Tricks zum Einschlafen oder Wiedereinschlafen

Den Weg in einen guten Schlaf treten die meisten Menschen an, ohne viel dabei zu überlegen. Sie sorgen intuitiv dafür, gut zur Ruhe zu kommen. Schauen Sie sich einmal bewusst an, wie Sie selbst das machen:

- Was sind Ihre drei wirksamsten Methoden, Rituale, Abläufe ... um sich im Alltag ein gutes Einschlafen zu sichern?
- Was sind Ihre drei wirksamsten Methoden in »kritischen« Zeiten (Anspannung, Stress, Konflikte ...), um gut einschlafen zu können?
- Was sind Ihre drei wirksamsten Methoden, um wieder einschlafen zu können, wenn Sie wach werden, grübeln, sich »wälzen«...?

Aufwachen

- Wie wachen Sie morgens auf – allein, mit Wecker, werden Sie von anderen geweckt etc.?
- Was sind Ihre typischen Reaktionen und Stimmungslagen nach dem Wachwerden?

- Fühlen Sie sich eher ausgeschlafen oder müde?
- Was machen Sie, wenn Sie besonders gut ausgeschlafen sind?

Rituale und Gewohnheiten

- Welche Rituale und Gewohnheiten im Umfeld von Schlaf sind Ihnen besonders wichtig (Rituale zum Abschließen des Tages, Wünsche zur Nacht, Aufwachrituale ...)?

Partnerschaft und Sexualität

- Schlafen Sie lieber allein oder mit dem Partner/der Partnerin in einem Bett, in einem Zimmer?
- Haben Sie und Ihr Partner/Ihre Partnerin eher ähnliche oder eher unterschiedliche Schlafgewohnheiten und Schlafrhythmen?
- Wie stimmen Sie Ihre Bedürfnisse aufeinander ab?
- Ist Ihre Schlafstätte auch der Ort Ihrer Sexualität? Immer, häufig oder ausnahmsweise?
- Welche Auswirkungen auf den Schlaf hat die Sexualität in Ihrer Schlafstätte (gutes anschließendes gemeinsames Einschlafen, gemeinsame Rituale ...)?
- Welche Wirkungen auf Ihre Sexualität hat Ihre Schlafstätte?

Über das, was im Schlaf passiert, sollten Sie einiges wissen, um sich darauf einstellen zu können. Hier sind einige Informationen zusammengefasst, die für Ihr Verhalten und Ihre Einstellung wichtig sein könnten.

Die Geheimnisse des Schlafes

Die meisten Menschen schlafen gern, genießen die wohlige Wärme des Bettes, die Traumepisoden und die Entspannung.

Sorgen, Anspannungen, Streit, private und berufliche Belastungen, Erkrankungen, ungünstige Bedingungen (Lärm, Licht, Kälte/Hitze, harte/weiche Unterlagen) »rauben« uns den Schlaf. Störungen des Schlafes werden oft als sehr quälend wahrgenommen.

Ohne ausreichenden Schlaf sind wir in vielen unserer geistigen Funktionen eingeschränkt, unkonzentriert, erschöpft. Die emotionalen Reaktionen reichen von Lustlosigkeit und Antriebslosigkeit bis zu Reizbarkeit. Der Körper ist schlaff oder auch angespannt und nicht leistungsfähig.

Übermüdung ist eine der häufigen Ursachen für katastrophale Unfälle. Schlafentzug ist eine Foltermethode (dosiert eingesetzt aber auch eine Behandlungsmethode, z. B. bei Depressionen).

Oft ist ein »gestörter Schlaf« ein frühes Zeichen für Überlastung, für nicht mehr ausreichend gelingende Stressbewältigung, für Störungen in der Lebensbalance, von dauerhaft bestehenden Konflikten, für eine sich öffnende Schere von Herausforderungen und den Bewältigungsmöglichkeiten.

Schlaf scheint also wichtig zu sein, doch wozu?

Schlaf ist nicht nur die Abwesenheit von Wachheit oder schlichte Bewusstlosigkeit. Schlaf hat einen eigenen sehr dynamischen Prozess, der Nacht für Nacht in uns abläuft.

Schlaf ist offenbar eine der wichtigen Schlüsselfunktionen in unserem Leben. Das wundert zunächst: Die stundenlange Wehrlosigkeit im Schlaf ist sicher ein extrem hohes Risiko für Mensch und Tier. Dieses Risiko hat sich allerdings in der Evolution durchgesetzt und verweist auf die hohe Bedeutung von Schlaf, der offenbar durch nichts anderes zu ersetzen war.

Zur Bedeutung des Schlafs erkennt die Schlafforschung immer neue Details. Sie zeigen, dass Schlaf für das Überleben und für die Leistungsfähigkeit zentrale Funktionen hat. Dies ist nicht zu verstehen als notwendige Erholung durch eine nächtliche Bewusstlosigkeit. Schlaf ist ein außerordentlich buntes und vielschichtiges Geschehen: Im Schlaf ist im Körper und insbesondere im Kopf viel los. Der Nutzen von Schlaf muss deutlich größer sein als der von einfachen Erholungspausen, um das genannte Risiko aufzuwiegen.

Viele lebenswichtige Regenerationsprozesse scheinen tatsächlich besonders effektiv im Schlaf erfolgen zu können, wie z. B. die Reparatur des Immunsystems, der Abbau von Stresshormonen, die Reparatur des Systems der Überträgersubstanzen im Nervensystem. Aber nicht nur die rein biologische, sondern auch die psychologische Ebene profitiert vom Schlaf. Schlaf erzeugt die notwendige Wachheit als Voraussetzung für Konzentration, Aufmerksamkeit und geistige Leistungen. Emotionale Ausgeglichenheit, »gute Laune« sind verbunden mit einem erholsamen Schlaf. Offenbar findet im Schlaf eine aktive Verarbeitung des tagsüber Erlebten statt. Die dabei erworbenen Fähigkeiten und Fertigkeiten »setzen« sich und werden dann zukünftig besser verfügbar, d. h., es finden Lernprozesse statt. Und hier wird es besonders spannend: Nicht nur das einfache Gedächtnis für Vokabeln, Daten, Fakten u. Ä. scheint vom Schlaf zu profitieren. Es ist ganz besonders das Gedächtnis, das die Fähigkeit hat, Problemlösungen zu speichern: Es erfährt im Schlaf geradezu einen zusätzlichen Entwicklungsschub. Der Zusammenhang zwischen Schlaf und deutlich verbesserten Fähigkeiten zur Lösung komplexer Probleme scheint mittlerweile gut belegt zu sein (Born u. Kraft 2004). Man hat ja schon immer gern erzählt, dass geniale wissenschaftliche Lösungen (wie die Idee für das Periodensystem der Elemente von Mendelejew oder die Struktur des Benzolringes von Kekulé) den Forschern jeweils nach einem »Nickerchen« zuflogen, wahrscheinlich ist der Nobelpreis ohnehin der Preis für Menschen mit einem guten, kreativen Schlaf. Es scheint sich zu bestätigen, dass Menschen schneller und besser zu Lösungen komplexer Aufgaben kommen, wenn sie zwischendurch schlafen.

Schlaf ist ein zyklisches Geschehen, Schlafforscher teilen den Schlaf in mehrere Phasen ein: Am bekanntesten sind die Phasen mit schnellen Augenbewegungen unter den geschlossenen Lidern (REM – Phase von »rapid eye movement«). Hier sind die Träume aktiv. Eine andere Phase ist die Tiefschlafphase. Diese Phasen sind zu Beginn der Nacht am deutlichsten ausgeprägt. In den Tiefschlafphasen sind Menschen schwer, in anderen Phasen leichter weckbar und störbar.

Was die meisten nicht wissen: Auch gute Schläfer wachen vielfach (bis ca. 28-mal) pro Nacht kurz auf. Das bleibt nicht im Gedächtnis, wenn es nicht länger als einige Sekunden bis wenige Minuten dauert.

→ *Tipp:* Aufwachen in der Nacht ist normal – schlafen Sie also ruhig weiter! Ein Schlafproblem bekommen Sie nicht durch das Aufwachen, sondern dadurch, dass Sie sich darüber aufregen.

Der Schlaf und sein Rhythmus wird von komplexen Prozessen reguliert. Dieser Regulationsmechanismus reagiert auf natürliches Licht und ist mit der Chronobiologie des Menschen verknüpft. Unter Chronobiologie versteht man all die biologischen Prozesse, die sich über den Tag zeitabhängig verändern. Alle lebenswichtigen Prozesse des Körpers unterliegen dieser chronobiologischen Rhythmik. Die hormonellen Systeme des Körpers regeln auch den Schlafrhythmus, der eng verbunden ist mit den zyklischen Temperaturschwankungen.

Der gestörte Schlaf

Schlaf lässt sich leicht stören. Je nach individueller Empfindlichkeit und je nach Schlafphase lassen äußere Ereignisse Menschen erwachen. Die äußeren Rahmenbedingungen sind also für die Schlafqualität mit entscheidend. Aber auch »innere Ereignisse« wie Probleme, Konflikte, aufregende Träume lassen Menschen erwachen. Also sind auch die »inneren Rahmenbedingungen« entscheidend für einen guten Schlaf.

Woran erkennt man eine Schlafstörung?

Meist ist es so, dass die Idee »Ich habe eine Schlafstörung!« oder schon »Ich leide unter Schlafstörungen!« zu Schlafstörungen führt. Das geht so:

Schlaf reagiert hoch sensibel auf Störungen wie z. B. Anspannungen. Mit der Idee einer Schlafstörung kommt es automatisch zu einer Verspannung. Sie denken beispielsweise an die wichtige Aufgabe, die Sie am nächsten Tag unausgeschlafen verpatzen könnten, oder an die Konferenz, auf der Sie vielleicht einschlafen werden. Ihnen schießt vielleicht ein Gedanke wie »schon wieder«, »das darf doch nicht wahr sein« durch den Kopf, und schließlich geben Sie sich mit aller Kraft den Befehl einzuschlafen. Gleichzeitig wissen Sie genau in dem Moment, dass es so, wie Sie es gerade versuchen, niemals funktionieren kann, dass es ausweglos ist, die Anspannung nur weiter steigert ...

Viele Menschen kommen auf diesem Weg in diesen Teufelskreis: Sie halten ihren Schlaf für gestört, gehen mit Widerwillen und in der Erwartung einer quälenden Nacht zu Bett, spannen sich an – und erzeugen eine Schlafstörung. Sie sind am Tag dann zunehmend müde, gereizt, können ihre Aufgaben nicht mehr gut erledigen. Dadurch geraten sie in Verzug, was den Druck und die Anspannung zur Nacht weiter erhöht. Das Bett selbst wird immer stärker als Ort nächtlichen Grauens erlebt und nicht mehr als Ort der Erholung usw.

Dieser Teufelskreis kann unterbrochen werden z. B. durch das gezielte Erlernen von Entspannungstechniken, durch eine gezielte Abendgestaltung auf einen ruhigen Schlaf hin, durch die Analyse und Veränderung der täglichen Belastungssituationen, durch einen gezielten Stressschutz.

Was Sie dabei noch wissen sollten: Schlafstörungen im medizinisch-psychologischen Sinne erkennen Sie nicht daran, dass Sie das Gefühl haben, schlecht zu schlafen, sondern ausschließlich daran, dass Sie tagsüber erschöpft und müde sind. Wenn Sie in der Vergangenheit die Erfahrung gemacht haben, dass Sie tagsüber fit waren, obwohl Sie »schlecht geschlafen« hatten, trifft das auf Sie nicht zu.

Aber: Wenn Sie sich tagsüber müde und erschöpft fühlen und das Gefühl haben, gut geschlafen zu haben (und wenn Ihr Partner/Ihre Partnerin Ihnen dann noch sagt, Sie würden so komisch schnarchen), dann kann das ein Alarmzeichen sein: Es muss möglicherweise ein nächtlicher Atemstillstand in einem Schlaflabor ärztlich ausgeschlossen werden. Sie könnten an einem »Schlaf-Apnoe-Syndrom« leiden, das mit hohen gesundheitlichen Risiken verbunden ist, wenn es nicht behandelt wird.

Außerdem: Es gibt häufig Störungen des Schlafes als Folge von Überlastung, als Ausdruck von Sorgen, als Reaktion auf Verluste etc. Wenn dann mehrere Nächte in Folge der Schlaf durch längere Wachphasen unterbrochen ist, das Einschlafen schwer fällt oder der Schlaf sehr früh zu Ende geht, stellt sich tagsüber ein manchmal lähmendes Gefühl von Müdigkeit ein.

Und: Wenn Sie nachts wach werden und es fangen die Gedanken an zu kreisen, die Sie nicht mehr los werden, alle verfügbaren Sorgen kommen aus den letzten Winkeln …, dann wünschen Sie sich Tricks, wie Sie wieder zu einem guten Schlaf kommen können.

Mit zunehmendem Alter verändert sich der Schlaf. Besonders wichtig ist es zu wissen, dass die Tiefschlafphasen im Alter immer mehr abnehmen – mit großen individuellen Unterschieden. Ab 40 sollten Sie also damit rechnen, dass Sie häufiger wach werden, schlicht weil Ihr Tiefschlaf immer weniger wird. Das ist ein natürlicher Vorgang und normal. Viele Menschen erleben das allerdings als gestörten Schlaf. Wenn Sie das mit einer Schlafstörung verwechseln, sich Sorgen machen und sich anspannen, erzeugen Sie eine Schlafstörung. Auch hier entstehen die Schlafprobleme dann eher dadurch, dass Sie einem natürlichen Vorgang die Bedeutung einer Störung geben.

Die Risiken von zu wenig Schlaf

Die Risiken ergeben sich aus dem Wegfall oder der Störung der wichtigen Regenerationsprozesse, die Körper, Geist und Seele in der Nacht durchlaufen. Man weiß aus großen Untersuchungen, dass ein regelmäßig durch Nacht- oder Schichtarbeit gestörter Schlaf zu deutlichen gesundheitlichen Risiken führt – bis hin zu erhöhten Krebsrisiken, was man mit einer Störung des Immunsystems in Zusammenhang bringt (weil es nicht mehr in den Tiefschlafphasen repariert werden kann).

Der Weg zu einem guten Schlaf

Die Schlafdauer liegt im Durchschnitt bei ca. sieben Stunden. Es gibt Menschen, die mit deutlich weniger Schlaf auskommen (Kurzschläfer) oder deutlich mehr Schlaf brauchen (Langschläfer). Wichtig sind die Zufriedenheit mit dem eigenen Schlafbudget und das subjektive Gefühl der Erholung durch den Schlaf.

Die längste Lebenserwartung scheinen die 7-Stunden-Schläfer zu haben.

Das Schlafbedürfnis ist also – in begrenztem Umfang – individuell unterschiedlich und ist nicht beliebig zu verändern. Seien Sie ehrlich zu sich:

- Was ist die durchschnittliche Schlafdauer, die Sie benötigen, um wirklich ausgeschlafen und wach über den Tag zu kommen?

Viele Menschen haben die Tendenz, die verfügbaren 24 Stunden eines Tages durch Rückgriff auf das Reservoir ihrer Schlafzeiten auszudehnen. Der Sieger des Wettstreits, wer mit möglichst wenig Schlaf auskommt, könnte anschließend im wörtlichen Sinn dumm dastehen: Er nutzt nicht die beschriebenen Möglichkeiten, die sein Gehirn hat, um im Schlaf zu lernen. Das Gedächtnis für Fertigkeiten, Geschicklichkeiten und Lösungsprozesse wird im Schlaf deutlich verbessert, und zwar in der an REM-Phasen reicheren zweiten Nachthälfte.

- Was sind Ihre letzten Wettbewerbsergebnisse: Wie lange sind Sie mit wie wenig Schlaf ausgekommen?
- Welche Extreme haben Sie schon ausgelotet? Was waren Ihre Erfahrungen?
- Welche Veränderungen haben Sie mit den Jahren festgestellt?

Der bedeutsame Tiefschlaf

Im Tiefschlaf werden die wichtigen Reparaturprozesse in unserem Körper vorgenommen, z. B. im Immunsystem. Da die Tiefschlafphasen zu Beginn der Nacht am tiefsten und am häufigsten sind, macht es Sinn, den Schlaf rechtzeitig zu beginnen. Die Weisheit des Volksmundes, dass der beste Schlaf der vor Mitternacht ist, macht also einen gewissen Sinn (war seinerzeit allerdings auch sehr moralisierend gemeint). Wenn Sie sich an diese Weisheit halten, befinden Sie sich zumindest bezüglich der biologischen Erholung sicher im grünen Bereich.

Der Körper schüttet am späteren Abend zunehmend das Wachstumshormon (das z. B. die Reparatur des Immunsystems in den Tiefschlafphasen regelt) und das Melatonin (das lichtabhängig die Schlafrhythmik steuert) aus. Die Körpertemperatur sinkt bis 3 Uhr zunehmend ab, und der »Cocktail« der Überträgerhormone im Nervensystem ändert sich. In der Folge könnte es sein, dass Sie frieren, schlechte Laune haben, Ihre Konzentration leidet usw. Da ist es ohnehin besser, wenn Sie schlafen.

Sie kennen das vielleicht: Wenn Sie in dieser Zeit aufwachen, dann beginnen Ihre sorgenvollen Gedanken, sich selbstständig zu machen, sie kreisen ohne Ende und bringen selten etwas Vernünftiges zustande. Sie lassen sich auch kaum abschalten, zumal Sie immer mürrischer und angespannter werden und damit den Schlaf zusätzlich vertreiben.

Sie müssen wissen: Ihr Gehirn nimmt sich in dieser Zeit »seine Depression«. Der Cocktail der Überträgerhormone gleicht dem von Depressiven.

Lassen Sie Ihr Gehirn also in Ruhe seine Aufräumarbeiten machen – und schlafen Sie weiter.

Ab 3 Uhr beginnt der Körper das Stresshormon Cortisol auszuschütten, bis Sie um ca. 6 Uhr den höchsten Stresshormonspiegel erreichen: schlau eingerichtet von der Natur, damit Sie beim Aufwachen auch wirklich wach sein können. Bis 3 Uhr nachts sollten also Körper und Seele genug Zeit gehabt haben, die wichtigen Tiefschlafphasen absolviert zu haben, die das Stresshormon dann unterbindet.

Allerdings unterscheiden Menschen sich darin, wann sie müde werden. Andererseits setzt der geregelte Beginn des Arbeitsalltags für das Ende der Nacht klare Grenzen. Deswegen ist für die Menschen, deren Biorhythmus sie erst spät müde werden lässt, ein Konflikt vorprogrammiert.

Schlaf und Biorhythmus

Es gibt also die Morgen- und Abendtypen, die sich auch in ihrem Biorhythmus unterscheiden lassen.

- Morgentypen sind schon nach dem Aufstehen voll von Energie, dafür abends oft lange vor 24 Uhr im Bett.
- Abendtypen müssen sich morgens lange »warm laufen«, sind dafür abends und bis in die Nacht hinein munter.

Manche Wissenschaftler unterscheiden noch die

- Siestatypen, die am frühen Nachmittag einen Kurzschlaf brauchen, um ihre Leistungsfähigkeit zu halten, dafür dann oft einen kürzeren Nachtschlaf benötigen.

Durch die Gewöhnung an bestimmte Abläufe (z. B. regelmäßig sieben Stunden Schlaf zu täglich gleichen Zeiten) sind Anpassungen Ihres Biorhythmus an die Umgebung möglich. Der Grundtyp scheint allerdings doch erhalten zu bleiben. Es ist also im Sinne der Rücksicht auf Ihren eigenen Biorhythmus (dazu werden Sie noch später im Jahr Infos und Übungen finden) wichtig, einen guten Kompromiss zwischen den Anforderungen Ihres Alltags und denen Ihres Biorhythmus zu finden.

Finden Sie heraus, welcher Typ Sie von der Tendenz her sind. Am ehesten können Sie das in der zweiten oder dritten Urlaubswoche spüren, wenn Sie ohne Programm und Zeitvorgaben langsam Ihren jeweiligen Bedürfnissen nach Aktivität und Ruhe nachgehen.

Welche Erfahrungen haben Sie mit Ihrem Biorhythmus in Bezug auf den Schlaf:

- Ich bin eindeutig ein Morgentyp.
- Ich bin eindeutig ein Abendtyp.
- Ich bin eindeutig ein Siestatyp.
- Ich kann mich nicht eindeutig zuordnen, es wechselt häufig.
- Ich habe im Verlauf meines Lebens meinen eindeutigen Rhythmus geändert.

Ein erholsamer Schlaf hängt auch davon ab, welche Lösungen Sie für die Berücksichtigung Ihres Biorhythmus gefunden haben. Ihr gesundheitsorientierter Entwicklungsprozess braucht hier ein besonderes Innehalten, wegen der besonderen Bedeutung des Schlafes für Ihre Gesundheit:

- Welche Lösungen haben Sie für sich gefunden, um Ihren Biorhythmus mit den Alltagsanforderungen abzugleichen?
- Was ist Ihnen dabei schon gut gelungen?
- Was wollen Sie noch verbessern?

Der Weg hin zu einem guten und auf Dauer ausreichenden Schlaf sind die Achtsamkeit für das festgestellte Schlafbedürfnis, die Berücksichtigung Ihres Biorhythmus und die flexible Umsetzung in den Alltag – durchaus mit der notwendigen Disziplin im Arbeitsalltag.

Für einen guten Schlaf sorgt man im Verlauf des Tages. Die Zeiteinteilung (oder wie man heute sagt: das Zeitmanagement) ist eine der Grundlagen. Die Hektik eines Tages, die fehlende Zeit (oft eher die fehlende Achtsamkeit) für Ruhe und Erholungsphasen finden dann nachts ihre Spiegelung. Für viele ist das dann der Hinweis, »dass es so nicht mehr weitergeht«. Die Erledigung von Alltagsaufgaben ziehen sich oft bis in den Abend hinein, neben der Berufstätigkeit wollen die Kinder versorgt und will der Haushalt gemacht sein. Zudem fehlt oft die ausreichende Bewegung, die auch eine körperliche Müdigkeit am Abend erzeugen kann.

Anzustreben ist das langsame Ausklingen des Tages, das immer ruhiger werdende Tempo, der Übergang zu weniger aufregenden und herausfordernden und mehr entspannenden Tätigkeiten. Oft lassen sich allein über die Abfolge der noch zu erledigenden Aufgaben solche ausklingenden Effekte erreichen. Rituale können zusätzlich helfen, diesen Weg zu einem guten Schlaf zu markieren. Wenn Sie mit Kindern zusammenleben, ergibt sich das fast von selbst: Mit dem Vorlesen oder Singen erzeugen Sie eine gute und warme Sicherheit, die Ihren Kindern den Übergang in den Schlaf erleichtert.

Auch im partnerschaftlichen Leben und als Single haben solche Rituale oft eine gute Wirkung auf den Schlaf. Erinnern Sie sich an solche Situationen: das gemeinsame Gespräch, die Zeit am Kamin, das Eintauchen in Musik, die Tasse Tee oder das Glas Wein, das gemeinsame Abendessen … Wenn Sie diese Situationen erinnern, können Sie schon die Ruhe spüren, die von diesen Bildern ausgeht.

Zum Streit um die Bekömmlichkeit abendlicher Mahlzeiten sei Folgendes angemerkt:

Berücksichtigen Sie, dass Ihr Körper im Schlaf auf einen langsameren Verdauungsrhythmus umschaltet. Wenn Sie ihn nicht mit üppigen oder fetten Gerichten überstrapazieren, sondern für eine leichte, fettarme, vollwertige Mahlzeit sorgen, können Sie ihm das noch bis zu zwei Stunden vor Ihrem Schlafbeginn zumuten. Wenn Sie aufstoßen, Blähungen entwickeln, Ihnen ein »Stein« im Magen liegt, Sie »Durst wie eine Bergzicke« entwickeln – dann lernen Sie zumindest, was Sie zukünftig in Ihrem Nachtmahl vermeiden sollten.

Um die Qualität Ihres Schlafs in Ihren gesundheitsorientierten Weg einzubeziehen, sind Sie eingeladen, folgenden Fragen nachzugehen:

- Welche Anregungen zum Thema Schlaf waren für mich jetzt besonders bedeutsam?
- Was sind meine verlässlichen Ressourcen in Bezug auf meinen Schlaf (z. B. habe schon immer einen guten Schlaf, bin durch nichts zu wecken, habe verlässliche abendliche Rituale, kann Sorgen in der Firma lassen etc.)?
- Welche Einstellungen zu meinem Schlaf werde ich verändern?
- Wobei habe ich einen Bedarf nach Veränderung festgestellt?
- Wenn ich mit meinem Schlaf nicht zufrieden bin: Welche Anregungen kann ich konkret aufnehmen, um eine Verbesserung der Schlafqualität in der Nacht und eine Verbesserung der Wachheit am Tag zu erreichen?

Machen Sie sich dazu wieder Notizen und vermerken Sie die entsprechenden Schritte in Ihrem Jahresplan. Möglicherweise ist ja in einem Ihrer balancierten Zielfelder der gute und erholsame Schlaf als Ziel oder als Kriterium für das Erreichen eines Ziels (z. B. verbesserter Umgang mit den beruflichen Belastungen) benannt. Dann haben Sie hier einige Hinweise dazu bekommen. Und es folgen noch ein paar zusätzliche Tipps.

→ Tipp: Am meisten können Sie für Ihren nächtlichen Schlaf im Verlauf des Tages und des Abends tun:
- durch Ruhepausen am Tag, die den Stresspegel schon tagsüber regulieren helfen,
- durch eine Zeiteinteilung, die es Ihnen ermöglicht, wichtige Dinge nicht mit in den Schlaf zu nehmen, sondern vorher zu erledigen,
- durch Ausdauerbewegung, die Stress abbaut und Ihnen die Möglichkeit gibt, neben der geistigen Müdigkeit auch körperliche Müdigkeit zu entwickeln,
- durch ein angenehmes Ausklingen des Tages mit den Abläufen und Ritualen, die Sie dafür als nützlich erkannt haben.

Die Schatzkiste der Hausmittel

Die Bedeutung guten Schlafs kann man auch daran ablesen, dass es eine unendliche Vielfalt von »Hausmitteln« gibt, die die Nacht zu einer Quelle der Erholung machen sollen und die vor allem auch bei gestörtem Schlaf helfen sollen. Interessant dabei ist, dass viele auf bestimmte Hausmittel schwören, die bei anderen genau den gegenteiligen Effekt haben. Oft lässt sich das auch pharmakologisch oder physiologisch erklären (Effekte von Kaffee, Alkohol, aber auch von Ausdauerbewegung, von Wärme/Kälte, Fernsehen etc.).

Füllen Sie also Ihre persönliche Schatztruhe mit Hausmitteln, die Ihnen besonders gut tun und mit denen Sie schon Erfahrungen sammeln konnten.

Die Möglichkeiten reichen von den vielen Rezepturen von Kräutern, die meist als Tees getrunken werden, und dem warmen Bier mit Honig über Mozarts kleiner Nachtmusik bis zum berühmten Zählen der Schäfchen.

In diesem Buch finden Sie viele Übungen, die auch in Ihre Schatztruhe passen könnten. Packen Sie all die Entspannungsübungen, die Ihnen gut tun, in Ihre persönliche Schatzkiste. Sie können sie dann nutzen, wenn der

Schlaf auf sich warten lässt oder wenn Ihr nächtliches Aufwachen Ihnen zu lange dauert.

- Besonders zu empfehlen ist dabei die Atemmeditation, entweder in der kurzen Form, die der Bauchatmung nachspürt, oder in der langen Form des Body Scan. Sie aktivieren dabei gleichzeitig einen Schlaf fördernden Eigenrhythmus Ihres Organismus.
- Einfach und lustvoll durchzuführen und zudem oft sehr wirksam ist die Imagination, das bilderreiche Erinnern von Bildern oder Szenen, in denen Sie sich sehr entspannt und wohl gefühlt haben (das auch zur Anreicherung der Ausdauerbewegung empfohlen wird). Tauchen Sie in diese Bilder ein und folgen Sie Ihren Sinneskanälen: Schauen Sie Licht und Farben, lauschen Sie den Tönen und Geräuschen, nehmen Sie die Gerüche auf, spüren Sie Ihre Haut und die Bewegungen Ihres Körpers. Lassen Sie sich mit allen Sinnen sanft in die Szene fallen.
- Wenn sich die Gedankenkreisel breit machen:
  Sagen Sie Ihrem Gehirn, Sie wüssten, dass es sich aus Reinigungsgründen kurzfristig im Zustand der Depression befindet, dass Sie es nicht länger bei der nächtlichen Arbeit stören wollen und deshalb weiterschlafen werden. Legen Sie sich Zettel und Stift an einem leicht zugänglichen Ort zurecht (Nachttisch o. Ä.). Schreiben Sie das auf, was Sie wichtig finden an den Gedanken, die Sie gerade haben. Bedanken Sie sich bei Ihrem Gehirn für die nächtliche Arbeit, bitten Sie evtl. noch um weitere Ideen am Morgen und wünschen eine gute weitere Nacht.

Hook Up's

F. P. Gallo hat aus Elementen der Hypnotherapie, des NLP, der Kinesiologie und der von der Akupunktur her bekannten Meridiantherapie die sog. Energetische Psychologie entwickelt. Diese Methode arbeitet mit den aus der traditionellen chinesischen Medizin bekannten Meridianen direkt am Körper.

Bei der Energetischen Psychologie wird davon ausgegangen, dass jedem Problem oder Symptom zusätzlich zu den ansonsten betrachteten Aspekten (emotionale, kognitive, verhaltensbezogene und biochemische) auch eine Störung des bioenergetischen Systems zugrunde liegt.

Diese Störung kann über das Meridiansystem ausgeglichen werden. Mittlerweile gibt es eine Fülle von Literatur zu dieser effektiven Methode, in der auch Laien vielfältige Anregungen zur Selbstanwendung erhalten können.

Wenn Sie nicht einschlafen können oder nachts aufwachen und die Gedankenkreisel Sie am Wiedereinschlafen hindern, können Sie folgende Übung ausprobieren:

- Kreuzen Sie Ihr linkes Bein über das rechte oder umgekehrt, wenn Sie sich damit wohler fühlen. Strecken Sie Ihre Arme nach vorn aus, drehen Sie die Handflächen nach außen. Überkreuzen Sie nun die Hände, verschränken Sie die Finger und drehen Sie die Unterarme und Hände nach unten zum Körper hin, bis Ihre gekreuzten Hände vor der Brust liegen.

  Während Sie einatmen, berühren Sie mit der Zungenspitze den Gaumen dort, wo Sie mit der Zungenspitze den Buchstaben L formen. Beim Ausatmen bewegen Sie die Zungenspitze nach unten. Bleiben Sie mindestens 2 Minuten so liegen. Falls Sie noch wach sind, machen Sie den zweiten Teil der Übung: Legen Sie Ihre Beine nebeneinander und lassen Sie Ihre Fingerspitzen einander berühren. Die Zunge bleibt jetzt entspannt im Mund liegen, und atmen Sie ebenso entspannt tief ein und aus. Bleiben Sie auch in dieser Haltung mindestens 2 Minuten lang liegen.

Diese Übung können Sie auch im Sitzen durchführen, z. B. wenn Sie tagsüber zur Ruhe kommen oder wenn Sie sich auf eine wichtige Aufgabe konzentrieren wollen.

Die sechste Etappe – Der dritte Monat

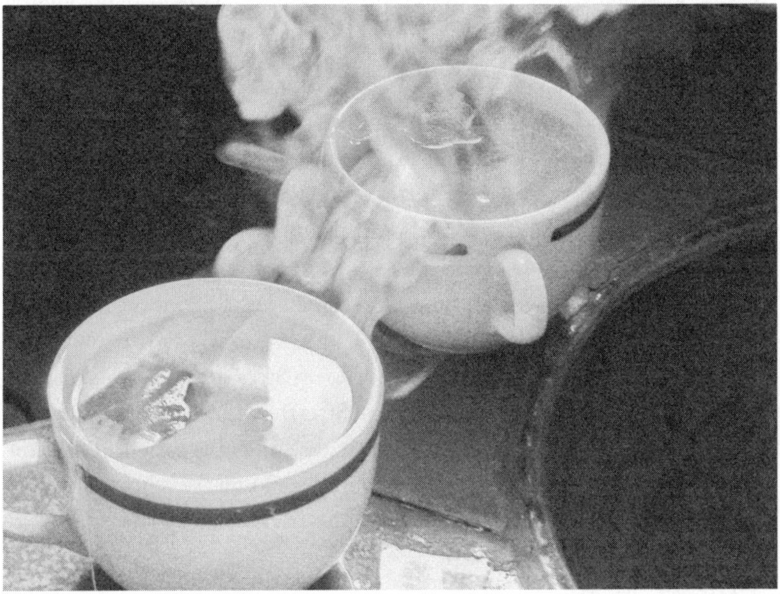

Die sechste Etappe dauert wieder einen Monat. Sie werden sich ausführlich mit dem Thema Stress beschäftigen: was Stress ist, wie Sie damit umgehen, wie Sie zu Entspannung und zu einem guten Schlaf kommen.

Sie richten Ihre Aufmerksamkeit in diesem Monat auch auf die Umsetzung Ihrer Gesundheitsorientierung in Ihren Arbeitsalltag und bekommen dazu einige Hinweise.

Am Ende des Monats werden Sie an einen Meilenstein kommen. Das sind die Wegmarkierungen, die dazu einladen, kurz innezuhalten und Bilanz zu ziehen.

Ziel dieser Etappe ist es, dass Sie die vielfältigen Verflechtungen des Themas Stress mit Ihren Gesundheitsanliegen erkennen und Wege sehen, wie Sie aus Situationen mit negativen Stressfolgen herauskommen. Das Ziel der Umsetzung eines gesundheitsorientierten Lebensstils in den Arbeitsalltag ist ein weiterer Baustein zur Nachhaltigkeit.

1. Stress, Stressprotektion

Das Thema »Stress« ist recht umfangreich und komplex. Trotzdem ist es wichtig, dass Sie sich gerade hier besonders gut auskennen. Beim Thema »Stress« kreuzen sich viele Wege Ihrer sich immer weiterentwickelnden Gesundheitsorientierung.

Sie werden hier in folgenden Schritten durch das Thema geführt:

- Sie erhalten zunächst einige Basisinformationen, später werden Ihnen noch weitere Infos in kleinen Portionen angeboten werden.
- Die Handlungsebene zur Stressbewältigung wird zwei Stränge haben, die beide bearbeitet werden:
  - Sie können Auslöser von Stressreaktionen vermeiden, indem Sie an den Situationen etwas ändern.
  - Sie können anders mit den Auslösern von Stress umgehen als bisher.
- Neben der direkten Arbeit an Ihren Stressreaktionen unterstützt die Ausdauerbewegung den Abbau von Stress, und die gezielte Entspannung verbessert Ihre Stressreaktionen und hilft unangenehme Stressfolgen zu vermeiden.

Was ist Stress?

Was ist Stress oder besser: Was wollen wir hier unter Stress verstehen?

Stress wird umgangssprachlich zur Beschreibung von Situationen gebraucht, die mit einer Überlastung einhergehen: »Schatz, ich bin heute furchtbar gestresst«, »Das war ein stressiger Tag«.

Wir verstehen hier unter Stress zunächst eine Reaktion unseres gesamten körperlich-geistig-seelischen Systems auf eine Herausforderung. Die Herausforderung wird dann »Stressor« genannt. Stress kann sowohl zu gesunden als auch zu krank machenden Folgen führen. Wovon das abhängt und welchen Einfluss Sie darauf haben, wollen wir Ihnen in diesem Abschnitt näher bringen.

Stress als ganzheitliche Reaktion

Um Stress zu verstehen, lassen Sie vor Ihrem geistigen Auge unsere Vor-Vor-Vorfahren auftauchen. Sie streifen gerade in kleinen Horden durch die Savanne. Wie andere Tiere auch, leben sie in einer Umgebung, in der sie sich ihre Nahrung unter Einsatz von Körperkraft, Schnelligkeit und Geschicklichkeit besorgen müssen. Kein Supermarkt weit und breit. Es gibt viele unmittelbare

Gefahren, die sie unmittelbar bewältigen müssen, auch hier sind sie auf ihren Körper angewiesen. Kein Telefon und keine Polizei weit und breit. Immer wieder kommen diese Menschen in die Situation, dass sie sehr schnell reagieren müssen – meist mit Hilfe ihres Körpers, ihrer Schnelligkeit, sonst kostet das ihr Leben. Auf mögliche Gefahren muss deshalb nach dem Motto »fight or flight« (kämpfe oder flüchte) rasch reagiert und dies mit unmittelbar einsetzender körperlicher Bewegung umgesetzt werden. Auch das Einfangen der Beute, der Nahrung, benötigt diese rasche Reaktion.

Führt man sich diese Situation vor Augen, ist es einleuchtend, dass über die Jahrtausende die überlebt haben, die ein hoch effizientes, automatisiertes inneres Alarmsystem entwickelt haben, das den Körper blitzschnell in Aktion kommen lässt und ihm die Energie zur Verfügung stellt, die er dabei für die Hochleistung seiner Muskulatur benötigt.

In der Evolution haben sich viele automatisierte Abläufe für existenziell wichtige Standardsituationen entwickelt und durchgesetzt: Innere Abläufe unseres hormonellen, neuronalen, immunologischen Systems sind eng mit automatisierten Verhaltensabläufen verbunden. Einen dieser Abläufe haben Sie schon im vorhergehenden Abschnitt über den Schlaf kennen gelernt: ein hoch komplexer Mechanismus, ein Biorhythmus, der völlig automatisiert abläuft – wenn Sie ihn nicht stören. Die Zeugung von Nachkommen, die Pflege von Neugeborenen, die Auswahl, Verwertung und Verdauung von Nahrungsmitteln sind andere Beispiele für diese automatisierten Fähigkeiten. Es ist faszinierend zu erkennen, wie sich dies alles entwickelt hat, wie es funktioniert und unser Überleben sichert.

Stress können Sie sich jetzt vorstellen als die automatisierte Reaktion auf eine Herausforderung. Sie werden gleich sehen, wie genial sich das im Verlauf der Evolution ausbilden konnte. Der Haken daran ist allerdings: Unser Körper reagiert heute mit den gleichen biologischen Mustern, mit denen unsere Vorfahren reagiert haben. Nur wir bewältigen unsere Herausforderungen nicht mehr mit körperlicher Bewegung. Das heißt, dass in jeder Situation von Herausforderung der ganze innere Prozess in Gang gesetzt wird, der Sie befähigt, blitzschnelle und auch ausdauernde körperliche Bewegungen auszuführen. Nur: Sie bewegen sich nicht zur Bewältigung der Herausforderung, sondern Sie sitzen, stundenlang: in Konferenzen, Krisensitzungen, bei Telefonaten, »raschen« Internet-Recherchen etc. Und auch danach laufen Sie nicht etwa zwei Stunden durch die Savanne in Ihren Kral, sondern fahren im Fahrstuhl in die Tiefgarage, wo Ihr Auto möglichst dicht am Eingang steht. Damit fahren Sie dann bis nach Hause in den Carport, der Sie nur noch 10 Schritte von Ihren Lieben trennt. Ihr Körper war aber auf Höchstleistung getrimmt. Diese andauernde Frustration ist gefährlich, weil die Energien ins Leere laufen und zu Folgeschäden führen können. Es ist, als ob Sie Ihr Auto mit kraftvoll angezogener Handbremse und Vollgas fahren würden. Sie verstehen nun, warum Bewegungsmangel heute als ein wesentlicher Faktor bei der Entstehung vieler Krankheiten angesehen wird. Das gilt insbesondere wenn Sie in Ihrem Leben familiäre und berufliche Herausforderungen zu bewältigen haben.

Die Reaktion auf Herausforderungen: Stress

Körper, Seele, Geist haben die Tendenz, sich in einen Gleichgewichtszustand einzupendeln (Homöostase). Dieser Zustand wird jedoch kaum erreicht, da immer wieder »Störungen« von außen bewältigt werden müssen: von Temperaturschwankungen über rote Verkehrsampeln bis zu dem Geschrei der Kinder. Dieses Ungleichgewicht (Heterostase) ist der normale Zustand, der auch ständige Entwicklungsanreize bietet, uns zum Lernen und Sammeln neuer Erfahrungen einlädt. In Situationen von starken Herausforderungen, von brüllenden Chefs über eingebrochene Börsenzahlen bis zur alles entscheidenden Mathematikklausur, stellt sich der gesamte Organismus auf die Bewältigung der Herausforderung ein. Er befindet sich »im Stress«, in einem mit jeder Faser auf die Bewältigung ausgerichteten Zustand (Allostase). Das ist zunächst weder gut noch schlecht. Es ist der in der Evolution entstandene automatisierte Mechanismus. Von dem, was dabei geschieht, sollten Sie einen kleinen Ausschnitt kennen, weil es Ihr Verhalten beeinflussen kann.

Ganz vereinfacht dargestellt: Gesteuert wird die Stressreaktion durch das vegetative Nervensystem mit dem Stresshormon (= Botenstoff) Adrenalin. Darüber werden die unbewussten Körperfunktionen reguliert (Puls, Blutdruck, Atmung, Verdauung etc.). Eine wichtige Rolle spielen hier auch die Hirnanhangdrüse und das Stresshormon Cortisol, über das der Stoffwechsel so umgesteuert wird, dass blitzschnell Energie zur Verfügung steht.

Über diese Regulationen kommt es bei Stress zu vielen verschiedenen Reaktionen und u. a. zu folgenden konkreten Besonderheiten. Sie stellen sich dazu am besten wieder den Menschen in der Horde in der Savanne vor, weil die automatisierte Stressreaktion darauf zugeschnitten ist.

Für die Bewältigung der Herausforderung werden alle Systeme hochgefahren, die unmittelbar benötigt werden.

- Ihre Wachheit und Aufmerksamkeit wird erhöht. Sie kennen das als Flash, wenn Sie im Auto auf der Autobahn ins Dösen kommen und plötzlich ein Reh über die Fahrbahn läuft.

Die Erhöhung von Wachheit und Aufmerksamkeit wird im Alltag als angenehm und stimulierend erlebt. Auch deshalb werden Herausforderungen von vielen gezielt gesucht und teilweise über Jahre aufrechterhalten (»Adrenalin-Junkies«).

- Puls, Blutdruck und Atmung werden erhöht.

Das ist leicht nachvollziehbar, da auf diesem Weg die Versorgung des Körpers in Höchstleistung gewährleistet werden muss.

- Die Anspannung der Muskulatur wird erhöht.

Die Muskulatur wird in Bereitschaft gebracht, den Körper hervorschnellen zu lassen, ihn kampf- oder fluchtbereit zu machen. Dafür ist die Muskulatur zuständig. Es werden gleichzeitig die Strecker und Beuger – also die gegenläufigen Muskeln, die unsere Gelenke bewegen – angespannt. Dadurch werden die Gelenke aufeinander gepresst. Die Folge können Gelenkbeschwerden (Hüfte, Knie, Schulter) sein. Da die Spannung auch die Rückenmuskulatur betrifft, werden die Rückenwirbel und insbesondere die dazwischen liegenden Bandscheiben belastet mit den entsprechenden (Schmerz-) Symptomen. Die angespannten Schulter-, Hals- und Kopfmuskeln können sich in zahlreichen Schmerzsymptomen äußern (»Spannungskopfschmerz«).

- Der Energie liefernde Stoffwechsel wird hochgefahren.

Es kommt zu Nachschubproblemen z. B. bei den leicht verfügbaren Kohlehydraten. Das löst Hunger (nach Süßem) aus. Sie werden weiter unten sehen, dass gleichzeitig die Regulierung der Nahrungsaufnahme reduziert ist, so dass es recht unkontrolliert zur Nahrungsaufnahme kommt – mit den entsprechenden Folgen für Figur und Gewicht, was durch den Bewegungsmangel noch verstärkt wird (Sie sehen, es hängt alles wie ein Puzzle zusammen).

- Die Blutzähigkeit wird erhöht.

Die Menschen in den Horden hatten es ja doch häufiger mit Verletzungen zu tun und wollten sich vor dem Verbluten schützen. Das war auch kein Problem, da sie sich bewegten und durch die Muskelbewegung für ausreichend Blutdurchfluss und entsprechende Pumpbewegungen sorgten. Bei andauernd sitzenden Menschen, die Ihre Extremitäten, insbesondere die Beine, auch noch verklemmt halten (wie z. B. im Flugzeug), verstärkt sich die Gefahr der Bildung von Gerinnungsklümpchen in der Blutbahn (Thrombose).

- Die unspezifische Immunreaktion wird erhöht.

Auch das ist wieder sehr sinnvoll, da unsere Menschen in der Savanne ihre Keulen ja nicht desinfizierten, bevor sie zuschlugen. Infektionskeime mussten also möglichst rasch bekämpft werden. Sie konnten lebensgefährlich werden, weil noch kein Doktor mit Antibiotika bereitstand. Davon können Sie unter Stressbedingungen natürlich zunächst profitieren. Allerdings bricht das Immunsystem dann bei leichtem Nachlassen des Stress zusammen, und Sie nehmen sich Ihre Erkältung dann am Wochenende oder zu Beginn Ihres Urlaubs.

Und es scheint nach Zeiten von Dauerstress einen Erschöpfungseffekt des Immunsystems zu geben. Das ist heikel, weil dieses Immunsystem nicht nur für Ihre Infektabwehr zuständig ist, sondern auch entartete Zellen vernichtet, die sich als Krebszellen entwickeln könnten.

Für die Bewältigung der Herausforderung werden alle Systeme heruntergefahren, die nicht unmittelbar benötigt werden.

- Die Regulation der Nahrungsaufnahme und die Verdauung werden heruntergefahren.

In Flucht- oder Kampfsituationen hätte das unsere Vorfahren doch sehr behindert, auch wenn sie natürlich auch auf einen Ausgleich leicht verbrennbarer Energie bei längeren körperlichen Höchstleistungen angewiesen waren. Diese wurden aber dann rasch wieder in den Energiekreislauf eingespeist (und nicht auf der Hüfte als Fettpolster abgelegt).

- Der Fortpflanzungstrieb wird reduziert.

Unser Vorfahre sollte sich nicht durch Verführungskünste des Gegners ablenken lassen. Männer in herausfordernden Berufssituationen scheinen sich da gelegentlich das Überprüfen der Funktionsfähigkeit ihres Fortpflanzungssystems gegenseitig organisieren zu wollen.

- Das spezifisches Immunsystem wird reduziert.

Dieses Immunsystem reagiert ausschließlich auf spezielle Keime, gegen die unser Körper durch die einmalige Auseinandersetzung »immun« geworden ist (Kinderkrankheiten, Impfungen). Unseren Vorfahren scheint es nicht so entscheidend wichtig gewesen zu sein, ob der Gegner gerade Keuchhusten hatte.

- Die Wahrnehmung von Schmerzempfinden wird reduziert.

Da es in der Geschichte der Menschheit um den Einsatz ihres Körpers bei der Nahrungsbeschaffung und beim Kampf ging, war die Unempfindlichkeit gegen Schmerz ein deutlicher Platzvorteil. Sie benötigen diesen Effekt der automatisierten Stressreaktion heute in den meisten herausfordernden Situationen nicht. Er wird Ihnen sogar gefährlich. Sie nehmen nämlich die Warnsignale Ihres Körpers, dass Sie es übertreiben, nicht wahr. Auch deutliche Krankheitszeichen, wie sie z. B. drohende Herzinfarkte auslösen, entgehen damit Ihrer Aufmerksamkeit. In Gesprächen mit Menschen, die schwere Erkrankungen erlebt hatten und bei denen Stress im Leben eine zentrale Rolle spielte, zeigt sich immer wieder: Fast alle geben an, dass sie die Krankheitssymptome zwar bemerkt hätten, dies aber keine emotionale Resonanz in ihnen ausgelöst hätte. Sie haben deshalb nicht reagiert.

Das Wissen um diese Veränderungen unter Stressbedingungen ist notwendig, damit Sie die für Sie passenden Konsequenzen daraus ziehen können. Von zentraler Bedeutung ist, dass die Mischung der als angenehm erlebten Wachheit und Aufmerksamkeit mit der Reduktion der Wahrnehmung von körperlich-seelischen Missempfindungen (was ja auch angenehm ist) zu dramatischen Fehleinschätzungen der gesundheitlichen Risiken unter Stressbedingungen führt.

Das Erleben von Stress

Beim Erleben von Stress werden unterschieden:

- die Stressreaktion: Das ist die unmittelbare Antwort Ihres Organismus auf das Ereignis, dass Sie als Stressor bewerten.

Checkliste Stressreaktionen

Was sind Ihre bevorzugten Stressreaktionen?

Schauen Sie die Liste durch und markieren (oder ergänzen) Sie Ihre Reaktionen. Oft weisen die typischen Reaktionen auch darauf hin, wo und wie sich bei Ihnen negative, krank machende Stressfolgen zeigen können.

Kognitive, gedankliche Ebene

- Gedanken, wie »Pass auf!«, »Das schaffe ich nie!«, »Auch das noch!«, »Das geht schief!« ...
- Leere im Kopf (Blackout)
- Gedankenkreisel
- Konzentrationsstörungen
- ...

Emotionale Ebene

- Schreck
- Kampfbereitschaft
- Angstgefühle
- Unsicherheit
- Ärger
- Wut
- Unzufriedenheit
- Reizbarkeit
- ...

Vegetativ-hormonelle Ebene

- trockener Mund
- Kloß im Hals
- flaues Gefühl im Magen
- Herz-Kreislauf-Beschwerden
- übermäßiges Schwitzen
- Schwindelanfälle
- Atembeschwerden

- Migräne
- ...

Muskuläre Ebene
- Fußwippen
- Spannungskopfschmerz
- Rückenschmerzen
- allgemeine Verspanntheit
- leichte Ermüdbarkeit
- ...

- die Stressfolgen: Das sind Auswirkungen von meist länger andauernden Stresssituationen, die sich oft mit einem Körperteil verbinden lassen – je nach individuellem »Strickmuster«.

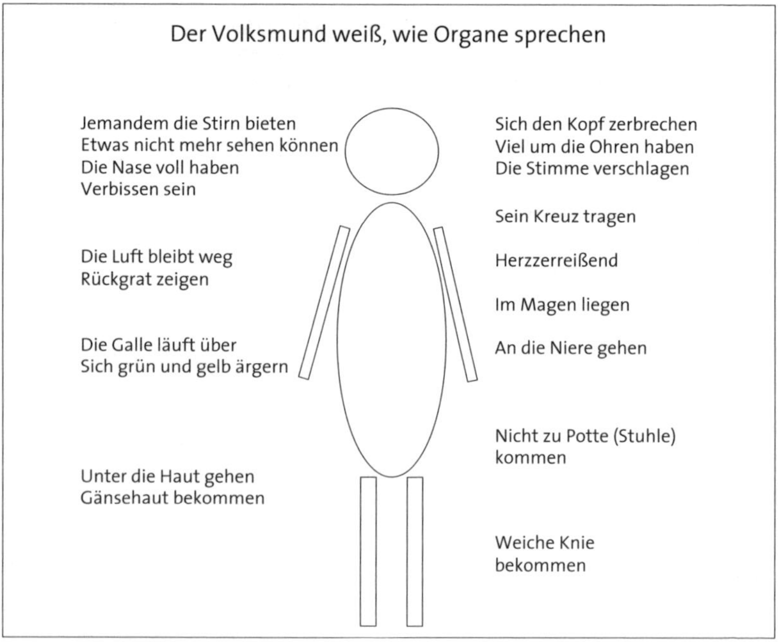

Abb. 8: Stressfolgen

Die negativen Folgen von Stress, die auch das Risiko von Erkrankungen in sich tragen, hängen eng mit folgenden Faktoren zusammen:
- mit den negativen Bewertungen der Stressoren
- mit den fehlenden oder nicht gesehenen Bewältigungsmöglichkeiten

- mit dem dauerhaften Aufrechterhalten von Stresssituationen
- mit dem unzureichenden Ausgleich (Erholung, Entspannung)
- mit der unzureichenden körperlichen Bewegung
- mit der fehlenden Wahrnehmung des Risikos und der Warnsignale.

Es gilt also bei der Stressbewältigung insbesondere diese Risikofaktoren zu »bändigen«. Grundsätzlich gibt es zwei Wege der Stressbewältigung.

Ein Weg ist die Veränderung der Stress auslösenden Situation (die situative Stressbewältigung). Dazu brauchen Sie allerdings Einfluss auf den Ablauf der Situation, auf das Verhalten der beteiligten Personen usw. Manchmal gelingt es, gemeinsam z. B. in einem Arbeitsteam Veränderungen zu erreichen und »Stressminen« zu entschärfen. Schätzen Sie realistisch ein, was auf diesem Weg möglich ist. Situative Stressbewältigung betreiben Sie übrigens auch, wenn Sie den Stress auslösenden Situationen aus dem Wege gehen.

Wenn alles Situative nicht hilft, greift die individuelle Stressbewältigung: Sie selbst machen sich fit zur Bewältigung und optimieren Ihre Strategien. Dafür gibt es viele Möglichkeiten.

Besonders wirksam ist es natürlich, beide Wege zu kombinieren.

Die Handlungsebene für den Umgang mit Stressoren

Auf der Basis des hier skizzierten Wissensstandes lassen sich einige Handlungslinien ableiten, die ein möglichst breites Spektrum eröffnen sollen, um mit Herausforderungen, mit Stressoren umzugehen und gesund zu bleiben.

Drei Aspekte sind von entscheidender Bedeutung für die Frage nach einem gesunden Umgang mit Stressoren:

- Es macht einen Unterschied, ob die allostatische Ausrichtung Ihres Organismus (also die Anspannung zur Bewältigung der Stressoren) ausgelebt wird, also letztlich in irgendeine Form von Bewegung mündet.
- Es macht auch einen Unterschied, ob der Anspannung eine Phase von Erholung folgt. Auch im Schlaf werden Stresshormone abgebaut. Das alles hilft dem Organismus, die Anspannung wieder »herunterzufahren«. Ansonsten kommt es zu immer neuen Stressreaktionen, ehe die Folgen der alten abgebaut sind. Man nennt dies die allostatische Aufladung (al-

lostatic load). Erholung ist deshalb einer der Schlüsselbegriffe beim Umgang mit Stressoren.

- Es macht für die Bewältigung der Herausforderung einen Unterschied, wie Sie die Herausforderung bewerten.
  Ist sie positiv bewertet, werden Ihre Ressourcen mobilisiert und Ihr Immunsystem wird zusätzlich stimuliert. Sie erleben Erfolg, der Sie zusätzlich stimuliert.
  Ist sie negativ bewertet, erzeugt die Bewältigung der Herausforderung zusätzlichen Stress durch Ihren Widerwillen, die Abscheu und andere emotionale Abwehrreaktionen. Diese Emotionen tendieren zusätzlich noch dazu, den Stresszustand zu verlängern, ihn teilweise über lange Zeit aufrechtzuerhalten. Sie hängen der Situation dann noch tagelang mit schlechter Stimmung und Anspannung nach. Denken Sie z. B. an eine belastende Arbeitssituation, die Ihnen jeden Morgen allein schon auf der Fahrt zum Büro ein Höchstmaß an Unbehagen und körperlichen Symptomen bereitet hat. Sie haben in den negativ bewerteten Stresssituationen natürlich auch kaum Erfolgserlebnisse, die Sie stimulieren könnten.

Die Bewältigung von Stressoren

A) Die situative Stressbewältigung

Man unterscheidet bei der Stressbewältigung wie beschrieben zwischen situativen und individuellen Ansätzen. Die situativen Ansätze beziehen sich auf die Gestaltung von Situationen, die Herausforderungen für den einzelnen Menschen darstellen. Die Frage dabei ist, wie sich unnötige Stressoren vermeiden lassen.

Für die beruflichen Zusammenhänge sind in den letzten Jahren viele Ansätze dafür entwickelt worden: Sie stehen unter der Überschrift der gesundheitsorientierten (salutogenen) Arbeitsprozesse und des salutogenen Führungsstils. Wenn Menschen ihre Widerstandsfähigkeit gegen Stressoren verbessern, ist es sinnvoll, auch auf Möglichkeiten der Verbesserung der Arbeitsprozesse, der Rahmenbedingungen und auch des Führungsverhaltens der Verantwortlichen zu schauen. Dies ist immer noch nicht üblich, obwohl der Großteil der Stressoren im Arbeitsleben vermeidbar ist.

Bei den Stressoren im familiären Umfeld sind ebenfalls solche Überlegungen sinnvoll. Manchmal braucht es mutige Veränderungen des Ablaufs, das Erschließen zusätzlicher Ressourcen (von der Nachhilfe bis zur Haushaltshilfe), die Umverteilung von Aufgaben etc., um Stressoren zu vermeiden.

Der Weg, um das zielgerichtet anzupacken, beginnt mit einer ausführlichen Beschreibung der Abläufe, die individuell als Stressor erlebt werden. Dabei ist es nicht wichtig, dass andere Ihr Erleben des Stressors teilen oder Sie vielleicht für zu sensibel halten. Wichtig ist Ihre persönliche Einschätzung.

Gehen Sie dazu in folgenden Schritten vor:

1. Fertigen Sie eine Auflistung aller Abläufe, Aufgaben, Herausforderungen einer Woche auf, von denen Sie sagen: Die können bei mir Stressreaktionen auslösen. Machen Sie das zunächst völlig unsortiert, wie es Ihnen gerade einfällt. Machen Sie noch keine Wertung (»Na, so schlimm ist das ja auch nicht«, »So oft kommt das doch nicht vor«). Nutzen Sie für Ihre Notizen zwei Blätter, das eine für das private, das andere für das berufliche Umfeld.

2. Bringen Sie die notierten Stichworte auf einem neuen, jetzt quer liegenden Blatt in eine Reihenfolge (wieder getrennt nach dem Umfeld): links steht »weniger bedeutsam für meinen derzeitigen Stresspegel«, rechts steht »bedeutsam für meinen derzeitigen Stresspegel«

3. Nehmen Sie das gleiche Schema, das Sie schon aus der Entscheidungsmatrix kennen. Schauen Sie sich jetzt die einzelnen Stressoren an, die zu Ihrem derzeitigen Stresspegel beitragen, betrachten Sie insbesondere die Seite mit der derzeit hohen Bedeutung. Schätzen Sie für jeden Einzelnen dieser Stressoren ein, ob er für Sie eher leicht oder eher schwer zu verändern ist.

Leichter für Sie zu verändern sind Stressoren:

- auf die Sie selbst zumindest teilweise Einfluss haben,
- für die Sie bezüglich einer Veränderung schon ein Ziel haben,
- für die Sie erste Ideen haben, wie Sie es anpacken werden,
- für die Sie Ressourcen, Hilfestellungen »anzapfen« werden,
- für die es in Ihrem sozialen Netzwerk Verständnis gibt, was dann zu gemeinsamen Lösungen führt, wenn Sie die Initiative ergreifen.

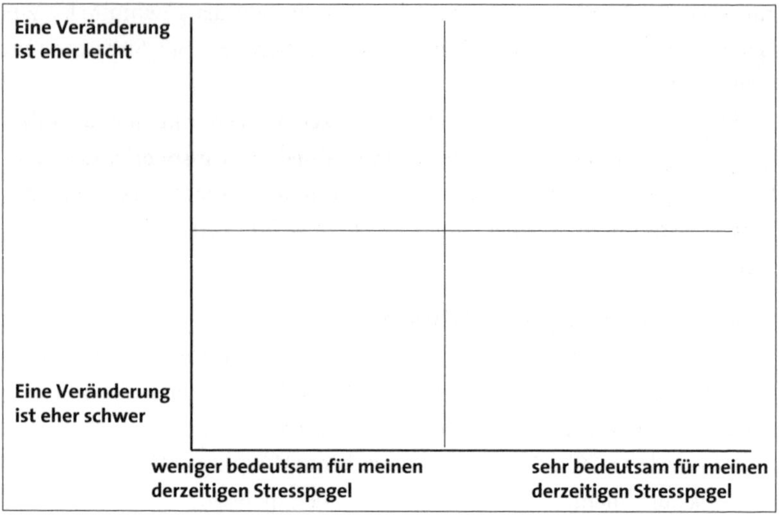

Abb. 9: Matrix für Stressoren

4. Wählen Sie ein bis drei Stressoren aus dem Feld »weniger bedeutsam für meinen derzeitigen Stresspegel«/»eher leicht zu verändern«:

- Führen Sie sich die konkreten Abläufe vor Augen.
- Entwickeln Sie ein Zielszenario: Angenommen, es ist mir gut gelungen, diesen Stressor zu entschärfen und zu einer Herausforderung zu machen, die ich gut bewältigen kann – wie sieht der Ablauf dann konkret aus? (Bitte das Ziel wieder in der Gegenwart formulieren: »Ich mache jetzt …, andere haben übernommen zu …«)
- Entscheiden Sie, was Ihr erster Schritt ist und bis wann Sie ihn durchgeführt haben werden, mit wem Sie sprechen müssen, welche Fragen Sie noch klären müssen etc.
- Bestimmen Sie einen genauen Zeitpunkt (z. B. in zwei Wochen, Freitag um 18 Uhr), zu dem Sie eine Bewertung des (Zwischen-)Ergebnisses vornehmen und weitere Schritte planen.

B) Die individuelle Stressbewältigung

Es ist zu empfehlen, dass Sie sich beim Umgang mit Stressoren beide Brillen abwechselnd aufsetzen: die eine für den Blick auf die konkreten Situationen und die andere für den Blick auf Ihre individuelle Reaktion und

Verarbeitung. Sie können so verhindern, dass Sie sich für unnötigen Stress fit machen und es versäumen, in Ihrer Umgebung aktiv zu werden und Veränderungen zu initiieren. Gelegentlich müssen Sie sich allerdings gerade im Berufsleben auch für Stressoren fit machen, die Sie für völlig überflüssig halten, auf die Sie selbst aber keinen Einfluss haben.

Es lassen sich drei Säulen der individuellen Stressbewältigung unterscheiden:

- die Bewertung der Stressoren und der Möglichkeiten, sie zu bewältigen
- die Ausdauerbewegung
- die Entspannung, die Erholung, der Schlaf

Dazu erhalten Sie hier Hinweise und Arbeitsmaterial. Der Schwerpunkt liegt in dieser Etappe auf einer Veränderung des gedanklichen (kognitiven) Umgangs mit Stress. Die Gründe dafür und die Zusammenhänge werden Ihnen erläutert. Für die anderen Säulen der Stressbewältigung erhalten Sie verbindende Hinweise auf die in anderen Etappen intensiv behandelten Themen »Entspannung«, »Ausdauerbewegung« und »Erholung, Schlaf«.

Vorweg wollen wir Sie auf Folgendes hinweisen:

Die automatisierte Stressreaktion hat wegen der Reduktion von Schmerz- und Missempfindungen oft beeinträchtigte Selbstwahrnehmungen zur Folge. Dies gilt insbesondere, wenn die Stressoren lange und kontinuierlich auf Sie eingewirkt haben und wenn Sie auch schon vorher eher zögerlich in sich selbst »hineingehorcht« haben. Wenn Sie Ihre Stressreaktion optimieren wollen, ist eine gute Selbstwahrnehmung sehr hilfreich. Sie sollten sie also schulen. Das oben dargestellte Body Scan und die Konzentration auf den Atem sind dafür besonders gute Möglichkeiten. Andere Methoden, die hilfreich sein können, stammen aus dem Repertoire der Entspannung (siehe unten), z. B. Yoga, Tai Chi und andere körperbetonte Meditationen. Sie haben dabei den zusätzlichen Vorteil, dass Sie sowohl die Selbstwahrnehmung schulen, als auch wirksame Methoden für Entspannung und Ausgleich erlernen.

Die Bewertung von Stressoren und die Veränderung von Bewertungen

Sie gehen hier in zwei Schritten vor:

- Zunächst erhalten Sie die Möglichkeit, Ihr derzeitiges und Ihr für die Zukunft erwünschtes Stressverhalten genau zu beschreiben. Dazu gibt es eine Checkliste, die Anleitung zur Analyse kritischer Ereignisse und die Beschreibung von Stressverhalten mit Hilfe von Bildern.
- Danach wird Ihnen der Weg aufgezeigt, wie Sie zu anderen Bewertungen von Stressoren kommen und damit besser für die Bewältigung gerüstet sind.

B 1) Beschreibung und Analyse von Stressoren

Als ersten Schritt zur gezielten Optimierung und Veränderung des Umgangs mit Stress ist es sinnvoll, eine Beschreibung der eigenen Stressreaktionen und der Zusammenhänge zu erarbeiten. In der Checkliste sind Beispiele solcher Beschreibungen zu finden, die als Grundlage für die weiteren Überlegungen dienen können.

Checkliste zur Einschätzung des Umgangs mit Stress

Sie finden in dieser Checkliste Fragen, die Sie anregen sollen, Ihre Reaktion auf Stressoren aus verschiedenen Blickwinkeln zu betrachten und zu überprüfen. Geben Sie sich möglichst konkrete Antworten, Antworten, die Ihr beobachtbares Verhalten und Ihr unmittelbares Erleben betreffen. Je konkreter Ihre Antworten sind, umso mehr Ideen werden Sie für mögliche Veränderungsschritte erzeugen können. Machen Sie sich entsprechende Notizen.

- Wie zufrieden sind Sie insgesamt mit der Art, wie Sie mit den Herausforderungen, die das Leben an Sie stellt, fertig werden?
  (0 = sehr unzufrieden ... 10 = sehr zufrieden)
- Was gelingt Ihnen besonders gut?
  Welche Art von Herausforderung meistern Sie wie?
  Beschreiben Sie Ihre Stärken (z. B. gutes Sortieren, guter Überblick, beruhigende innere Sätze, andere um Unterstützung anfragen ...).
- Welche häufigen Muster Ihrer Reaktionen auf Stresssituationen lassen sich beschreiben? (z. B. Augen zu und durch, riesige Anstrengung und anschließende Erschöpfung, besonders ruhig werden und eins nach dem anderen anpacken ...)?
  Wann stoßen Sie mit diesen Mustern an Grenzen?
- Welche Vorkommnisse, Arbeitsabläufe, Lebens- und Arbeitsbedingungen etc. sind auf welche Weise gerade für Sie als besonders effektive Stressoren wirksam?

- Was sind die Folgen Ihrer ganz persönlichen Auseinandersetzung mit den typischen Herausforderungen Ihres Lebens? (z. B. Stolz, gute Stimmung, Ausgeglichenheit, Burn-out-Symptome, Kopfschmerzen, ständige Hektik ...)
- Angenommen, Sie haben eine optimale Balance zwischen den Herausforderungen Ihres Lebens und Ihren Reaktionsmöglichkeiten gefunden: Was haben Sie an Ihrem Umgang mit Stress, an Ihren Reaktionen verändert?
- Woran genau merken Sie eine Veränderung Ihrer Stressreaktion im Sinne der von Ihnen angestrebten Verbesserung (körperliche, psychische, soziale Folgen, Abnahme von Symptomen ...)?
  Was genau ist dann anders?
- Welche Methoden, Stress zu erzeugen oder Stress zu steigern, sind bei Ihnen besonders wirksam? Welche »innere Antreiber« funktionieren besonders gut (z. B die Herausforderung perfekt zu bewältigen, die Überzeugung, es nie zu schaffen, Ihr Dominanzbestreben, langes Nachgrübeln, die Selbstentwertungen ...)?
- Wie könnten Sie die Stressreaktionen ins Unerträgliche steigern?
  Angenommen, Sie wollten Ihren Stresspegel um mindestens das Doppelte steigern: Wie könnten Sie das mit möglichst wenig Aufwand zuverlässig schaffen?
- Wann hatten Sie zuletzt die Erfahrung gemacht, dass Körper und Seele auf einen Stressor nicht wie gewohnt reagiert haben, sondern Sie ruhig, gelassen und doch konzentriert geblieben sind?
- Welche Ressourcen und Fähigkeiten zur Erholung und Entspannung haben Sie verfügbar, welche werden von Ihnen bislang wie genutzt?

Sich Stressoren auszusetzen, muss für Sie persönlich einen Sinn machen. Das Durchstehen eines aufreibenden Partnerschaftskonflikts, die Begleitung von Kindern durch pubertäre Krisen, die Bewältigung eines Sie extrem fordernden beruflichen Projekts, das Besteigen eines Himalaya-Gipfels etc. es muss jeweils Ihr Engagement lohnen. Für den Umgang mit Stressoren ist die Einschätzung in Bezug auf die Lebensziele und Lebensentwürfe wichtig, um die Frage des Sinns auszuloten:

- Wozu setzen Sie sich den Situationen aus, in denen Sie Stressoren identifiziert haben?
- Auf welchen Horizont hin beschreiben Sie in dieser Lebensphase Ihre Ziele und was ist hinter diesem Horizont?« (»Hinterm Horizont geht's weiter«, Lindenberg 1986)
- Wie viele und welche Herausforderungen brauchen Sie, möchten Sie in Ihrem Leben haben und wozu?
- Welche Prioritäten müssen in Bezug auf Ihre übergeordneten Lebensziele verändert werden?
  Was sind dazu erste Schritte?

Ziehen Sie abschließend eine kleine Bilanz dieses Checks:

- Wenn Sie sich Ihre Antworten auf die Fragen dieser Checkliste durchschauen: Was fällt Ihnen besonders auf, wo sehen Sie Ihr gutes Fundament und wo sehen Sie Handlungsbedarf?

Als nächsten Schritt tragen Sie zusammen, welche Situationen von Ihnen als Stress auslösend bewertet werden. Nutzen Sie hierfür auch die Ergebnisse der eben bearbeiteten Checkliste und die Ergebnisse der situativen Stressbewältigung.

Situationen, die Stressreaktionen auslösen können, sind einerseits individuell sehr unterschiedlich, andererseits gibt es Stressoren, die im Querschnitt der Bevölkerung als belastend erlebt werden, z. B.:

- Tod des Lebenspartners
- Trennung vom Lebenspartner
- eigene Krankheit
- Verlust des Arbeitsplatzes.
- Streits im privaten Rahmen
- Probleme mit der Sexualität
- Familientreffen

Aus dem Arbeitsleben ist bekannt, dass z. B.:
- Umorganisationen
- unklare Vorgaben
- fehlende Wertschätzung
- Konflikte mit Vorgesetzten und Kollegen
- Zeitdruck
- fehlende Qualifikation für die Aufgaben
- als Stressoren erlebt werden.

Aber auch viele Alltagssituationen können Stressreaktionen auslösen:
- der morgendliche Verkehrsstau
- die nicht ordentlich gemachten Hausaufgaben der Kinder
- der »abgestürzte« Computer
- die Schlange vor der Supermarktkasse
- der nächtliche Lärm vor Ihrem Urlaubshotel
- das flegelhafte Benehmen Ihres Vorgesetzten
- …

Checkliste für Stressoren in der Arbeitswelt

Schauen Sie die Liste durch und markieren (oder ergänzen) Sie Stressoren, die für Ihre Arbeitssituation typisch sind, mit denen Sie sich häufig auseinander setzen müssen.

Sie finden mit den Ergebnissen dieser Checkliste Hinweise auf Handlungsbedarf und/oder Handlungsmöglichkeiten in Ihrem Arbeitsumfeld (situative Stressbewältigung).

Körperliche Stressoren:

- Lärm
- Kälte bzw. Hitze
- unangemessene Beleuchtung
- Nacht- und Schichtarbeit
- ...

Psychisch-mentale Stressoren:

- Überforderung durch die Leistungsmenge bzw. das Arbeitstempo
- Überforderung durch hohe Informationsflut
- fehlende Anerkennung für erbrachte Leistungen
- Unübersichtlichkeit oder Kompliziertheit der Arbeitssituation
- unklare Vorgaben von Arbeitsaufträgen und Zielen
- Leistungs- und Zeitdruck
- Angst vor Misserfolg und Kontrolle
- hohe Verantwortung für Menschen und Werte
- ...

Soziale Stressoren:

- fehlende Unterstützung durch Kollegen und Vorgesetzte
- schlechtes Betriebsklima
- Konflikte
- Konkurrenzdruck
- unklar geregelte Zuständigkeiten
- isoliertes Arbeiten
- geringe Möglichkeiten der persönlichen Entwicklung
- Diskriminierung oder Benachteiligung
- Unvereinbarkeit der Arbeitsbedingungen mit den Erfordernissen der Familie
- Angst vor Arbeitsplatzverlust
- mangelhafte Information und mangelnde Beteiligung am Betriebsgeschehen
- ...

Hier folgen Ihre Arbeitsschritte zur Analyse Ihrer Stressoren:

Nehmen Sie sich wieder einen Stift und ein ausreichend großes Blatt Papier (DIN-A3) zur Hand. Sammeln Sie spontan Ihre Einfälle zu der folgenden Frage:

- Was sind typische Situationen, die bei Ihnen Stressreaktionen auslösen? Sammeln Sie sowohl »banale« Alltagssituationen als auch Situation, die für Sie eine tiefere Bedeutung haben.

Bringen Sie die gesammelten Situationen in eine beliebige Auflistung und bewerten Sie die Situationen auf einer Skala von

1 (geringe Stressreaktion) bis 10 (intensive Stressreaktion).

Beschreiben Sie (möglichst schriftlich) fünf konkrete Situationen, für die Sie eine Optimierung Ihrer Stressreaktion und Stressverarbeitung erreichen wollen.

Nutzen Sie für die Auswahl der Situationen auch wieder die Ergebnisse Ihrer Arbeit mit der Checkliste.

Sie werden sich mit diesen Situationen in einem späteren Arbeitsschritt weiter beschäftigen.

B 2) Analyse eines kritischen Ereignisses

Mit der Analyse eines »kritischen Ereignisses« können Sie sich weitere Einzelheiten zu Ihren Stressreaktionen und auch zu Ihren Erfolgsrezepten erarbeiten. Es geht darum, Ihre konkreten Verhaltensweisen zu identifizieren, die erfolgreich zur Bewältigung eines Stressors beigetragen haben. Unter Erfolg wird hier verstanden, dass Sie mit Ihrer individuellen Reaktion auf eine Herausforderung zufrieden sind.

Gehen Sie dabei mit folgenden Schritten vor:

- Nehmen Sie sich ein ausreichend großes Blatt Papier, das Sie in eine linke und eine rechte Hälfte teilen.
- Suchen Sie sich ein Ereignis aus den letzten Wochen, das eine besondere Bedeutung für Ihre Stressreaktionen und die Stressfolgen hatte. Es soll ein kritisches Ereignis sein, bei dem Sie mit Ihrer Reaktion darauf zufrieden gewesen sind, das Sie als erfolgreich bewerten.
- Legen Sie einen Beginn des Ereignisses fest und notieren Sie in die rechte Spalte, was zuerst passiert ist.
- In die linke Spalte schreiben Sie, wie Sie zuerst konkret (auf der Ebene des beobachtbaren Verhaltens und mit Ihrem inneren Erleben) reagiert haben.

- Rechts wird dann der weitere Fortgang des Ereignisses in Einzelschritten aufgeschrieben, insbesondere auch die Folgen Ihrer jeweiligen Reaktion.
- Rechts beschreiben Sie also, was Sie jeweils konkret zur Bewältigung getan haben. Notieren Sie in der rechten Spalte auch Ihre körperlich-seelischen Stressreaktionen und deren Zu- und Abnahme in Bezug auf den Fortgang der Ereignisse.
- Arbeiten Sie sich so schrittweise durch den zeitlichen Ablauf des kritischen Ereignisses.

Betrachten Sie dann abschließend den gesamten Prozess:
- Welche Auswirkungen hatten welche Verhaltensweisen von Ihnen: auf Sie selbst, auf die anderen Beteiligten?
- Welche Verhaltens- und Erlebensweisen waren für Ihren Erfolg entscheidend?
- Welche Bewältigungsstrategien für Ihre Stressreaktionen (körperliche Reaktionen, Emotionen) waren besonders wirksam?
- Welche Hinweise lassen sich daraus auf Ihre Fähigkeiten zur Stressbewältigung ableiten?
- Welche Stressreaktionen und Stressfolgen waren besonders typisch für Sie?
- Womit waren Sie noch nicht zufrieden?
- Welche Ideen zu Veränderungen und Optimierungen haben Sie nach der Analyse dieser Situation?

B 3) Analyse Ihres Stressverhaltens mit Hilfe von Bildern

Vielleicht haben Sie Lust, völlig andere Wege zu beschreiten, um Ihr Stressverhalten zu erkunden und zu beschreiben. Ein Weg führt über Bilder, die Ihr Stressverhalten zeigen.

Gehen Sie dazu in ein Geschäft mit einer großen Auswahl an Postkarten. Die Buchhandlungen in manchen Museen eignen sich dafür sehr gut. Suchen Sie aus den vielen Postkarten zwei aus:

– eine, die Ihre aktuelle Stressbewältigung darstellt, und
– eine, die Ihre zukünftige, optimal gelingende Stressbewältigung zeigt.

Wählen Sie »aus dem Bauch« heraus, ohne viel darüber nachzudenken.

Beschreiben Sie dann anhand der Karten Ihr aktuelles und anschließend Ihr zukünftiges Stressverhalten. Werden Sie dabei zunehmend konkret, wieder bis auf die Ebene beobachtbaren Verhaltens und des konkreten Erlebens.

Besonders ergiebig ist dieser Prozess, wenn Sie sich dazu einen vertrauten Gesprächspartner einladen, der eigene Ideen äußert und Ihnen vorwiegend Fragen stellt.

Sie haben natürlich auch die Möglichkeit, Bilder für sich selbst zu erzeugen, indem Sie Ihr jetziges und Ihr zukünftiges Stressverhalten malen oder mit anderen Materialien darstellen.

Oder Sie nutzen die Fotografie, wie es hier in dem entsprechenden Abschnitt noch dargestellt wird (Fotoexplorationen und Fotoinszenierungen, S. 194). Das Thema der Fotos ist dann die Stressbewältigung, jetzt und zukünftig.

Der Vorteil bei der Arbeit mit Bildern liegt darin, dass Sie sich zusätzlich eine wichtige Informationsquelle erschließen, nämlich das »Denken in Bildern«. Ihr Gehirn aktiviert dann andere Areale, die Ihre Überlegungen zum Stress besonders reichhaltig werden lassen. Oft entstehen auf diesem Weg Ideen, auf die Sie nur über das Denken nicht gekommen wären.

Sie haben jetzt in mehreren Schritten eine »Landkarte« der Stress auslösenden Situationen und Ihrer Reaktionsmuster gezeichnet. In den folgenden Schritten geht es um die Optimierung Ihrer Bewältigungsmöglichkeiten durch Veränderung eines Teils Ihrer »Landkarte« der Stresssituationen.

Nehmen Sie die folgenden Hinweise und Übungen zur Stressbewältigung dann auf, wenn sie zu Ihren speziellen Stärken und Ressourcen passen.

C) Kognitives Verhaltenstraining zur Stressreduktion

Grundlage der folgenden Schritte und Übungen ist die Erkenntnis:

Stress entsteht im Kopf!

Jede Situation, die geeignet ist, eine Stressreaktion auszulösen, muss zunächst durch das »Nadelöhr« Ihrer Bewertung. Erst dann, also erst wenn Sie entschieden haben, dass es sich um eine Herausforderung, um eine Bedrohung, um einen Angriff o. Ä. handelt, reagieren Körper, Geist und Seele. Allerdings verlaufen diese Bewertungen und Entscheidungen teilweise blitzschnell und automatisiert (muss ja auch sein, weil Sie schnell reagieren sollen, um im Notfall zu überleben).

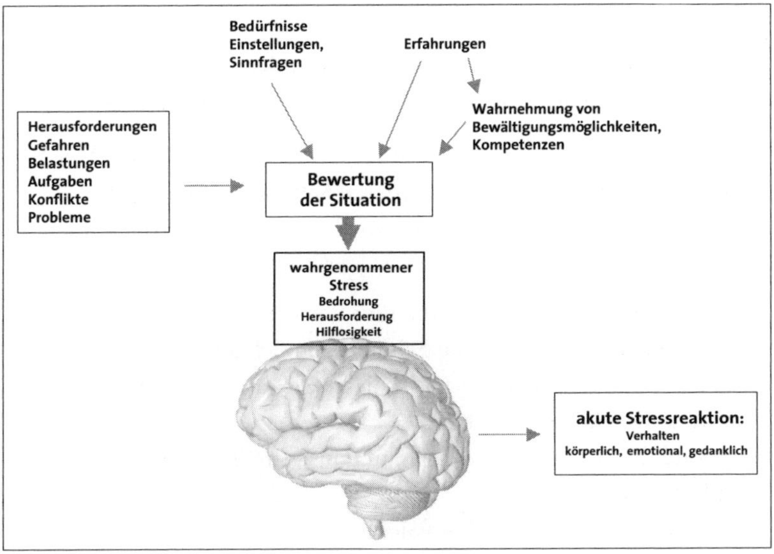

Abb. 10: Bewertung von Stress

Wenn es Ihnen gelingt, diesen automatisierten Ablauf für bestimmte Situationen zu »entschleunigen«, ihn in ein Zeitlupentempo zu bringen, dann haben Sie die Chance einzugreifen.

In Situationen, in denen Sie Ihre Stressreaktion für völlig überzogen oder sogar überflüssig bis hinderlich erachten, oder wenn Sie bereits unter unangenehmen Stressfolgen leiden, wollen Sie ja genau in diesen automatisierten Ablauf eingreifen.

Ein optimales Ergebnis für den Abbau Ihrer für unnötig befundenen, individuellen Stressreaktionen wäre also, wenn es Ihnen gelänge, das Ganze zu stoppen. Noch besser und besonders trickreich wäre es, wenn Sie den Automatismus Ihrer Stressreaktion ausnutzen könnten und ihm eine andere Botschaft für Ihren Organismus mit auf den Weg gäben – eine Botschaft, die dann nicht Lähmung, Blackout, nasse Hände und später einen Reizmagen verursacht, sondern Optimismus und freudige Erregung. Das nennt man dann »kognitive Umstrukturierung« und ist ein Trainingsprogramm, das Ihnen hier skizziert wird.

C 1 Das Erkennen und Verändern Ihrer Stress auslösenden Gedanken – ein Programm in fünf Schritten

Nehmen Sie sich ein Blatt Papier (DIN-A3), das Sie quer benutzen, und einen Stift.

Teilen Sie das Blatt Papier nach dem folgenden Schema ein. Lesen Sie sich zunächst die Anleitung für alle Schritte durch und beginnen Sie dann.

1. Schritt:

Beschreibung und Analyse von »inneren Sätzen und Dialogen«

Sie haben in der vorausgegangenen Analyse schon Situationen identifiziert und bewertet, die bei Ihnen Stress auslösen.

- Bringen Sie hier noch einmal die fünf typischen Situationen zu Papier. Nutzen Sie dabei das Schema. Erinnern Sie sich an die letzten Wochen und an die Situationen, die Sie in dieser Zeit als besonders Stress auslösend wahrgenommen haben.
- Was sind die Gedanken, die Ihnen in typischen Stresssituationen durch den Kopf gehen?
- Welche inneren Dialoge führen Sie?

Notieren Sie spontan solche Gedanken und Sätze.

Machen Sie sich klar, dass diese Sätze und »inneren Dialoge« schon lange in Ihnen vorhanden sind und dass sie durch die äußere Situation jetzt nur aktiviert werden. Sie sind eng verbunden mit wichtigen und zentralen Überzeugungen, Einstellungen, Selbstbildern etc., die Sie im Verlauf Ihres Lebens entwickelt haben. Das sind z. B. Einstellungen wie:

- Wenn ich es nicht selbst mache, klappt's nicht.
- Ich will es allen recht machen, ich will keinen verletzen.
- Wenn's nicht 100 %ig ist, taugt's nichts.
- Da kann ich nichts machen, ich bin nur ein Rädchen im Getriebe.
- Nur die Harten kommen in den Garten.
- Ich war schon immer auf der Verliererseite.
- Mir läuft die Lebenszeit davon.
- etc.

Nehmen Sie sich jetzt jeden Ihrer Sätze oder inneren Dialoge und schreiben Sie in das Nachbarfeld (Einstellungen, Werte) das Ergebnis Ihrer Überlegungen zu den Hintergründen.

- Welche meiner Einstellungen, Werte, Überzeugungen und Selbstbilder werden in dem Satz deutlich?

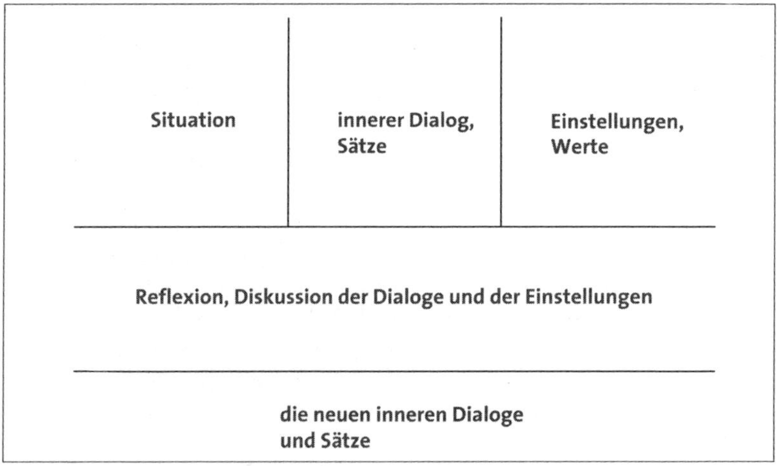

Abb. 11: Schema zur Veränderung Stress auslösender Gedanken

Der kognitive Zugang

Die kognitiven Prozesse, wie die Wahrnehmung und insbesondere die Verarbeitung von möglichen Belastungssituationen, werden durch die individuellen Lernerfahrungen bestimmt. Diese Erfahrungen beeinflussen relativ stabil und oft wenig flexibel unsere psychischen und körperlichen Reaktionen auf Stressbelastungen. Bei steigenden Belastungen, die die bestehenden Ressourcen eines Menschen überfordern, kann das nicht nur zu ausgeprägtem Stresserleben führen, sondern es kann auch mittel- und langfristig die Funktionsabläufe im Körper im Sinne einer krank machenden Stressreaktion (alostatic load) stören, die Funktionen der Organe beeinträchtigen und Krankheiten begünstigen.

Neue Forschungsergebnisse zeigen, dass die gedankliche Auseinandersetzung mit der belastenden Situation allein schon zu nachhaltigen körperlichen Veränderungen führen kann, insbesondere zu einer veränderten Hormonausschüttung und zu einer Beeinflussung von Funktionen des Immunsystems. Auf die Wahrnehmung einer kritischen Situation erfolgt in unserem Gehirn eine Verarbeitung und Klassifikation der Situation nach der Art »Bedrohung«, »Belastung« oder »zu bewältigende Herausforderung«. Erst diese Aktivierung in unserem Gehirn während der Situationsbewertung löst in den dafür zuständigen Hirnarealen Veränderungen in den Konzentrationen der Botenstoffe aus. Diese veränderten Botenstoffe lösen dann spezifische Gefühle aus. Das wiederum aktiviert über eine zentrale Schaltstelle zwischen dem Gehirn und dem Körper eine oder mehrere Kaskaden von Stresshormonen. Damit wird das Ergebnis des Stressverarbeitungsprozesses in unserem Gehirn an die Körperorgane und die unterschiedlichen Funktionsabläufe im Körper direkt vermittelt.

Am Beginn des Prozesses der Stressauslösung steht also die gedankliche Bewertung und damit die Koppelung mit der individuellen Lebenserfahrung. Die kognitiven Verfahren zur Erzielung guter Muster zum Schutz vor Stressfolgen laufen deshalb besonders über die Veränderung der entsprechenden Sätze und inneren Dialoge. Die effektivsten Trainingsprogramme zur Stressbewältigung basieren auf Techniken und Methoden der kognitiven Verhaltenstherapie. Gemeinsames Ziel dieser unterschiedlichen Methoden ist die Veränderung der Stress auslösenden Situationen und/oder die gedankliche Umbewertung der belastenden Umweltkonstellation durch den Einzelnen selbst.

Das Prinzip bei diesem Prozess ist folgendes:

Zunächst steht das »Bewusstmachen« der automatisierten Einstellungen in Zusammenhang mit den Belastungen im Vordergrund. Hier haben Sie bereits einen ersten Schritt gemacht.

Diese meist unbewussten »Masterpläne« oder »Schaltpläne« werden in Bezug auf deren Wirksamkeit im Hinblick auf eine Belastungsreduktion kritisch hinterfragt.

Wenn die Überprüfung ergibt, dass sich die Bewertungsmuster nicht eignen, um die Belastungen zu reduzieren, werden neue »Masterpläne« entworfen.

Dann wird in geeigneten Situationen deren Effektivität überprüft.

Zeigen die neuen Bewertungsstrukturen in Belastungssituation ihre Wirkung und tragen spürbar zur Belastungsreduktion bei, beginnt das eigentlich Training. Durch beständiges Anwenden der neuen Bewertungsstrukturen, insbesondere in den privaten oder beruflichen Belastungssituationen, erfolgt zunächst eine »verstandesmäßige« Einsicht, der später eine »gefühlsmäßige« Einsicht folgt. Im Laufe der Zeit werden die »neuen Einstellungen« die »alten Einstellungen« abgelöst haben und ebenso automatisiert ablaufen.

Entscheidend bei diesen Veränderungen ist nicht nur eine gründliche Analyse der bisherigen automatisierten »Masterpläne«, sondern insbesondere das kontinuierliche und regelmäßige Training der neuen Bewertungsstrukturen.

Dieses Training ist wie ein Training im Sport, wenn Sie neue Bewegungsabläufe beim Tennisaufschlag oder Bodenturnen immer wieder üben.

So lernt das Gehirn die notwendige visuell-motorische Koordination, und die Schläge oder Bewegungsmuster können automatisiert unter Wettbewerbsbedingungen im Punktspiel oder Turnier abgerufen werden (vgl. dazu auch Schedlowski 2005).

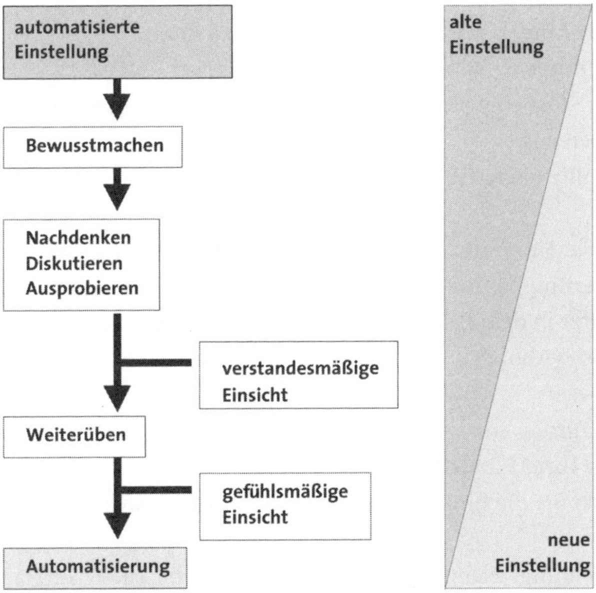

Abb. 12: Ablauf eines kognitiven Verhaltenstrainings zur Stressreduktion

2. Schritt:

Überprüfung Ihrer Masterpläne

Gehen Sie nun Ihre Sätze und die »dahinter« liegenden Einstellungen in den folgenden Arbeitsschritten durch:

- Nehmen Sie sich jeden Satz einzeln vor.
- Wählen Sie dazu die fünf wichtigsten Sätze und inneren Dialoge aus (Auswahlkriterien: »besonders häufig eingesetzt« und »besonders effektiv für Stresserleben«).
- Notieren Sie sich Ihre Eindrücke davon,
  - wie der jeweilige Satz Ihre Stressreaktion beeinflusst,
  - wie er in Ihnen klingt,

  – was er konkret an Reaktionen auf der Gefühlsebene und im Körper auslöst,
  – was die Folgen auf der Handlungsebene sind,
  – was andere an Ihnen beobachten können.
- Treffen Sie eine Einschätzung: Wie wirkt sich dieser Satz auf Ihre Stressbewältigung aus?
- Der Satz hindert oder hilft, die Situation zu lösen.
  - 5 = hindert   0 = neutral   + 5 = hilft
- Der Satz löst eine völlig übertriebene oder angemessene Stressreaktion bei Ihnen aus.
  - 5 = völlig übertrieben   + 5 = angemessen

Wählen Sie Sätze aus, die Sie nach der bis hier durchgeführten Analyse und Bewertung für besonders veränderungswürdig einschätzen. Notieren Sie die Sätze in dem Feld »Reflexion, Diskussion der Dialoge und der Einstellungen« (Abb. 11).

3. Schritt:

Reflexion Ihrer Einstellungen

Betrachten Sie die hinter den ausgewählten Sätzen stehenden Einstellungen.

Empfehlung: Nehmen Sie für diesen Schritt einen vertrauten Gesprächspartner hinzu.

Lassen Sie sich von den folgenden Fragen anregen:
- Wie starr oder flexibel, hart oder weich sind diese Einstellungen?
- Welche lebensgeschichtlichen Erfahrungen stehen hinter diesen Einstellungen?
- Wann, wie und wo haben sie sich bewährt?
- Was hätte eine »Verflüssigung« dieser Einstellungen für Folgen, im besten Fall, im schlimmsten Fall?
- Wer rät Ihnen eher, bei Ihren Einstellungen zu bleiben, wer rät Ihnen zu welchen Veränderungen?
- In welche Richtungen wären Veränderungen Ihrer Einstellungen für Sie denkbar? Was wäre der Preis dafür?
- Was könnte das Ziel von Veränderungen Ihrer Einstellungen sein?

Beginnen Sie nach diesem Prozess des Nachdenkens dort, wo es möglich ist, Ihre Einstellungen zu ergänzen, zu erweitern, zu verändern.

Notieren Sie sich die dabei entstehenden Formulierungen in dem Feld Reflexion, Diskussion der Dialoge und der Einstellungen« (Abb. 11).

4. Schritt:

Entwicklung neuer Sätze und deren Tauglichkeitsprüfung

Sie kommen jetzt an eine kleine Hürde, weil Sie nun neue Sätze entwickeln und erfinden müssen. Sie brauchen dafür etwas Zeit, weil Sie an den Sätzen so lange feilen werden, bis sie für Sie passen, bis sie stimmig klingen.

Diese neuen Sätze sollen zukünftig mehr und mehr Ihre gewohnten inneren Dialoge ersetzen (Trainingsphase). Damit das funktioniert, müssen die Sätze für Sie eine Bedeutung bekommen, sie brauchen einen emotionalen Nachhall.

Nehmen Sie dazu folgende Prüfkriterien:
Der neue Satz

- ist einfach, einprägsam und konkret,
- ist so formuliert, dass er beschreibt, was Sie wollen (statt das, was Sie nicht mehr wollen),
- ist in der Gegenwartsform formuliert,
- löst bei Ihnen ein inneres Kopfnicken aus,
- überzeugt Sie, er ist richtig,
- lässt bei Ihnen gute Bilder zur Bewältigung der Herausforderung entstehen.

Nehmen Sie sich dafür jetzt ein extra Blatt Papier und schreiben Sie die Sätze, die Sie verändern wollen, auf die linke Hälfte.

Auf der rechten Hälfte notieren Sie die Entwürfe der neuen Sätze.

Arbeiten Sie an den Sätzen, finden Sie neue Sätze, verändern Sie die Sätze … so lange, bis sie den Prüfkriterien genügen.

→ *Tipp:* Oft lassen sich stimmige Sätze formulieren, wenn die neue Erfahrung, das Lernen oder wenn frühere gelungene Bewältigungen darin zum Ausdruck kommen.

Beispiele:

– »Das schaffe ich nie!«	– »Das wird nicht einfach, aber ich werde es schaffen!« – »Das wird eine besondere Herausforderung, da werde ich dann stolz sein.« – »Ich gehe an meine Grenzen, und es tut gut, sie auch zu spüren.« – »Meine Erfahrung wird viel nutzen und es leichter machen.« – »Ich bleibe ruhig und konzentriert und setze alle Erfahrungen ein.«

Schreiben Sie die neuen Sätze in das untere Feld Ihres Blattes.

Machen Sie dann den Abgleich mit den dahinter liegenden Einstellungen und Werten:

- Was verändert sich, wenn Sie zukünftig die neuen Sätze benutzen?
- Welche Einstellungen und Werte werden Sie eher leicht aufgeben oder zumindest verändern können?
- Bei welchen Einstellungen und Werten werden Sie etwas länger brauchen?

Wenn Sie Sätze formuliert haben, die Ihnen fremd erscheinen, sollten Sie neue Sätze finden.

Wenn Ihre Sätze den Abgleich überleben und nach wie vor Ihr inneres Kopfnicken finden: Schlafen Sie eine Nacht darüber und prüfen Sie sie dann erneut.

Sätze, die sich auch am nächsten Tag als tragfähig erweisen, schreiben Sie auf je eine Karteikarte für die Trainingsphase.

5. Schritt:

Training der neuen Sätze

Sie haben jetzt Ihre Sätze einzeln auf Karteikarten vorliegen.

Folgende Schritte gehören nun zu Ihrem notwendigen Trainingsprogramm (Sie erinnern sich an den Tennisaufschlag und an das Bodenturnen):

- Lesen Sie sich die Sätze ab jetzt in den nächsten Wochen 3 x täglich laut vor einem Spiegel vor:
  - Nehmen Sie dazu eine angemessene Körperhaltung ein.
  - Atmen Sie dabei gut und tief.
  - Sprechen Sie mit einer ruhigen Stimme, die Sie tief aus Ihrem Bauch heraus erklingen lassen.

So erreichen Sie das höchste Maß an Verankerung der Sätze auf mehreren sinnlichen Ebenen.

- Überlegen Sie morgens, welche Herausforderungen, welche Stressoren an dem Tag auf Sie zukommen werden. Legen Sie sich innerlich die dafür passenden neuen Sätze bereit. Sprechen Sie die Sätze gelegentlich vor sich hin (z. B. beim Autofahren) – mit Ihrer ruhigen, sonoren Stimme. Achten Sie darauf, dass Sie Ihre Stimme auch in Ihrem stillen inneren Dialog genauso ruhig und sonor klingen lassen.
- Ziehen Sie abends eine Bilanz:
  - In welchen Situationen ist es Ihnen gelungen (auch vielleicht erst ansatzweise), den neuen Sätzen Raum und Gehör zu verschaffen?
  - Welche Situationen brauchen noch mehr Training?

Wenn es »ernst« wird

In der Stress auslösenden Situation werden Ihnen in der ersten Zeit die gewohnten (alten) Sätze automatisiert durch den Kopf schießen.

- Vereinbaren Sie mit sich selbst für genau diesen Moment ein (liebevolles) Stopp-Signal (ein Fingerschnipsen, ein kurzes, tiefes Einatmen, ein Bild, das Ihnen wichtig ist etc.).
- Lassen Sie dann Ihren neuen Satz innerlich erklingen. Nutzen Sie dabei wieder Ihre ruhige, sonore Stimme. Lassen Sie den Satz all Ihre Überzeugung ausdrücken.
- Beobachten Sie Ihre Reaktion auf den neuen Satz, atmen Sie dabei gut und tief.
- Unterstützen Sie die Wirkung Ihres neuen Satzes mit einer passenden Körperhaltung (z. B.: Sitzen oder stehen Sie aufrecht, halten Sie Blickkontakt).

Wenn Sie in diesem Trainingsprozess stocken, kann das vielerlei Gründe haben. Häufig ist das größte Hindernis, dass die kleinen Unterschiede und Verbesserungen nicht wahrgenommen werden. Es entsteht dann das Bild, dass sich nie etwas ändert. Die Aufmerksamkeit für kleine Veränderungen und Entwicklungen und die Würdigung auch von kleinsten Veränderungen in die gewünschte Richtung sind hier entscheidend. Die Fähigkeiten der genauen Selbstwahrnehmung brauchen ebenfalls Übung. Manchmal gelingen diese Schritte deutlich besser mit begleitenden Gesprächen, ggf. auch mit einem professionellen Gesprächspartner.

D Ausdauerbewegung

Die Ausdauerbewegung ist Ihnen in diesem Buch schon mehrfach nahe gelegt worden. Sie erscheint hier unter einem neuen Aspekt. Ausdauerbewegung ist eine der Möglichkeiten, die Muskelspannung, die als automatisierte Stressreaktion aufgebaut wurde, in Bewegung umzusetzen. Damit helfen Sie, negative Auswirkungen auf Ihre Gelenke und Ihren Rücken zu verhindern. Gelenkbeschwerden und Rückenbeschwerden könnten nämlich Ausdruck von Bewegungsmangel unter Stressbedingungen sein (bei Ausschluss anderer Krankheiten). Damit ermöglichen Sie es Ihrem Gesamtorganismus auch, die aufgebauten, auf die Bewältigung des Stressors ausgerichteten Energien angemessen umzusetzen.

Es sollte die Regel gelten, dass Sie insbesondere dann drei- bis viermal pro Woche mindestens 40 Minuten Ausdauerbewegung einplanen, wenn Sie besonders vielen Stressoren ausgesetzt sind (und natürlich dafür überhaupt keine Zeit haben).

Weitere Hinweise, Anleitungen, Tipps dazu finden Sie in den entsprechenden Abschnitten zur Ausdauerbewegung (S. 51).

E Entspannung, Erholung, Schlaf

Die Einübung von Entspannungsverfahren ist eine weitere Säule beim Aufbau eines wirksamen Stressschutzes. Ihnen sind schon einige Entspannungsmethoden vorgestellt worden, Sie werden noch weitere kennen lernen.

Am schnellsten können Sie folgende Entspannungsmethoden erlernen:

- die Atementspannung, weil Sie damit ein natürliches Entspannungsmuster aktivieren
- die Entspannung über den Weg der muskulären Anspannung und anschließenden Entspannung, weil Stress ohnehin muskuläre Anspannung erzeugt. Sie können dann die Entspannung besonders deutlich spüren.

Beide Wege sind zudem im Alltag besonders leicht umzusetzen. Allerdings setzt das etwas Übung voraus, mit der Sie die notwendige Sicherheit bei der Anwendung erreichen. Deshalb empfehlen wir Ihnen, die Entspannungsverfahren zu Hause in den ausführlicheren Versionen einzuüben. Dann haben Sie die Kurzform im Alltag und am Arbeitsplatz immer einsetzbar.

Für das Training der kurzen Atementspannungen wird das Üben des Body Scan empfohlen.

Für die muskuläre Kurzentspannung (s. u.) wird das Einüben der systematischen Muskelentspannung des ganzen Körpers empfohlen (Progressive Muskelentspannung nach E. Jacobson).

Für alle, die sich ein Mehr an Entspannung gönnen wollen, lohnt sich das Erlernen und Üben von diesen Methoden oder z. B. von Yoga, Tai Chi, Qigong, autogenem Training, Eutonie oder von Meditationen. Für die meisten Menschen ist es außerordentlich nützlich, sich von entsprechenden Fachkräften in eine dieser Methoden einführen zu lassen. Sie sollten das ernsthaft für sich in Erwägung ziehen. Sammeln Sie Erfahrungen, welche dieser Methoden zu Ihnen passt.

2. Gesundheitsorientierung im Arbeitsalltag

Bei Ihrer gesundheitsorientierten Entwicklung werden Sie bemerkt haben, dass es eine besondere Herausforderung ist, gute Wege dafür im Berufsalltag zu entwickeln und sie dann auch dauerhaft durchzuhalten. Viele »Sachzwänge«, all die unvorhergesehenen Ereignisse, der Druck, der jede zeitliche Lücke schließt … Und es ist oft die Kultur der sozialen Umgebung, der Gruppendruck, die festsitzenden Gewohnheiten, es ist das etwas mitleidige Lächeln der Kollegen oder sogar das Image, nicht »sein Bestes« zu geben, usw., was es oft zu einer besonderen Kunst werden lässt, hier Ihre neuen Ausrichtungen durchzusetzen. Sie brauchen dafür die feste innere

Überzeugung, dass Ihr eingeschlagener Weg Ihrer Gesundheit und Ihren Lebensbalancen, Ihrer Lebensentwicklung auf allen Ebenen und letztlich auch Ihrer Leistungsfähigkeit gut tut.

Sie sollten der nachhaltigen Umsetzung der gesundheitsorientierten Entwicklung in Ihren Arbeitsalltag an dieser Stelle Ihre besondere Aufmerksamkeit widmen.

Viele der in dem Buch behandelten Themen mit einem Großteil der Übungen lassen sich in den Arbeitsalltag einfügen. Das gilt z. B. für die Entspannungsübungen, die Stressbewältigung, den Biorhythmus, die Ernährung, die Bewegung, die Frage der Lebensbalancen bis hin zu der Überprüfung der Sinnfragen. Die entscheidende Frage ist nur:

- Welche dieser Themen wollen Sie wie in Ihrem Arbeitsalltag gestalten?

Nähern Sie sich der Umsetzung aus zwei Richtungen:

Die eine Richtung:

- Lassen Sie die Themen, Übungen, Anleitungen dieses Buches an sich vorbeiziehen: Was erscheint Ihnen für Ihren gesundheitsorientierten Weg besonders wichtig in Bezug auf die konkrete Gestaltung Ihres Arbeitslebens?
- Sammeln Sie dazu Ideen und machen Sie sich Notizen. Stellen Sie Ihre inneren Zensoren (»geht nicht!«, »albern!«...) ruhig und lassen Sie Ihrem Ideenfluss freien Lauf.
- Wenn Ihr Blatt voll geschrieben ist mit Ideen, dann nehmen Sie ein neues Blatt und bringen Ihre Ideen in eine Ordnung, z. B. als Landkarte, als Mindmap (Anleitung dazu: *www.zeitzuleben.de*) oder als Liste.
- Markieren Sie jetzt die Ideen, die Ihnen besonders sinnvoll erscheinen, deren Umsetzung Ihnen besonders viel Spaß machen wird, die sich besonders gut auf Ihre Gesundheit, Lebensfreude und Leistungsfähigkeit auswirken werden.
- Entscheiden Sie sich für drei Ideen, die Sie für eine konkrete Umsetzung anpacken werden (nutzen Sie dafür auch die Entscheidungsmatrix aus der zweiten Etappe).

Die andere Richtung:

- Beschreiben Sie so konkret wie möglich die Handlungsspielräume Ihres beruflichen Alltags. Schauen Sie genau hin und entdecken Sie Ihre Möglichkeiten, erweitern Sie Ihre Spielräume. Das könnten z. B. sein:

- die von Ihnen beeinflussbaren Zeiten, wie die Abfolge von Arbeits- und Pausenzeiten, Sitzungszeiten
- Ihre Ernährung: Sie entscheiden ohnehin selbst, was Sie zu sich nehmen, können das also vorbereiten (Stichwort: Apfelspalten)
- alle Situationen, in denen Sie allein arbeiten, z. B. in Ihrem Büro sitzen und die Arbeitsabfolge selbst organisieren
- Ihre Entspannung: alle Situationen, die eine kleine Pause Ihrer Aufmerksamkeit vertragen (Bildschirmarbeit, Konferenzen ...)
- Ihre Bewegung mit den gelaufenen, statt gefahrenen Wegen, den Stretching-Übungen zwischendurch etc.
- Ihre Balancen, die Sie neu ausgerichtet haben und die Ihnen andere Spielräume öffnen
- Ihre inneren Einstellungen, mit denen Sie sich den Herausforderungen stellen
- ...

• Führen Sie jetzt die Ergebnisse der beiden Annäherungen zusammen:
  - Was soll der Inhalt, das Thema Ihrer Gesundheitsorientierung im Arbeitsleben für die nächsten Wochen sein?
  - Welche Spielräume haben Sie für die Umsetzung gefunden?
  - Entwickeln Sie daraus mindestens ein konkretes kleines Umsetzungsprojekt, wieder mit einer Drehbuchgenauigkeit (was, wie, wann, wie oft, mit wem ...). Schaffen Sie sich einen »Erinnerungsanker«: ein Symbol, ein Bild, eine Pflanze etc. an Ihrem Arbeitsplatz.
  - Optimal: Sprechen Sie mit jemandem aus Ihrem Arbeitsumfeld darüber und erhöhen Sie so die Verbindlichkeit.
  - Ergänzen Sie Ihre balancierten Zielfelder und Ihre Jahresplanung um diese Projekte.

Besonders günstig ist es, wenn Ihr persönlicher Weg eingebettet ist in eine gesundheitsorientierte Entwicklung Ihrer (Arbeits-)Umgebung, z. B., indem andere sich daran beteiligen oder Ihr Team oder Ihre Abteilung sich die Gesundheitsorientierung auf die Fahnen schreiben (was Sie natürlich mit angestoßen haben). Ideen zu solchen Prozessen finden Sie auch bei Lauterbach (2005) oder beim Kompetenznetzwerk Gesundheitscoaching (siehe Adressen im Anhang).

Die Gestaltung der Übergänge:
Sei müssen im Arbeitsalltag regelmäßig zwischen Arbeitsleben und Privatleben pendeln. Ereignisse in dem einen Bereich und ihre Folgen beeinflussen oft den anderen Bereich. Für eine gute Gesundheitsorientierung ist es nützlich, die Herausforderungen und Belastungen der beiden Bereiche gegeneinander abzuschirmen. Es macht wenig Sinn, wenn Sie mit der Anspannung und mit dem Ärger Ihres Arbeitsfeldes die Stimmung der ganzen Familie verderben (und umgekehrt). Auf diese Weise werden die Chancen für Erholung immer geringer.

Gestalten Sie bewusst die Übergänge z. B. durch kleine Rituale. Organisieren Sie zwischen Arbeit und Familie und zwischen Familie und Arbeit kleine bewusste Schritte, die Ihnen deutlich machen: »Jetzt kommt was anderes!«

Beispiele:

Lassen Sie alles in Ihrem Büro, klappen den letzten Aktendeckel bewusst zu, schließen Sie bewusst ab. Oder waschen Sie sich rituell die Hände (nicht nur in Unschuld). Ziehen Sie bewusst Ihre Arbeitskleidung aus und die Kleidung für das Privatleben an …

Kommen Sie bewusst zu Hause an, bauen Sie einen »Unterbrecher« ein: ein kurzer Stopp auf dem Weg, eine kleine »Extra-Schleife« vor dem Haus, das Weglegen der Arbeitstasche an einen speziellen Ort …

Ihrem Einfallsreichtum sind da keine Grenzen gesetzt. Wichtig dabei ist nur, dass Sie gezielt und spürbar Handlungen vollziehen, die für Sie den Unterschied markieren.

Besonders wichtig ist das für Menschen, deren Privat- und Arbeitsbereich ineinander übergehen, z. B. Selbstständige und Familienbetriebe. Hier braucht es klare gemeinsame Verabredungen, an denen zu erkennen ist, welche Regeln gerade gelten: die der Partnerschaft und Familie oder die des Unternehmens und der Arbeitsprozesse.

3. Die Entspannungsübung dieser Etappe

Muskuläre Kurzentspannung

Die muskuläre Kurzentspannung ist aus der erwähnten Progressiven Muskelentspannung von E. Jacobson abgeleitet. Es ist eine verbreitete Entspannungsmethode, die sich leicht erlernen lässt. Da es oft schwer fällt, Entspannung »auf Kommando« herzustellen, Spannung aber rasch bewusst aufgebaut werden kann, wird dieser Weg beschritten. Wenn nach bewusster Anspannung dann gezielt »losgelassen« wird, können Sie einen Unterschied erleben und spüren dadurch die Entspannung, z. B. an der Wärme, die durch den Muskel strömt. So können Sie Muskel für Muskel Ihren Körper entspannen und das auch deutlich spüren.

Der Vorteil dieser Entspannungsmethode ist, dass Sie dabei bestimmte Muskelgruppen auch im Arbeitsalltag anspannen und entspannen können, ohne dass Sie Aufsehen erregen (in der Konferenz, am Schreibtisch, im Auto, im Flugzeug ...).

Gehen Sie in folgenden Schritten vor:

- Setzen Sie sich bequem hin. Ihr Körper sollte angelehnt sein, optimal – aber nicht zwingend – ist, wenn auch Ihr Kopf angelehnt sein kann.
- Ihre Arme ruhen auf Ihren Oberschenkeln.
- Sie atmen regelmäßig und angemessen tief.
- Schließen Sie Ihre Hände zu Fäusten, spannen Sie die Fäuste gleichzeitig mit den Unterarmen fest an (ca. 2/3 der Kraft einsetzen, bitte unterhalb der Schmerzgrenze).
- Halten Sie die Spannung einige Augenblicke (ca. 5 – 7 Sekunden), atmen Sie dabei weiter.
- Lösen Sie die Spannung und spüren Sie der Entspannung nach.
- Wiederholen Sie das dreimal.

Sie können dieses Schema jetzt auf andere Muskelgruppen übertragen, z. B. auf die

- Schultermuskeln: Die Schultern werden zu den Ohren gezogen und der Kopf leicht nach hinten gedrückt.
- Beinmuskeln: Die Füße haben guten Kontakt zum Boden. Sie spannen beide Unter- und Oberschenkel gleichzeitig an.
- Fuß- und Unterschenkelmuskeln: Die Zehen fest in den Boden drücken, gleichzeitig die Fersen nach oben ziehen und die Spannung in der Wade halten.
- Gesäßmuskeln: Sie drücken Ihre Pobacken zusammen und spannen gleichzeitig beide Oberschenkel an.

Wenn Sie unbeobachtet sind, können Sie auch Ihre Gesichtsmuskeln entspannen, was im Alltag oft sehr erfrischend wirkt.

Spannen Sie dazu alle Gesichtsmuskeln an: Lippen aufeinander pressen, Nase rümpfen, Augen zukneifen, Wangenmuskeln anspannen, Stirn kraus ziehen. Halten Sie die Spannung wie gewohnt und genießen Sie dann die Entspannung beim Loslassen. Wenn Sie mehrere Muskelgruppen nacheinander nach diesem Schema anspannen und entspannen, stellt sich insgesamt ein entspannter Körperzustand ein.

Denken Sie bei all diesen Übungen auch an Ihre Atmung.

4. Psychoenergetische Stressbalance

Im Abschnitt zum Thema Schlaf (S. 96) sind Sie bereits mit einer Übung aus der Energetischen Psychologie bekannt gemacht worden (Hook up). Auch zum konstruktiven Umgang mit Stressphänomen hat die von F. Gallo entwickelte Methode viele nützliche Anstöße geliefert. Vor und in akuten Stresssituationen können Sie eine oder mehrere der folgenden Übungen zur Selbstbehandlung ausprobieren.

Die Methode ist für die meisten Menschen etwas gewöhnungsbedürftig, hat aber erstaunliche Effekte. Lassen Sie sich probeweise darauf ein und experimentieren Sie damit.

A) Das Berühren und Halten »positiver Punkte«

Das Halten der positiven Punkte balanciert Stress, der mit bestimmten Situationen, Orten, Menschen und Erinnerungen verbunden ist. Der Reflex, unter Stress automatisiert zu handeln, ohne dabei zu denken, wird aufgelöst.

Durchführung: Sie halten jeweils mit Zeige- und Mittelfinger beider Hände die Stirnbeinhöcker. Dies sind die Erhöhungen in gerader Linie über den Augen.

→ *Tipp:* Die »positiven Punkte« liegen auf dem Magenmeridian. Schlägt Ihnen etwas auf den Magen oder bekommen Sie in aufregenden Situationen Magendrücken, dann kann das Halten dieser Punkte emotionalen Stress reduzieren.

B) Wayne Cook

Diese Übung eignet sich zur Aktivierung der Wahrnehmung und Aufmerksamkeit, zur Koordination beider Gehirnhälften und zur Vertiefung der Atmung. Besonders geeignet ist die Methode zur Bewältigung von

Prüfungen und ähnlichen Herausforderungen, da Stressreaktionen balanciert und Überreaktionen abgebaut werden.

Durchführung:
Erster Teil der Übung: Sie sitzen auf einem Stuhl und legen Ihren linken Fuß auf Ihren rechten Oberschenkel. Ihre linke Hand hält den Ballen der linken Fußsohle, und die rechte Hand umfasst den Innenknöchel. In dieser Haltung drücken Sie Ihre Zunge während der Einatmung gegen den Gaumen. Bei der Ausatmung entspannt die Zunge im Unterkiefer.

Zweiter Teil der Übung: Sie stellen die Füße nebeneinander und lassen die Fingerspitzen beider Hände sich gegenseitig berühren. Ihre Zunge bewegen Sie wie im ersten Teil.

C) Die NAEM-Punkte

F. Gallo entwickelte u. a. eine sehr einfache Akupressurtechnik, die über das Klopfen auf die entsprechenden Punkte funktioniert. Er bezeichnete die Technik als »Methode zur Löschung negativer Gefühle« (Negative Affect Erasing Method = NAEM). Eine standardisierte Klopfsequenz eignet sich vor allem zum Ausgleich von emotionalem Stress.

Übung 1
Durchführung:
Denken Sie (nicht zu intensiv) an die stressauslösende Situation und klopfen Sie mit Zeige- und Mittelfinger mindestens eine Minute lang die Abfolge der folgenden Punkte jeweils achtmal pro Punkt:

- 8-mal den Punkt zwischen den Augenbrauen
- 8-mal auf der Gesichtsmittellinie den Punkt über der Oberlippe
- 8-mal auf der Gesichtsmittellinie den Punkt unter der Unterlippe
- 8-mal auf der Körpermittellinie den Punkt auf der Mitte des Brustbeins (Thymus)

Wiederholen Sie diese Abfolge mindestens eine Minute lang. Gleichen Sie die Dauer der Übung mit Ihrer Intuition ab.

Übung 2
Die nun folgende Übung kann hilfreich sein, wenn Sie sich selbst gegenüber starke negative Gefühle empfinden. Vielleicht schaffen Sie es nicht,

selbst gesteckte Ziele zu erreichen, oder Sie fühlen sich depressiv, hoffnungslos einer bestimmten Situation ausgeliefert.

Durchführung:
Fahren Sie mit Ihrer rechten Hand über die Außenkante Ihrer linken Hand. Unter dem Grundgelenk Ihres kleinen Fingers können Sie eine kleine Kuhle fühlen. Klopfen Sie mit Zeige- und Mittelfinger auf diese Stelle, während Sie dabei laut oder in Gedanken folgenden Satz aussprechen:

- Ich liebe und akzeptiere mich von ganzem Herzen mit all meinen Problemen und Begrenztheiten.

Oder:
- Ich liebe und akzeptiere mich von ganzem Herzen mit meinem Unvermögen … zu sein … (kreieren Sie den zweiten Teil des Satzes individuell je nach dem Problem, das Sie belastet).

Während Sie auf diesen Punkt klopfen, wiederholen Sie diese Aussage mehrmals. Lassen Sie Ihre Augäpfel dabei langsam einmal linksherum und einmal rechtsherum (im Uhrzeigersinn) kreisen.

Folgen Sie, was die Dauer der Übung betrifft, wieder Ihrer Intuition.

5. Meilenstein

Nehmen Sie sich 20 Minuten Zeit.

Lassen Sie die letzten beiden Monate vor Ihrem »geistigen Auge« vorbeiziehen und gehen Sie entspannt und in aller Ruhe folgenden Anregungen nach:

- Erinnern Sie sich an Ihren Start, an Ihre Lust und an Ihr Zögern.
- Rufen Sie sich Ihre Ziele auf, die Sie haben, und all das, was Sie in diesem Jahr erreichen wollen.
- Erinnern Sie sich an die vielen kleinen und großen Schritte in den vergangenen Monaten, was Ihnen Spaß gemacht und was Ihnen weniger Spaß gemacht hat.
- Werden Sie sich bewusst, was Sie erreicht haben, nehmen Sie auch die kleinen Erfolge mit auf.

Machen Sie sich Notizen zu Ihren Einfällen, die Sie dabei haben.

Gehen Sie dann Ihre Notizen durch, Ihre Aufzeichnungen zu Ihren Zielen und zu Ihren Vorhaben.

Gehen Sie die für Sie wichtigen Themenfelder durch (Bewegung, Ernährung, Entspannung, Atmung, Schlaf …).

Notieren Sie für jedes Themenfeld sehr konkret:
- Was habe ich schon umgesetzt?
- Welchen Effekt hatte das konkret?
- Was habe ich noch nicht umgesetzt?

Wichtig: Achten Sie auch auf kleine und kleinste Veränderungen!

Beachten Sie auch solche Veränderungen, die Sie eher weiter vom Ziel wegführen. Entwicklungen und Veränderungen geschehen manchmal in unerwartet großen Schritten – vielleicht können Sie so etwas ja auch schon verzeichnen. Die meisten Schritte sind allerdings klein und fast nicht spürbar.

Es kommt viel darauf an, dass Sie sie trotzdem wahrnehmen! Die Wahrnehmung von Veränderung ist eine der Grundlagen von Lernen und Entwicklung.

Bewertung

Wenn Sie dies alles zusammengetragen haben, geben Sie den Entwicklungen in den für Sie wichtigen Feldern eine Bewertung auf der Skala von

0 (absolut nichts hat sich bewegt, eher Rückschritt) bis 10 (optimal).

Außenperspektive

Damit ist die Bilanz aus Ihrer Perspektive abgeschlossen.

Finden Sie nun eine Ihnen vertraute Person, die Sie in den letzten Monaten gut beobachten konnte und die Sie nun um eine Einschätzung zu Ihrem gesundheitsorientierten Prozess bitten (z. B. Partner, Partnerin).

- Gehen Sie die einzelnen Punkte der Bilanz durch und bitten Sie die Person um eine möglichst konkrete Stellungnahme.
- Vergleichen Sie den »Blick von außen« mit Ihrer eigenen Einschätzung: Finden Sie Übereinstimmungen und Unterschiede.
- Nehmen Sie insbesondere die unterschiedlichen Einschätzungen als wichtige Information auf und prüfen Sie, ob sich Ihre Einschätzung dadurch verändert.

To do

Der Blick auf Ihre To-do-Liste schließt die Bilanz ab. Nehmen Sie alle Informationen, Einschätzungen und Bewertungen dieses Meilensteins und überprüfen Sie, welche Veränderungen Sie vornehmen möchten:

- Was wollen Sie in den Vordergrund stellen?
- Was wollen Sie eher in den Hintergrund stellen?
- Was ist nachhaltig erledigt und kann von der Liste genommen werden?
- Was wollen Sie neu aufnehmen?
- Wovon wollen Sie sich unerledigt verabschieden, weil es derzeit zu viel ist, andere Prioritäten entstanden sind …?

Wenn Sie sich von Themen und Vorhaben verabschieden, ohne dass Sie dort angekommen sind, wo Sie wollten, beachten Sie Folgendes:

Stecken Sie das Thema und Vorhaben nicht einfach »in die Tonne«, sondern

- notieren Sie sich kurz Ihre bisherigen Erfahrungen dazu,
- markieren Sie sich einen verbindlichen Termin in der Zukunft, zu dem Sie überprüfen werden, ob Sie das Thema wieder aufnehmen oder weiter ruhen lassen wollen.

Bitte verändern Sie nun Ihre Zielfelder, Ihre To-do-Liste und Ihre Jahresplanung entsprechend Ihrer jetzigen Bilanz.

Gönnen Sie sich nach Ihrer Bilanz als Belohnung wieder etwas, was Ihnen gerade jetzt besonders gut tut!

Die siebte Etappe – Der vierte Monat

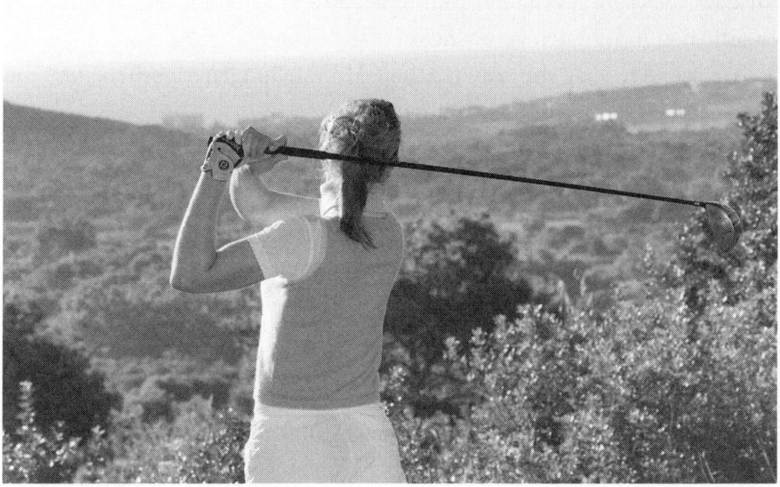

Sie starten jetzt in die siebte Etappe, die wieder einen Monat dauert. Sie werden sich noch einmal mit dem Thema Bewegung beschäftigen. Ihre Ausdauerbewegung ist inzwischen regelmäßig geworden, und Sie müssen das jetzt aufrechterhalten. Sie bekommen hier Hinweise, wie Sie die Zeiten Ihrer Ausdauerbewegung anreichern können, wie Sie weiter für sich die Spannung und das Interesse daran aufrechterhalten. Dann fällt es leicht, damit weiterzumachen.

Sie werden dann das Thema »Sinnfragen« bearbeiten. Hintergrund ist die Überlegung, dass eine nachhaltige Gesundheitsorientierung auch mit Ihren Lebensentwürfen, Ihren Lebensaufgaben, eben mit dem verbunden sein muss, was man den »Sinn meines Lebens« nennen kann. Sie werden dabei auf bekanntes und auch unbekanntes Gelände stoßen. Mit der Checkliste »Das Wissen über sich selbst« wird das noch weiter erkundet.

Ziel dieser Etappe ist einerseits, dass Sie Ihre regelmäßige Ausdauerbewegung absichern und dafür neue Impulse bekommen. Andererseits ist es das Ziel, die Hintergründe Ihrer Gesundheitsorientierung auszuleuchten, um sie auch dort gut und nachhaltig zu verankern.

1. Bewegung

Sie haben insbesondere in der dritten Woche viele Informationen über Ausdauerbewegung erhalten und eine erste Regelmäßigkeit in Ihre wöchentlichen Aktivitäten gebracht.

Sie werden jetzt mit zusätzlichen Hilfestellungen versehen, um die Ausdauerbewegung verlässlich umzusetzen.

Außerdem erhalten Sie Hinweise, was Sie während Ihrer Ausdauerbewegung noch alles tun können.

Ihr Stand jetzt

Sie haben sich wahrscheinlich für eine oder auch mehrere Bewegungsarten entschieden, die Sie zukünftig regelmäßig ausführen wollen.

Sie haben diesen Weg über die entsprechenden ärztlichen und/oder bewegungsmedizinischen Checks auf sich selbst gut abgestimmt.

Sie haben evtl. schon mit einem Bewegungstrainer geübt, mit dem Sie Ihre Bewegungsabläufe, Ihr Trainingstempo etc. optimiert haben.

Wenn Sie es noch nicht getan haben: Tragen Sie jetzt Ihre regelmäßige Ausdauerbewegung in Ihren Jahresplaner ein. Markieren Sie die wöchentlichen drei Termine Ihrer Ausdauerbewegung in dem Plan.

Dieser Schritt bedeutet, dass Sie wöchentlich mindestens drei bis vier Stunden investieren werden (Ausdauerbewegung + An-, Abfahrt + Stretching + Umkleiden + Duschen …). Da Ihr Leben auch vorher schon gut ausgefüllt war, ist es wichtig zu überprüfen, wie Sie diese Zeit verlässlich in Zukunft aufbringen werden. Da die Ausdauerbewegung ein wichtiges Kernstück Ihrer Gesundheitsorientierung ist, sollten Sie diesen Schritt sehr gründlich vollziehen und zu unmissverständlichen Lösungen kommen. Dafür kann Ihnen die folgende Checkliste behilflich sein.

Checkliste zum Zeitmanagement der Ausdauerbewegung

Die folgenden Fragen sollen Ihnen als Anregung dienen, um möglichst dauerhaft eine Lösung für den zeitlichen Aufwand Ihrer Ausdauerbewegung zu finden.

Machen Sie sich Notizen zu Ihren Ergebnissen.

- Welche Zeiten können Sie am leichtesten für Ihre Ausdauerbewegung einsetzen, welche Zeit steht ganz Ihnen zur Verfügung?
- Worauf können Sie zugunsten Ihrer Ausdauerbewegung am ehesten verzichten?
- Wie können Sie die Ausdauerbewegung mit anderen Zielen verbinden (z. B. mehr gemeinsame Aktivitäten mit dem Partner und/oder den Kindern)?

Falls Sie beabsichtigen, Ihrer Zeit mit dem Partner oder der Familie Einschränkungen zuzumuten:

- Wie gleichen Sie die Einschränkungen so aus, dass es langfristig tragbar ist?

Falls Sie beabsichtigen, Ihrem beruflichen Engagement Einschränkungen zuzumuten:

- Wie stellen Sie es sicher, dass die Tagesaktualitäten Sie nicht immer wieder einholen und Sie an Ihrer Ausdauerbewegung hindern?
- Welche Verabredungen müssen Sie mit wem treffen?
- Welche Routinen (Markierungen im Terminplaner, Sekretariat, Sitzungszeiten ...) müssen Sie dafür einrichten, damit dies dauerhaft bleibt?

Falls Sie Ihrem Schlaf Einschränkungen zumuten:

- Wie stellen Sie den Ausgleich sicher?

Falls ein Termin zur Ausdauerbewegung »platzt«:

- Wie können Sie Ausweichmöglichkeiten für Ihre Bewegungsaktivitäten vorsehen?

Wenn Sie sich für die günstigsten Zeitfenster entschieden haben:

- Wen müssen Sie wie darüber informieren?
- Welche Absprachen sind für diese Zeitfenster zu treffen?
- Welche Absprachen sind für den Ausgleich an anderer Stelle zu treffen?

Wenn die Zeitorganisation Ihrer Arbeitswoche nur unregelmäßige Terminplanungen zulässt:

- Welche Zeitfenster kommen für Ihre Ausdauerbewegung in Frage?
- Welche Absprachen müssen Sie mit wem treffen?
- Welche Ankoppelungen Ihrer Bewegungsaktivitäten an einen regelmäßigen »Kern« Ihrer Arbeitswoche sind möglich?
- Wie können Sie Ihre Hilfssysteme (Terminplanung, Sekretariat ...) für diesen Zweck einsetzen?

»Brüten« Sie so lange über diesem Thema, bis Sie für sich konkrete Lösungsideen haben. Manchmal lassen sich Lösungen finden, die die Veränderungen auf mehrere Lebensbereiche verteilen. Allerdings wird gelegentlich auch eine sehr umfassende Neuorganisation der Lebensbalancen erforderlich sein. Nutzen Sie dazu dann die entsprechenden Anregungen in diesem Buch.

Wenn Sie jetzt keine Lösung finden, die Sie voll befriedigt und die auch dauerhaft tragfähig wäre, entscheiden Sie sich für eine Übergangslösung. Probieren Sie ein Modell aus und sammeln Sie Erfahrungen damit. Legen Sie dafür einen Zeitraum fest, in dem das Modell gelten soll. Sie sollten dafür mindestens vier Wochen ansetzen, um eine erste Verstätigung zu erreichen und um ausreichend Erfahrungen sammeln zu können.

Sprechen Sie Ihre Lösungen konkret in Ihrem sozialen Netzwerk durch.

Machen Sie sich entsprechende Vermerke in Ihren Kalender und in den Jahresplaner Ihrer Gesundheitsorientierung.

Regelmäßigkeit weiter sichern

Sie werden Ihre Ausdauerbewegung zukünftig regelmäßig über das ganze Jahr hin aufrechterhalten. Wenn Ihnen die Regelung über Ihr Zeitmanagement gelungen ist, bleiben noch weitere Aspekte zu berücksichtigen:

Sie werden sich bei unterschiedlichen Wetterlagen und bei unterschiedlichen Lichtverhältnissen bewegen. Das gilt besonders, wenn Sie sich für Aktivitäten in freier Luft entschieden haben. Bei schönem Wetter ist das natürlich kein Problem. Die Regelmäßigkeit sichern heißt aber auch, dass Sie sich Gedanken darüber machen, wie Sie Ihre Ausdauerbewegung bei schlechtem Wetter und Dunkelheit durchführen. Die Erfahrung zeigt, dass Ihr »innerer Schweinehund« daraus gern Argumente ableitet, um Sie von einer Bewegungspause zu überzeugen.

Grundsätzlich gilt: Es gibt keine Wetterlage, die eine Ausdauerbewegung verhindert (außer Schnee- und Eisglätte beim Laufen, Walken und Radfahren).

Kleidung für alle Wetterlagen

Beschaffen Sie sich die Ihrer Bewegungsart angemessene Kleidung für die in Ihrer Gegend üblichen Wetterlagen.

Schuhe

Bei allen Ausdauerbewegungen, die Sie auf Ihren Füßen durchführen werden, sollten Sie ihnen gute Schuhe gönnen. Ihre Fußstellung beeinflusst den gesamten Bewegungsapparat, der auch mögliche Fehlstellungen ausbalancieren muss. Wenn Sie ihm eine ungünstige Stellung unter den jetzt regelmäßigen Bewegungsbedingungen zumuten, riskieren Sie Schäden am Bewegungsapparat und Schmerzen. Dies verhindert dann die Fortführung Ihrer Aktivitäten.

Angenehme Örtlichkeiten

Suchen Sie für Ihre Ausdauerbewegung leicht erreichbare Örtlichkeiten, die Sie auch als angenehm erleben. Entlang von Autobahnen oder durch Industriegebiete zu joggen ist meist nicht auf Dauer tragfähig. Schaffen Sie sich vielleicht zwei oder mehrere Möglichkeiten, die Sie abwechseln können.

Denken Sie auf Urlaubs- oder Geschäftsreisen daran, dass sich die bereisten Gegenden mit vielen Ausdauerbewegungen gut erkunden lassen.

Nutzen Sie z. B. auch Möglichkeiten, Städte entlang von Flussufern, Parks o. Ä zu erkunden (vgl. Strunz 2001).

Ausdauerbewegung bei Dunkelheit

Insbesondere im Herbst und Winter kommen die meisten Menschen, die z. B. an regelmäßige Arbeitszeiten gebunden sind, nicht um Ausdauerbewegung im Dunkeln herum. Treffen Sie deshalb dafür rechtzeitig Vorkehrungen, z. B.:

- Erkunden Sie Strecken, die ausreichend beleuchtet sind.
- Wählen Sie andere Bewegungsarten aus, die Sie drinnen ausführen können und zu denen Sie wechseln können.

Zusammenfassung der Schritte zur Umsetzung von Ausdauerbewegung:

- Checks zur Ermittlung der körperlichen Fitness und zur Justierung der vier Stellschrauben?
- Entscheidung für eine (oder mehrere) Bewegungsformen
- Klärung der Zeitfrage
- Abstimmung im sozialen Netzwerk
- Klärung von Orten, Strecken, Beleuchtung
- Ausstattung mit Kleidung und Schuhen
- Entscheidung, was allein, was mit Begleitern, Trainern etc. durchgeführt werden soll

2. Was bei Ausdauerbewegung noch alles möglich ist

Grundlagen

Die Ausdauerbewegung bietet Ihnen viele Möglichkeiten, zusätzliche Erfahrungen zu machen. Sie erhalten so für Ihre Investition an Zeit einen besonders hohen Gewinn. Zunächst: Unsere Empfehlungen haben insbesondere Ihre Wahrnehmung, Ihre Achtsamkeit, Ihre geistige Fitness und Kreativität im Blick. Dabei eignet sich Ausdauerbewegung im Freien besonders gut. Außerdem brauchen Sie »freie« Wahrnehmungsorgane. Bewegen Sie sich also ohne »Knopf im Ohr«. Vielen Joggern und Walkern ist ein Musikerlebnis bei der Ausdauerbewegung wichtig.

→ *Tipp:* Bewegen Sie sich – zumindest in den ersten Wochen – bei Ihrer Ausdauerbewegung ohne Musik im Ohr. Sie werden gleich erfahren, wozu das gut ist. Wenn Sie später oder zwischendurch sich ein Musikerlebnis bei der Ausdauerbewegung gönnen wollen, achten Sie auf eine Musik, die Ihren natürlichen Laufrhythmus nicht stört. Musikrhythmen haben starke Auswirkungen auf die Taktung, an denen sich Ihre Körperprozesse orientieren. Man nutzt das z. B. in der Meditation oder in der Musiktherapie.

Lesen Sie sich jeweils einzelne Anleitungen aus diesem Kapitel durch, experimentieren Sie damit, sammeln Sie Erfahrungen. Sie werden sich wundern, was Sie alles in der Zeit der Ausdauerbewegung für interessante Erfahrungen machen können.

»Drei Gänge« der Seele

Wenn Sie die folgenden Anregungen ausprobieren, nutzen Sie auch die natürlichen hormonellen Prozesse, die während der Ausdauerbewegung ablaufen. Man kann von den »drei Gängen« der Seele bei Ausdauerbewegung sprechen (vgl. Strunz 2001):

1. Gang: die langsame Ausdauerbewegung, die bewusst deutlich unterfordert

Folge: die Ausschüttung von Serotonin (Neurotransmitter = Überträgersubstanz im Nervensystem)

Effekt: eine fröhliche, entspannte Stimmungslage, die Intensivierung der sinnlichen Wahrnehmungen (Riechen, Sehen, Hören, Wahrnehmung der Körperbewegungen)

2. Gang: die etwas schnellere Bewegung, die aber noch im Bereich der Unterforderung liegt

Folge: die Ausschüttung von ACTH (Hormon der Hypophysen = Hirnanhangdrüse)

Effekt: Die Wahrnehmung konzentriert sich mehr nach innen, ein klarer und wacher Geisteszustand stellt sich ein.

3. Gang: die schnelle Ausdauerbewegung, bei der man sich mehr fordert, aber nicht überfordert und vor allem nicht »außer Atem« kommt

Folge: die Ausschüttung von Endorphinen

Effekt: Die innere Wahrnehmung vertieft sich, aber es wird auch die Vogelperspektive angeregt. Emotional stellen sich die oft beschriebenen Glücksgefühle ein, Gefühle von Leichtigkeit, vom Fliegen.

Sie können mit den folgenden Hinweisen und Übungen besonders in diesen Bereichen Erfahrungen sammeln:

- bei der bewussten Öffnung Ihrer Wahrnehmungskanäle (in Ergänzung zu Ihren Achtsamkeitsübungen)
- für das Bewusstsein tiefer Atmung und beim Training der gesundheitsorientierten Selbstwahrnehmung über die Atmung (in Ergänzung des Body Scan)
- beim Einüben von Energie fördernden Bewegungsmustern
- beim alltäglichen »Einbauen« und Nutzen meditativer Elemente
- beim Zünden eines geistigen Kreativ-Feuerwerks

Öffnung Ihrer Wahrnehmungskanäle

Das Ausdauertraining kann für das bewusste Wahrnehmen über die verschiedenen Sinneskanäle genutzt werden. Dazu brauchen Sie offene Sinneskanäle. Wichtig ist insbesondere die Aufmerksamkeit für kleine Momente, in denen eine Farbe, ein Geruch, ein Geräusch Ihre Aufmerksamkeit erregt, z. B.

- über die Augen: die Farben von Blüten, das Grün von Blättern, das Blau des Himmels, die Farbe eines Kleidungsstücks etc.
- über die Ohren: das Singen und Zwitschern von Vögeln, das Rauschen in den Bäumen, das Plätschern von Wasser, das Knacken von Holz im Wald etc.
- über den Geruchssinn: der Duft von Blüten, frischem Gras, Heu, vom Wasser eines Sees, vom Meer etc.
- über die Haut: die wärmende Sonne, der kalte Regen im Gesicht, der scharfe Wind, der eigene Schweiß etc.
- über die Bewegungssensoren: die Wahrnehmung der eigenen Bewegung, der Streckung, der Beugung, der Leichtigkeit, der Schwere etc.

Gehen Sie Ihren Wahrnehmungen auf den unterschiedlichen Kanälen während der Ausdauerbewegung bewusst nach, seien Sie auch achtsam für kleine Reize. Nutzen Sie dafür die Zeit, die Sie jetzt ja haben.

Genießen Sie es, wenn sich Ihre Wahrnehmungskanäle immer weiter öffnen und Ihnen Wahrnehmungen ermöglichen, die Sie schon lange nicht mehr hatten.

Atmung bei der Ausdauerbewegung

Während der Ausdauerbewegung bietet es sich an, sich mit der eigenen Atmung zu beschäftigen. Die gesundheitsorientierte Selbstwahrnehmung ist zu einem erheblichen Teil mit der Wahrnehmung der Atmung verbunden. Sie können viele Teile der Selbstwahrnehmung über die Atmung, die Sie aus der Atemmeditation und aus dem Body Scan kennen, auch während Ihrer Ausdauerbewegung einsetzen. Damit üben und vertiefen Sie Ihre Selbstwahrnehmung.

Die Atmung kann während der Ausdauerbewegung auch gezielt eingesetzt werden:

Die Körperbewegung ist gekoppelt an die Atemfrequenz (beim Laufen z. B. meist vier Schritte beim Einatmen und vier Schritte beim Ausatmen). Sie können zwischendurch das Ausatmen verlängern, um – reflektorisch – das Einatmen zu vertiefen (was sich z. B. bei Seitenstichen empfiehlt).

Nasenatmung: Oft wird für das Atmen bei Ausdauerbewegung die Nasenatmung empfohlen. Sie hat den Vorteil, dass sie die Atemluft reinigt, befeuchtet und ggf. anwärmt. Die Nasengänge und Schleimhäute werden gereinigt, die Durchblutung der Schleimhäute und damit Immunkraft verbessert. Mit der Nasenatmung bleiben Sie auch mit Ihrem Tempo sicher im sauerstoffgesättigten Bereich.

Allerdings: Wenn die Nasengänge etwas eingeengt sind, funktioniert das nicht gut. Und wenn Sie Ihr Leistungsniveau langsam verbessert haben, kommen Sie auch an eine Grenze, wo die Nasenatmung Sie nicht mehr ausreichend mit Luft versorgt.

Am besten ist eine Mischung, die die Nasenatmung nutzt und zwischendurch auch die Atmung durch den Mund. Je trockener, staubiger und je kälter die Luft ist, umso häufiger sollten Sie durch die Nase atmen.

Energiefluss

Viele traditionelle medizinische Modelle gehen von Energieflüssen im Körper und zwischen dem Körper und seiner Umgebung aus. Ein ausgewogener Energiefluss kann Körper, Seele und Geist gesund halten und Krankheiten bekämpfen. Krankheit ist in diesen Modellen ein Zeichen von nicht funktionierenden Selbstheilungskräften, die den Energiefluss wieder richten können.

Beim Ausdauertraining können Sie gezielt für einen guten Fluss Ihrer Energie sorgen. Verkrampfte, verspannte Körperhaltungen, z. B. hochgezogene Schultern oder ständig fest angewinkelte Arme, geballte Fäuste, zusammengebissene Zähne u. Ä. blockieren den Energiefluss. Hier können Sie während Ihrer Ausdauerbewegung immer wieder Lockerungen vornehmen. Achten Sie mit Ihrer verbesserten Selbstwahrnehmung auf verspannte Körperregionen und lassen Sie die entsprechenden Muskeln bewusst locker. Hier einige Beispiele dazu:

- *Arme*
  Lassen Sie die Arme zwischendurch locker nach unten hängen und schütteln Sie sie aus. Dann bewegen Sie die Arme bewusst gegenläufig zu den Bewegungen der Beine, dann wieder bewusst gleichläufig. (Sie haben damit gleichzeitig eine wunderbare Koordinationsübung für Ihren Körper durchgeführt.)
  Lassen Sie Ihre Hände in den Handgelenken kreisen.
  Spielen Sie eine Zeit lang mit den Bewegungen Ihrer Finger.
  Spüren Sie anschließend dem Energiefluss nach, der sich durch Wärme in und um die bewegten Körperteile bemerkbar macht.
- *Schultergürtel*
  Richten Sie Ihre Wirbelsäule bewusst auf, nehmen Sie Ihre Schultern zurück, bewegen Sie sich mit dem Brustbein nach vorn gerichtet (beim Laufen und Walken). Lassen Sie zwischendurch Ihre Schultern kreisen, nach vorn und dann nach hinten. Es ist auch hilfreich, »tänzerische« Bewegungen mit Schultern und Oberkörper zu machen.
  Spüren Sie anschließend wieder dem Energiefluss nach, der sich durch Wärme in und um die bewegten Körperteile bemerkbar macht.
- *Beine*
  Stellen Sie sich intensiv vor, wie der Energiestrom vom Unterkörper über die Beine in die Füße fließt.
  Spüren Sie dem Abrollen Ihrer Füße auf dem Boden nach. Stellen Sie sich dabei vor, wie Ihre Füße einen Eindruck hinterlassen, dort, wo sie aufkommen und wieder abspringen. Spüren Sie dem Kontakt nach, den Ihre Füße mit dem Untergrund haben.
  Konzentrieren Sie sich auf Ihre einzelnen Zehen, versuchen Sie bewusst, sie einzeln zu beugen, beginnen Sie mit dem großen Zeh auf einer

Seite (es bewegen sich zwar alle mit, trotzdem erreichen Sie damit eine hohe Konzentration).

Spüren Sie anschließend wieder dem Energiefluss nach, der sich durch Wärme in und um die bewegten Körperteile bemerkbar macht.

- *Kiefer, Mund und Gesicht*

Viele Menschen führen Ihre Ausdauerbewegungen mit einem angespannten, fast verkrampften Gesichtsausdruck durch. Spüren Sie in Ihrem Gesicht, Ihrem Mund und im Kiefer-, Zungenbereich nach und stellen Sie mögliche Verspannungen fest.

Lassen Sie Ihren Unterkiefer bewusst locker nach unten fallen, »wackeln« Sie nach links, rechts, oben unten. Lassen Sie ihn mit Ihrem Bewegungsablauf mitschwingen.

Bewegen Sie locker Ihre Zunge und lassen Sie die Zunge dann mit Ihrer Spitze hinter der oberen Zahnreihe zur Ruhe kommen. Sie fördert dort den Fluss der Energie.

Lassen Sie Ihre Gesichtszüge locker: Es sieht Sie keiner, und Sie können sich auch mal ein »Schafsgesicht« leisten. Spüren Sie bewusst nach, wie sich Ihr Gesicht entspannt, auf der Stirn, über dem Jochbein. Ihre Wangen schwingen im Bewegungsrhythmus mit.

Bringen Sie Ihren Mund in die Position eines leichten Lächelns. Spüren Sie nach, wie das auf Ihre Gefühle und Ihre Gedanken wirkt (Sie entdecken hier nebenbei eines der Geheimnisse der Beeinflussung der eigenen Stimmung – und der Ihrer Umgebung).

Suggestion/Meditation

Es lassen sich viele meditative Techniken auch während des Ausdauertrainings durchführen. Die Konzentration auf die Atmung oder auf die einzelnen Teile des Körpers, die Konzentration auf einzelne Wahrnehmungen u. a. hat schon einen deutlich meditativen Charakter. Auch andere Meditationsformen lassen sich im Laufen einsetzen. Besonders geeignet und nützlich ist die meditative Konzentration auf Sätze und auf Bilder:

Sie können während Ihres Ausdauertrainings suggestive, wertschätzende Sätze sprechen. Am günstigsten ist es, sie laut wiederholt zu sprechen, weil Sie sie dann auch gleichzeitig zu hören bekommen. Sie kommen dadurch in eine sehr gesammelte und wertschätzende Grundhaltung.

Beispiele für solche Sätze sind:
- »Ich nehme mich an, ich akzeptiere mich mit all meinen Möglichkeiten und Grenzen.«
- »Ich lasse mir die Zeit, die ich brauche.«

Durch das Sprechen solcher Sätze wird gleichzeitig automatisch Ihr Bewegungstempo gut ausgeglichen, und Sie sichern sich die sauerstoffreiche Stoffwechsellage.

Eine andere Übung während der Ausdauerbewegung ist die Imagination von Bildern, also das intensive »Hineinspüren« in Bilder. Suchen Sie dazu aus Ihrer Erinnerung Szenen – auch fotografierte, gemalte Szenen –, die für Sie eine besondere Bedeutung haben und die ein gutes inneres Wohlgefühl erzeugen.

- Vertiefen Sie sich in dieses Bild und öffnen Sie alle Sinneskanäle: Wie war das Licht, welche Töne, Geräusche waren zu hören, wie roch es, wie fühlte es sich auf der Haut, in der Körperbewegung an?
- Lassen Sie das Bild in sich wirken und beobachten Sie, welche körperlichen Reaktionen es auslöst.
- Geben Sie dem Bild dann einen guten Ort zur »Ablage« in Ihrem Körper.

Kognitives Feuerwerk

Für manche Menschen ist das Ausdauertraining eine Zeit kreativer Gedanken. Dies können Sie fördern, indem Sie den sich spontan einstellenden Ideen nachgehen und sie sich – wie von allein – weiterspinnen lassen. Sie können Ihren Gedanken bei der Arbeit zusehen. Wenn sich Ihre Gedanken zu weit von Ihrem Anliegen entfernen, holen Sie sie behutsam wieder zurück, aber achten Sie darauf, dass Sie dabei keinen kreativen Seitenweg beschneiden. Achten Sie auf (kleine) »Aha«- und »Bingo«-Effekte, die sich nicht selten einstellen: Plötzlich haben Sie die Antwort auf eine Frage, eine lange gesuchte Lösung, eine gute Formulierung für einen Brief etc.

Um das kognitive Feuerwerk zu zünden, brauchen Sie meist eine eher unterfordernde Bewegungsenergie. Dann brauchen Sie eine Frage, die Sie Ihrem Gedankenkarussell zu Beginn der Ausdauerbewegung stellen. Und schließlich brauchen Sie die Fähigkeit, die Gedanken dann wieder loszulassen. Sie bleiben Beobachter der Gedanken und sind nun mal nicht der Macher. Diese Grundhaltung fällt vielen zunächst schwer.

Legen Sie für alle Fälle Papier und Stift an Ihrem Zielort bereit.

3. Sinnfragen

Dieser Abschnitt ist so aufgebaut, dass Sie mit Hilfe kleiner Gruppen von Fragen durch verschiedene Aspekte der Erkundung der Sinnfrage geführt werden. Es ist günstig, wenn Sie sich wieder Papier und Stift bereitlegen, damit Sie Ihre Einfälle und Erkenntnisse zusammentragen können. Nehmen Sie sich dafür ausreichend Zeit, Ihnen wird die Ruhe, auch die Möglichkeit, dem einen oder anderen Gedanken länger nachgehen zu können, sehr gut tun.

Wir gehen bei unserem Konzept der Gesundheitsorientierung davon aus, dass Lebensveränderungen dann leichter, effektiver und nachhaltiger umzusetzen sind, wenn sie eingebettet sind in die Reflexion der Sinnfrage. Es muss einen Sinn machen, dass Sie in Ihre Gesunderhaltung investieren.

Sie haben sich schon am Beginn Ihrer Reise dazu Gedanken und Aufzeichnungen gemacht. Damals hatten Sie sich diese Frage beantwortet, um sich mit der notwendigen Energie auf den Weg zu machen. Jetzt gehen Sie diesen Fragen noch ausführlicher nach.

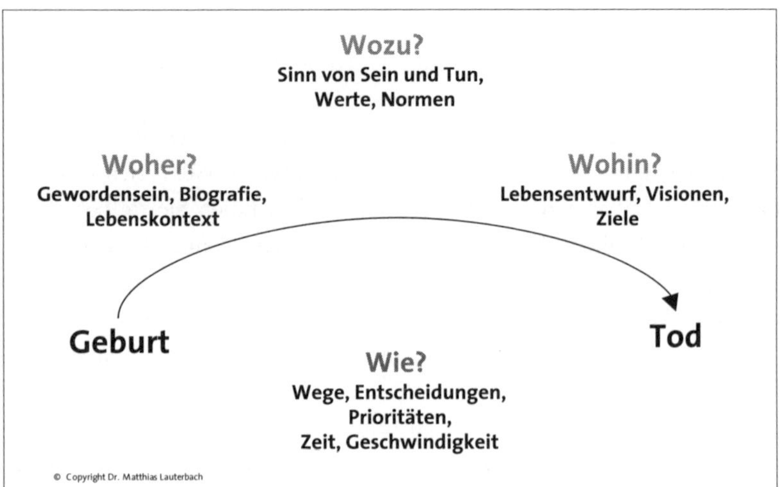

Abb. 13: Lebensorientierung

Sie brauchen also plausible Antworten auf Fragen wie:

- Wozu tue ich das? Wozu will ich gesund, genuss- und leistungsfähig bleiben?
- Was ist der Sinn einer Gesundheitsorientierung, worauf zielt sie ab?
- Für welches innere Szenario meiner Zukunft lohnt es sich, in meine Gesundheit zu investieren?

Die genannten Fragen stellen sich in Situationen von einschneidenden Übergängen sehr drastisch: Wenn Sie unerwartet arbeitslos werden oder wenn Sie nach einem aktiven Berufsleben in den Ruhestand wechseln. Wenn Sie schwer erkranken oder private Schicksalsschläge erleben. Aber auch, wenn Sie sich einer neuen Aufgabe gegenüber sehen, die viel Zeit und Energie von Ihnen verlangen wird. Oder wenn Sie merken, dass Sie zu viel in eine Richtung investiert haben (z. B. Karriere) und andere wichtige Lebensbereiche einbrechen.

Die Antworten auf die oben skizzierten Fragen werden im Verlauf des Lebens immer existenzieller. Zu Beginn der Berufslaufbahn reicht als Antwort auf die Frage »wozu?« oft »für meine Karriere«. Später im Leben kommen immer stärker andere Ziele, Werte, Orientierungen hinzu. Sie reichen dann hinein in ganz grundlegende Lebensorientierungen:

- Was ist meine Mission, meine Aufgabe in der Welt?
- Was ist meine spirituelle Orientierung?
- Welche Werte will ich in meinem Leben umsetzen oder als Orientierung nutzen?

Aber schon bei allen Fragen des Einsatzes von Zeit sind Sie schnell beim Grundsätzlichen: Stellen Sie sich vor, Sie arbeiten daran, sich Ihre Tagesabläufe neu zu organisieren. Das heißt, Sie wollen Ihre Zeit effektiver einsetzen und mehr auf Ihre Bedürfnisse zuschneiden. Bei dieser scheinbar trivialen Aufgabe kommen Sie zu irgendeinem Zeitpunkt zu der Frage der Prioritäten:

- Was ist mir wichtiger, A, B oder C, und wie wird sich das in meiner Zeitaufteilung widerspiegeln?

Spätestens bei der Beantwortung dieser Frage legen Sie einen Maßstab an, der auf Ihre Werteordnung verweist. Um eine bewusste Entscheidung treffen zu können, brauchen Sie Klarheit über Ihr Wertesystem, über Ihre Lebensorientierung u. U. bis hin zu Ihrer spirituellen Ausrichtung. Sie brauchen Antworten auf die Sinnfrage:

- Wozu setze ich mich welcher Situation aus?
- Wie viele und welche Herausforderungen brauche ich, möchte ich haben und wozu?
- Auf welchen Horizont hin beschreibe ich in dieser Lebensphase meine Ziele, was ist hinter diesem Horizont? (»Hinterm Horizont geht's weiter«, Lindenberg 1986)
- Welche Prioritäten müssen in Bezug auf meine übergeordneten Lebensziele verändert werden? Was sind dazu erste Schritte?

Das Herausfordernde ist zudem, dass Sie diese Fragen nicht endgültig beantworten werden. Die Antworten wachsen mit Ihren Lebenserfahrungen mit und brauchen wieder neue (oder veränderte) Varianten und Ausgestaltungen.

Viktor Frankl, ein Psychotherapeut, der die Zeit im Konzentrationslager überlebte, hat sich intensiv mit der Sinnfrage auseinander gesetzt (1979/1999). Er beschreibt die Bezogenheit menschlicher Existenz auf etwas, was nicht der Mensch selbst ist. »Was ich damit umschreiben will, ist die Tatsache, dass Menschsein allemal über sich hinausweist auf etwas, das nicht wieder es selbst ist – auf etwas oder jemanden: auf einen Sinn, den es zu erfüllen gilt, oder auf anderes menschliches Sein, dem wir da liebend begegnen« (ebd., S. 147). Die Lektüre von Frankls Schrift *Der Mensch vor der Frage nach dem Sinn* sei hier sehr empfohlen.

Einerseits ist es natürlich Ihre Freude oder Befriedigung über den gelingenden Prozess der Gesundheitsorientierung, über die zunehmende Fitness, die Verbesserung der Leistungsfähigkeit, die angenehmen Auswirkungen auf Ihr Äußeres etc., das Sie bestärkt weiterzumachen. Andererseits ist die Nachhaltigkeit Ihrer Gesundheitsorientierung dann optimal unterstützt, wenn Sie zu den hier beschriebenen Fragen Antworten finden, die Sie überzeugen.

Das Thema des Sinns verweist natürlich sehr deutlich auch auf Ihre Geschichte, Ihre Biografie. Sie können sich die Antworten auf die in diesem Abschnitt gestellten Fragen auch über die Betrachtung Ihrer biografischen Besonderheiten erschließen:

- Woher komme ich? Aus welchem Wertesystem, aus welcher Kultur komme ich?
- Was ist mir mit auf den Weg gegeben worden?
- Was ist mir anvertraut worden?
- Was hat mich geprägt und ist zu einem wichtigen Bestandteil meines Denkens und Fühlens geworden?

Auf die Zukunft bezogen lassen sich dann folgende Fragen stellen:
- Wenn Sie sich die Zeit unmittelbar nach dem Auszug Ihrer Kinder, nach Ihrem Ausstieg aus dem Berufsleben … vorstellen: Sind Sie zufrieden mit dem, wie es war?
- Und Sie blicken auf die vergangenen Jahrzehnte zurück: Was ist passiert, was haben Sie gemacht, dass Sie heute sagen, es war ein erfülltes Leben, es hat sich gelohnt, dass ich mich engagiert habe?

Einen anderen Zugang zu den Sie prägenden Werten können Sie sich durch die genaue Betrachtung von Entscheidungssituationen in Ihrem Leben erschließen. Jede Entscheidungssituation ist dadurch gekennzeichnet, dass Ihnen mehrere Optionen zur Verfügung standen. Sie haben sich – wie bewusst auch immer – für eine dieser Optionen und gegen die anderen entschieden. Das gilt für private Entscheidungen (Partnerwahl, Familiengründung, Wohnsituation etc.) genauso wie für berufliche Prioritäten (Ausbildung, Stelle, Karriere, Wechsel etc.).

Betrachten Sie einige Ihrer wichtigen Entscheidungen, erinnern Sie sich an die konkrete Situation, an Ihre Optionen und Möglichkeiten und daran, wie es dann herauskam:

- Welche inneren Beweggründe haben damals zu welchen Entscheidungen geführt?
- Welchen äußeren Faktoren und Ereignissen haben Sie welche Bedeutung gegeben?
- Welche Einstellungen, welche Werte, welche persönlichen Beziehungen (Loyalitäten) haben damals welchen Einfluss gehabt?
- Wie würden Sie heute entscheiden? Welche Lebenserfahrungen, welche Veränderungen von Werten etc. zeigen sich darin?
- Wenn Sie die Entscheidungen insgesamt auf sich wirken lassen: Welche grundlegenden Orientierungen zeigen sich darin? Welche Muster entdecken Sie?

Für den beruflichen Bereich hat Edgar Schein ein sehr ausführliches Modell zur Erkundung der Orientierungen erarbeitet, das unter dem Begriff des »Karriereankers« bekannt geworden ist. Sie können sich damit Ihre typischen Entscheidungsmuster erarbeiten, etwa ob Sie bei Entscheidungen die Übernahme von Verantwortung oder fachliche Aufgaben in den Vordergrund stellen, ob die Balance zwischen Beruf und Privat für Sie ausschlaggebend war u. Ä. ?Auch darin zeigen sich dann Schwerpunkte Ihrer Lebensentwürfen lassen sich in Bezug auf Ihre typische Ausrichtung der beruflichen Entwicklung auswerten.?Satz??

Ziel dieser Erkundungen ist es, die gegenwärtige Situation in Bezug auf Stimmigkeit einzuschätzen und – hier im Zusammenhang mit Ihrer Gesundheitsorientierung – Ihren Aktivitäten einen guten Platz im Zusammenhang mit den Sinnfragen zu geben.

Bei dieser Gelegenheit stellen Sie auch fest, ob Ihre aktuelle Lebens- und Arbeitssituation zu Ihren grundlegenden Entwürfen und Ausrichtungen passt und wo Sie einen Anpassungsbedarf sehen. Diese Stimmigkeit, das Gefühl »Das ist mein Leben, und es gehört alles dazu« ist eine der tragenden Säulen Ihre Gesunderhaltung (z. B. über die positiven Effekte des Stimmigkeitsgefühls auf das Immunsystem).

Die Beschäftigung mit der Sinnfrage wird somit im doppelten Sinne wichtig:

- zur Pflege dieser wichtigen Säule und dem direkten Einfluss auf Ihr Immunsystem,
- zur Sicherung der Nachhaltigkeit Ihrer gesundheitsorientierten Aktivitäten insgesamt.

Wenn Sie sich jetzt mit den Fragen beschäftigt haben, gehen Sie abschließend in Ruhe Ihre Aufzeichnungen durch.

Formulieren Sie vier Sätze aus Ihren Ergebnissen:

- Ich habe mich für Aktivitäten zum Erhalt meiner Gesundheit entschieden, weil … (biografische Zusammenhänge).
- Ich habe mich für Aktivitäten zum Erhalt meiner Gesundheit entschieden, um … zu … (auf die Sinnfrage bezogen).
- Ich werde mit diesen Aktivitäten erreichen, dass … (auf die angestrebte Zukunft bezogen).
- Ich werde bei meinem Weg besonders berücksichtigen, dass … (bezogen auf die Prägung des »Wie?« Ihrer Aktivitäten).

Prüfen Sie, ob und welche Auswirkungen diese Ergebnisse auf Ihre bisherigen Aktivitäten haben. Treffen Sie ggf. konkrete Entscheidungen über eine Veränderung Ihres Kurses.

4. Die Checkliste »Das Wissen über sich selbst«

Die folgende Checkliste dient Ihrer Orientierung auf dem gesundheitsorientierten Weg, den Sie eingeschlagen haben. Es ist ja ein Prozess des Lernens: Sie erwerben sich Wissen über die Zusammenhänge im umfassenden Themenfeld Gesundheit, über Wege zur Umsetzung Ihres Vorhabens, Sie schulen auch Ihre eigene Wahrnehmung – und Sie machen Erfahrungen mit sich selbst, so dass Sie am Ende des Prozesses mehr über sich wissen als vorher.

Checkliste »Das Wissen über sich selbst«

Wissensfelder	ich selbst weiß	andere vermuten, dass ich weiß
	0 = nichts 10 = viel	0 = nichts 10 = viel
meine Wurzeln, meine Traditionen, meine Werte		
mein Lebensziel		
meine übergeordneten Sinnbeschreibungen		
meine typischen Handlungsmuster und -strategien		
meine Wirkung auf andere, mein Charisma		
meine Kompetenzen und Ressourcen		
meine Defizite und Grenzen		
meine Führungskompetenzen		
meine typischen Umgangsmuster mit Konflikten		
mein Umgang mit Geld		
mein Umgang mit Kognition und Emotion		
Möglichkeiten und Grenzen meiner Intuition		
mein Energieniveau und mein Energieeinsatz		
mein Umgang mit Macht		
meine Verlässlichkeit, Verbindlichkeit in Beziehungen		
mein Umgang mit Übergängen und Krisen		
mein Körper, meine Gesundheit		

mein Körper, meine »Sollbruchstellen«, meine Krankheiten		
meine Lebenszyklen		
meine Biorhythmen		
meine Erotik, meine Sexualität, meine Liebe		
meine Aggressivität, meine Ungeduld		
mein Älterwerden		
meine Szenarien über mein Lebensende		

Sie erkennen dieses Wissen daran, dass Sie an bestimmte Dinge im Leben anders herangehen: z. B. an Ihre Ernährung, an den Erhalt Ihrer Leistungsfähigkeit, an Ihre Genussfähigkeit und vieles andere mehr.

Die Checkliste »Das Wissen über sich selbst« ist eine Erkundung und lässt Sie aufmerksam werden für wichtige Themen. Ziel ist es, Suchbewegungen bei Ihnen anzuregen und Ihre wichtigen Lebensthemen »aufzurufen«. Vor dem Hintergrund solcher Themen spielt sich Ihre Gesundheitsorientierung ab. Sie bekommen damit noch einmal ein breiteres Verständnis von Ihrer Gesundheit und werden auf Themen aufmerksam, die damit zusammenhängen können.

Die Arbeit mit der Checkliste

Die Checkliste dient der Orientierung auf Ihrer »inneren Landkarte«.

- Bitte gehen Sie die einzelnen »Wissensfelder« in der Checkliste durch und verweilen Sie kurz bei jedem der »Wissensfelder«. Gehen Sie Ihren Ideen, Einfällen, Erinnerungen, Fantasien dazu nach.
- Schätzen Sie ein, ob Sie sich mit diesem »Wissensfeld« schon oft oder eher selten beschäftigt haben, ob Sie darüber Gespräche, z. B. in Ihrer Partnerschaft, geführt haben.

Ein gute Frage für die folgende Einschätzung ist:

Angenommen, Sie werden heute überraschend in einem Radio- oder Fernsehinterview zu diesem »Wissensfeld« befragt (»Herr X, Frau Y, unsere Zuhörer interessiert jetzt noch besonders, was Ihre konkreten Erfahrungen mit … sind?«). Wie auskunftsfähig wären Sie dazu »aus dem Stand« heraus?

- Bewerten Sie Ihr Wissen über jedes »Wissensfeld« auf einer Skala von 0 bis 10 und notieren Sie den Wert in der Checkliste.

  0 heißt: Ich weiß in diesem Feld nichts über mich.
  10 heißt: Ich weiß in diesem Feld ungewöhnlich viel über mich.

- In dem Bewertungsschritt für die zweite Spalte gehen Sie bitte wie folgt vor. Sie drehen dabei Ihre Blickrichtung, schauen mit den Augen eines anderen auf sich. Notieren Sie dort den Wert, den jemand, der Sie besonders gut kennt, Ihnen über Ihr Wissen in diesem Feld geben würde (»Wenn du mich fragst, schätze ich das so ein, dass du z. B. über deine Wurzeln ungewöhnlich viel weißt.«). Es handelt sich also um Ihre Vermutung über das, was andere Ihnen an Wissen zu den einzelnen Feldern zutrauen. Nutzen Sie das gleiche Bewertungsschema wie beim vorigen Schritt.

Ihre Auswertung

Lassen Sie sich für die Auswertung durch die folgenden Fragen anregen:
- In welchen »Wissensfeldern« sind Sie eher fit, in welchen haben Sie Lücken entdeckt?
- Welche Felder haben Sie eher überrascht, welche waren Ihnen vertraut?
- Was hat Sie neugierig gemacht bei der Bearbeitung der Checkliste?
- Gibt es eher Übereinstimmungen oder eher Unterschiede beim Vergleich Ihrer Einschätzung mit der vermuteten Einschätzung anderer? (Überprüfen Sie das in einem direkten Gespräch!)
- Was hat das Wissen in einzelnen Feldern für Auswirkungen in Ihrem gesundheitsorientierten Alltag?
- Was hat Nicht-Wissen in einzelnen Feldern für Auswirkungen in Ihrem gesundheitsorientierten Alltag?

Markieren Sie abschließend zwei Wissensfelder, die Sie in naher Zukunft für sich weiter erschließen wollen.
- Was sind konkrete Schritte, die zu mehr Wissen in den ausgewählten Feldern führen werden (Gespräche mit …, Zeit zum Nachdenken nehmen, Tagebücher oder andere Aufzeichnungen lesen usw.)?
- Wann wollen Sie was machen?
- Tragen Sie die Schritte, die Sie sich verbindlich vornehmen, in Ihre Unterlagen ein.

5. Die Entspannungsübung dieser Etappe

Reise zu Ihrem Ort der inneren Kraft

Sie haben Ihre Wissensfelder erkundet und sind sicher auch auf Zusammenhänge in Ihrem Leben gestoßen, die etwas mit besonderen Orten auf der Welt zu tun haben.

- Wo sind solche Orte, die Sie als besonders kraft- und energievoll erleben, wo Sie zu Ihrer inneren Ruhe finden?

Wählen Sie einen dieser Orte aus und machen Sie eine Fantasiereise zu diesem Ort.

Machen Sie es sich wieder bequem, nachdem Sie sichergestellt haben, dass Sie 20 Minuten nicht gestört werden.

Gehen Sie so vor wie in der Fantasiereise, die Sie in der 4. Woche (4. Etappe) erfahren haben.

- Wenn Sie an Ihrem Ort sind, gehen Sie dort allen Wahrnehmungen und Empfindungen nach: Schauen sie, hören Sie, riechen Sie und schmecken Sie. Lassen Sie Ihre Haut die Umgebung spüren.
- Und lauschen Sie in sich hinein, finden Sie die Stelle in Ihrem Körper, der am deutlichsten mit der Kraft, Energie und Ruhe des Ortes in Verbindung steht.
- Lassen Sie von diesem Teil Ihres Körpers die Kraft und Ruhe des Ortes durch Ihren ganzen Körper strömen.
- Genießen Sie diese Situation.
- Verabschieden Sie sich von diesem wichtigen Ort und versprechen Sie, dass Sie wiederkommen.
- Strecken Sie Ihre Arme aus, öffnen Sie Ihre Augen und gehen Sie wach und frisch in den Tag.

Die achte Etappe – Der fünfte Monat

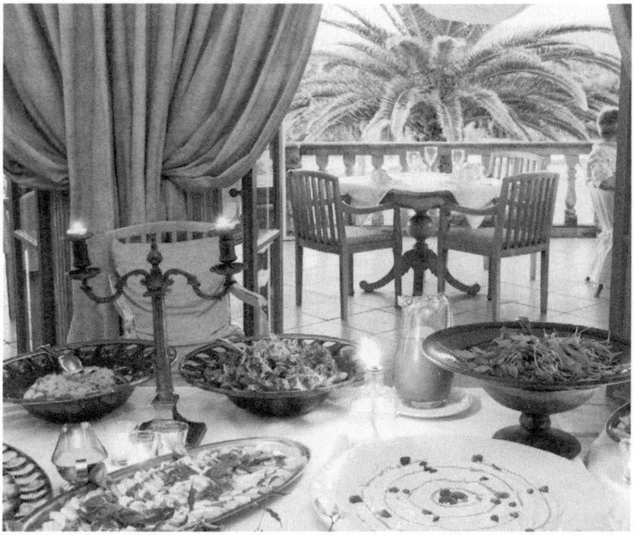

Die achte Etappe dauert wieder einen Monat. Sie haben jetzt bereits einen guten Teil Ihres Weges zurückgelegt. Sie werden inzwischen schon deutliche Auswirkungen Ihres zurückgelegten Weges an sich selbst spüren. Die Veränderungen in Ihren Lebensabläufen haben sich zum Teil schon eingespielt, zum Teil ringen Sie noch um die passenden Lösungen.

Sie werden sich auf dieser Etappe mit Glück und Zufriedenheit beschäftigen und wie Sie das in Ihrem Leben umsetzen können. Anregungen zu guter Entspannung und zum Wohlfühlen und Zugänge zu Ihren noch versteckten kreativen Schätzen stehen im Vordergrund. Damit können Sie sich auch für Ihre bisherigen Erfolge belohnen.

Sie erhalten zudem noch Anregungen, um Ihren Weg noch weiter zu optimieren. Sie erkunden dazu Ihr Energieniveau und seine Veränderungen und Schwankungen. Der Abgleich mit Ihrem Biorhythmus soll zu einer weiteren Optimierung führen.

Ziel dieser Etappe ist es, dass Sie Ihren gesundheitsorientierten Weg mit Dingen anreichern, die über Glück und Ausgeglichenheit Ihre inneren Kräfte der Gesunderhaltung stärken.

1. Glück und Zufriedenheit

»Es gibt nur einen Weg zum Glück, und der bedeutet, aufzuhören mit der Sorge um Dinge, die jenseits der Grenzen unseres Einflussvermögens liegen.«

Epiket (55–135), griechischer Philosoph

Forscher vom Institute for Behavioral Medicine Research der Ohio State University fanden unlängst heraus, dass ein Ehekrach oder ein Streit mit der oder dem Liebsten das Immunsystem derart beeinträchtigt, dass der Körper einen ganzen Tag länger braucht, bis ein paar kleine Wunden heilen. Unter Stress und damit auch beim Streiten verändern sich die Spiegel verschiedener Immunbotenstoffe, z. B. auch die, die an der Wundheilung beteiligt sind. Wenn man bedenkt, dass in dem Forschungsexperiment ein kleiner Streit von einer halben Stunde bereits zu diesem Ergebnis geführt hat, stellt sich die Frage, was denn eine als unglücklich erlebte Partnerschaft auf Dauer anrichten kann. Das ist nur ein kleiner Blick hinter die Kulissen von Glück und Zufriedenheit. Man versteht durch neue Forschungsergebnisse immer besser, dass Glück nicht nur ein vager Lebenszustand ist. Glück ist auch ein physischer Status des Gehirns mit einer Fülle von Auswirkungen auf unsere gesamten körperlichen Prozesse. Dieser Status kann gezielt beeinflusst werden, wie z. B. bei der Untersuchung von buddhistischen Mönchen festgestellt wurde.

Glück und Zufriedenheit stärken das Immunsystem und verhindern Erkrankungen.

Glück und Zufriedenheit sind mit vielen anderen Themen, die in diesem Buch vorgestellt werden, eng verbunden.

Wie aber kann man diese heiklen, fragilen, flüchtigen Zustände in sein Leben einladen, ihnen mehr Raum geben? Diese Frage stellt sich insbesondere dann, wenn es gerade gar nicht viel zu lachen gibt.

Kann ich, wenn ich krank bin, Schulden habe, in Scheidung lebe, arbeitslos geworden bin etc., glücklich sein?

Die Antwort lautet: Sie können! Unangenehme, leidvolle Umstände können Sie möglicherweise nicht einfach verändern. Aber auf Ihre Bewertung der Umstände, auch auf die Bewertung von negativen Situationen, haben Sie Einfluss – Sie haben das auch schon für Ihre Stressbewertungen erarbeitet.

Sie haben auch Einfluss darauf, wie Sie Ihr Leben gestalten:

- wie gut oder schlecht Sie für sich und Ihre ureigensten körperlichen, seelischen, sozialen und spirituellen Bedürfnisse Sorge tragen,
- wie Sie die Balancen zwischen Pflicht und Kür, zwischen Bezogenheit und Autonomie in Ihrem Leben herstellen,
- wie viel Einfluss Sie glauben, auf die Gestaltung Ihrer engsten Beziehungen zu haben, welche Ziele und Lebensträume Sie sich erlauben,
- wie viel frischer Wind – genannt Abenteuer und Neues – in Ihrem Leben Einlass erhält.

Aber auch:

- wie erfolgreich Sie dafür sorgen, feste, befriedigende Strukturen und Rituale in Ihrem Leben zu etablieren.

All dies sind Aspekte, die mittelbar und unmittelbar an das Erleben von Glück und Zufriedenheit geknüpft sind und mit denen Sie sich im Folgenden beschäftigen werden.

Das Glücksbarometer

Starten Sie zunächst mit Ihrer persönlichen Glücks- oder Zufriedenheitsbilanz, d. h., stellen Sie mittels der folgenden Übung fest, wie Ihr derzeitiges Glücksbarometer eingestellt ist.

Nehmen Sie sich die folgende Matrix zur Hand.

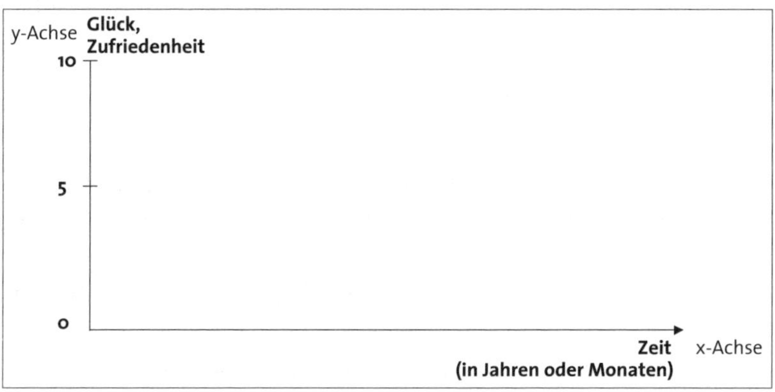

Abb. 14: Matrix Glücksbarometer

Tragen Sie auf der »y-Achse« jeweils die Intensität von Glück und Zufriedenheit ein, jeweils zu dem von Ihnen ausgewählten Thema.

Die »x-Achse« zeigt die Zeitspanne, die Sie selbst gern betrachten möchten, z. B. die letzten 10 Jahre, die letzten 5 Jahre oder die letzten 5 Jahre plus die nächsten 10 Jahre. Sie können also durchaus schon einmal Prognosen in die Zukunft wagen.

Wählen Sie Themenfelder aus, die Sie mit Ihrem Glücksbarometer untersuchen wollen.

Wählen Sie auch solche Themen aus, die möglicherweise unten nicht aufgelistet, für Sie aber bedeutsam sind.

Wählen Sie für die Themen, die Sie ausgewählt haben, verschiedenfarbige Stifte, z. B.:

- rot für Glück oder Zufriedenheit in Ihrem Liebesleben
- dunkelrot für Sexualität
- grün für Ihre berufliche Entwicklung
- blau für die Entwicklung Ihrer Freundschaftsbeziehungen
- gelb für Ihre körperliche Entwicklung oder Fitness
- pink für Abenteuer in Ihrem Leben
- violett für Ihre spirituelle Entwicklung

Zeichnen Sie nun die Kurven für jedes Ihnen wichtige Thema in die Matrix ein.

Überlegen Sie: Wie waren meine Zufriedenheit und mein Glücksempfinden und/oder wie werden meine Zufriedenheit, mein Glücksempfinden sein in Bezug auf

- meine körperliche Entwicklung
- …?

Zeichnen Sie dann die Linie in Richtung der »x-Achse« mit den entsprechenden Ausbuchtungen der von Ihnen jeweils wahrgenommenen Intensität. So verfahren Sie mit allen weiteren für Sie wichtigen Themen.

Nachdem Sie alles eingetragen haben, betrachten Sie die Linien. Konzentrieren Sie sich zunächst insbesondere auf die Gegenwart.

- In welchem Verhältnis stehen die Themenlinien zueinander?
- Haben Sie Erklärungen für mögliche Zusammenhänge, für Hochs und Tiefs?

- Sind Sie zufrieden mit Ihrer Zufriedenheit?
- Wo hätten Sie gerne Veränderungen?

Betrachten Sie Ihre Vergangenheit:
- Zu welchen Zeiten hatten Sie ein für Sie besonders erstrebenswertes »Gemisch« an Zufriedenheit und Glück?
- Was war damals besonders, wie haben Sie das geschafft?

Betrachten Sie Ihre Zukunft:
- Angenommen, Ihre gesundheitsorientierte Entwicklung läuft erfolgreich: Wie wird Ihre Zufriedenheit und Ihr Glück in den von Ihnen gewählten Themenfeldern am Ende dieses Programms (in einem, drei, fünf Jahren) sein?

Notieren Sie Ihre Ideen dazu. Schreiben Sie auf, in welchen Themenfeldern Sie zufrieden sind und in welchen Sie sich mehr Zufriedenheit wünschen.

Bitte überlegen Sie abschließend:
- Was ist ein erster kleiner, konkreter Schritt in einem der untersuchten Themenfelder, den ich noch in dieser Etappe der gesundheitsorientierten Entwicklung angehen will?
- Welche weiteren konkreten Schritte sollen noch in dieses Programm eingebracht werden?

Machen Sie sich in der nun schon gewohnten Art Eintragungen in Ihren Unterlagen (To-do-Liste, Zeitstrahl).

Die Glücksformel

Wer Glück und Zufriedenheit in sein Leben einladen will, sollte seinen inneren Jammertälern, unpassenden Überzeugungen und Glück verhindernden Glaubenssätzen auf die Spur kommen:

Beschäftigen Sie sich nun mit Ihren inneren Glaubenssätzen, die oft so tief verankert sind, dass sie unser ganzes Leben bestimmen. Sie kennen das schon aus der Arbeit mit Ihren Einstellungen zu Stress. Zunächst geht es darum, dass Sie sich Ihre Glaubenssätze in Bezug auf Glück und Zufriedenheit bewusst machen.

Hier einige Beispiele:
- Das Leben ist hart und schwer, und alles muss man sich erkämpfen.
- Wenn … passiert, ist mein Leben sinnlos/zu Ende.
- Man kann im Leben nicht alles erreichen.
- Besser kann es nicht werden.
- Es gibt nichts geschenkt.

Schweifen Sie gedanklich durch die einzelnen Lebensbereiche: Gesundheit, Partnerschaft, Beruf, Geld, Zukunft …

Beantworten Sie zu allen Lebensbereichen, die Ihnen einfallen, immer die gleiche Frage:

- Was denke ich, wie das Leben in diesem Bereich funktioniert?

Kommen Sie nun mindestens 20 Ihrer Glaubenssätze auf die Spur und schreiben Sie sie auf einem Blatt Papier auf die linke Hälfte.

Auf die rechte Hälfte des Blattes schreiben Sie neben jeden Glaubenssatz seine Umkehrung. Umkehrung heißt: ein für Sie glaubhafter und für Ihr Glück und Ihre Zufriedenheit besser passender Satz. Ein Satz, der das zum Ausdruck bringt, was Sie sich eigentlich wünschen. Die Glaubwürdigkeit der Umkehrung ist wichtig. Sie sollten so lange an diesem neuen Satz feilen, bis Sie daran glauben. So, wie Sie glauben, dass der nächste Frühling bestimmt kommt, oder wie der Gärtner, der die Blumenzwiebel einsetzt, daran glaubt, dass daraus eine Blume wächst.

Ein Beispiel:
»Es kommt nichts Besseres nach« wird dann vielleicht verändert in: »Es gab immer schon Veränderungen mit guten Ergebnissen.«

Glauben Sie das? Wenn nein, was müssten Sie verändern, dass ein für Sie stimmiger und glaubhafter Satz daraus wird?

Sie merken, mit diesen Aufgaben werden Sie – insbesondere Ihr Gehirn – herausgefordert. So, wie Sie zuvor bereits begonnen haben, Ihren Körper wieder zu fordern, sind Sie nun auch eingeladen, Ihren Kopf zu fordern.

Beschäftigen Sie sich regelmäßig mit Ihren neu geformten Glaubenssätzen und gewöhnen Sie sich und Ihren Organismus daran. Spielen Sie damit. Schreiben Sie die wichtigsten Sätze auf einen Zettel und heften Sie ihn in Ihre Agenda, Ihr Notizbuch oder legen ihn ins Portemonnaie, auf

Ihren PC oder wo immer Sie ihn bei sich haben wollen. Schauen Sie regelmäßig darauf und überprüfen Sie Ihre Reaktionen. Verändern Sie Ihre Sätze, wenn Sie sie weiter verfeinern wollen.

Die Mär vom Müssen

»Wer A sagt, muss nicht B sagen. Er kann auch erkennen, dass A falsch war.«
Berthold Brecht

Haben Sie sich schon einmal gefragt, wie häufig Sie am Tag vom »Müssen« sprechen oder darüber nachdenken, was Sie alles tun müssen?

Für viele Menschen ist dies eine so tief verwurzelte Gewohnheit, dass sie gar nicht mehr bewusst wahrnehmen, auf welche Weise die Verwendung ihrer Sprache ihr Lebensgefühl beeinflusst. Lassen Sie sich zu einer Achtsamkeitsübung zum Thema »Müssen« einladen.

Wählen Sie einen Tag aus, an dem Sie sich beim Denken und beim Sprechen beobachten können. Machen Sie über den Tag verteilt kurze Pausen, um folgenden Fragen nachzugehen:

- Wie häufig denken oder sagen Sie »Ich muss«?
- Welche Gefühle haben Sie dabei und anschließend?
- Wie reagiert Ihr Körper darauf (beobachten Sie Ihre Mimik, Ihre Körperhaltung, Ihren Atem)?
- Was genau passiert auf der Verhaltensebene, wenn Sie »Ich muss ...« sagen?

»Ich muss ...« erzeugt ein Lebensgefühl der Abhängigkeit. Wer dieses Lebensgefühl zugunsten eines Lebensgefühls der Selbstständigkeit überwinden will, wird stattdessen »Ich will«, »Ich werde«, »Ich darf«, »Ich tue« etc. denken und sagen.

Erstellen Sie nun eine kleine Liste:
- Was müssen Sie? Wann sagen Sie »Ich muss ...« aus Gewohnheit, versehentlich etc.?

Folgen Sie folgendem Experiment: Entscheiden Sie sich, jedes einzelne Muss aus Ihrem Denken und Ihrer Sprache zu entfernen. Es gibt nichts, was Sie tatsächlich müssen. Sie müssen nicht einmal sterben. Sie denken nur, Sie müssten. Lassen Sie sich überraschen, wenn Sie andere Beschreibungen ausprobieren.

Zu einfach? Gibt es doch ein »Muss«, das Sie nicht so leicht loswerden?

Essen? Trinken? Atmen? Müssen Sie? Probieren Sie es doch einmal mit dem Verb »genießen«. Wie wäre es, wenn Sie das Atmen genießen würden, das Essen und das Trinken?

Spüren Sie einmal nach, wie Ihre Sprache Ihr grundlegendes Lebensgefühl prägt – und das meist, ohne dass Sie sich bewusst für eine bestimmte Richtung entschieden haben.

Wie sieht das in anderen Sprachen aus? Was für ein Lebensgefühl erzeugen andere Sprachen, wenn es z. B. um das Geld geht?

Nur in der deutschen Sprache ver»dient« man sein Geld. Die Engländer ernten es (to earn money). Die Amerikaner machen das Geld (to make money), die Franzosen gewinnen ihr Geld (gagner l'argent) und die Ungarn finden es einfach.

Sprache schafft Lebensgefühl. Schenken Sie Ihrem Denken und Sprechen Aufmerksamkeit. Beobachten Sie sich immer wieder dabei. Probieren Sie anderes aus. Lockern Sie Ihre Denkgewohnheiten – wie Ihre Muskeln.

Mein Selbstbild

Was halten Sie von sich?

Selbstbewertung und Glück hängen eng zusammen. Machen Sie sich in der folgenden Übung bewusst, wie Sie zu sich selbst stehen.

- Führen Sie die alten Abwertungsmuster aus der Familie, aus Ihrer Schulzeit oder aus anderen Lebenssituationen fort?
- Oder: Wie haben Sie sich schon davon befreien können?
- Für wie tüchtig, liebenswert, kreativ, lernfähig, gesund, intelligent … schätzen Sie sich selbst ein?

Nehmen Sie einen angenommenen Wert von 100 für die vollkommene Intelligenz.

- Wie viel Prozent geben Sie sich?

Fahren Sie mit weiteren Eigenschaften, die Sie für wichtig halten, fort.

- Wie gefällt Ihnen Ihre Selbsteinschätzung? Sind Sie zufrieden damit?
- Wie erklären Sie sich Ihre Bewertung, wie sind Sie dazu gekommen?

- Welche Überzeugungen liegen Ihren Einschätzungen zugrunde?
- Handelt es sich um Maßstäbe, die Sie bei anderen – z. B. Ihren Lieben – auch anlegen würden? Woher kommen diese Einschätzungen?
- Betrachten Sie sich selbst freundlich?

Nehmen Sie sich Zeit, sich damit zu beschäftigen, und schreiben Sie Ihre Ideen und Eingebungen auf.

Wertschätzung

Schreiben Sie täglich 3–5 Erfolgserlebnisse oder kleine Siege auf.

Beispiele: Heute bin ich statt mit dem Auto mit dem Fahrrad zur Arbeit gefahren; ich habe es geschafft, nur das und so viel zu essen, wie mein Körper es mir signalisiert hat; ich habe heute gewagt, dem unverschämten Kollegen XY ruhig, aber bestimmt zu sagen, er solle mich auf diese herabsetzende Weise nicht mehr ansprechen; ich habe heute in meiner Pause, anstatt Kekse zu essen, einen Waldspazierung gemacht und fühle mich gut; ich habe nach einer stressigen Konferenz Entspannungsübungen gemacht …

Die Glücksstunde

Wählen Sie einen Wochentag, an dem Sie – und nur Sie allein – für vielleicht eine Stunde sich künftig etwas Gutes tun werden. Etwas Schönes machen, sich pflegen, für ein ungewöhnliches Erlebnis sorgen. Sie können diese Zeit »meine Glücksstunde« nennen. Es geht nicht darum, etwas Großes oder Kostspieliges zu tun, sondern es geht um Dinge oder Erfahrungen, die Sie sonst nicht haben.

Vielleicht besuchen Sie mitten am Tag eine Kirche, setzen sich einfach hinein und lassen dieses Erlebnis auf sich wirken, vielleicht gehen Sie in den Zoo und beobachten die Affen, vielleicht besuchen Sie eine Freilandgärtnerei und erfreuen sich an der Pflanzenvielfalt, oder Sie stellen Ihren Wecker auf 5.30 Uhr und spazieren am Fluss entlang in den Morgen hinein, oder Sie besuchen ein Knopfgeschäft …

Geben Sie Ihrem inneren Forscher Raum und Zeit und lassen Sie sich von ihm dahin führen, wohin er Sie gerne führen möchte. Durchbrechen Sie damit Ihr Alltagseinerlei, nähren Sie Ihre Abenteurerseele und freuen Sie sich an der Vielfalt der Welt.

Nach solchen Erlebnissen nutzen Sie Ihre Abenteurerseele. Gehen Sie auf Ihrer inneren Reise ein Jahr weiter. Schreiben Sie nun von dort aus – also aus Ihrer Welt in einem Jahr – einen Brief an sich heute:

- Erzählen Sie sich darin, wie Sie vor einem Jahr begonnen haben, einen neuen gesundheitsbewussten Weg einzuschlagen.
- Berichten Sie von Ihren Entwicklungen, die Sie im Verlauf dieses Jahres gemacht haben.
- Berichten Sie von Ihren neuen »Ausflügen« in die Welt, Ihren neuen Erfahrungen.
- Schreiben Sie darüber, wie sich Ihr Selbstbild dabei verändert hat und wie das genau geschehen ist, was Sie dazu beigetragen haben.
- Schildern Sie Ihren Weg in aller Ausführlichkeit und beschreiben Sie ganz konkret, wie Sie dabei vorgegangen sind.

Den fertigen Brief legen Sie dann in ein an sich selbst adressiertes frankiertes Kuvert und schicken ihn per Post ab.

Etwas wagen

»Sobald einer in einer Sache Meister geworden ist, sollte er in einer neuen Sache Schüler werden.«

Gerhard Hauptmann

Viele Menschen hätten am liebsten alle Dinge »niet- und nagelfest«. Am besten schon vor der Geburt und bis über den Tod hinaus. Bei all den unbeeinflussbaren Ereignissen, dem Terrorismus, den drohenden Kriegen und Atomkatastrophen, Epidemien und drohenden Krankheiten, angesichts undurchschaubarer Komplexität unserer Welt sowie der Tatsache, in einem Universum zu leben, in dem ständig unzählig viele Sonnen wie die unsere explodieren – das zutiefst menschliche Bedürfnis nach Sicherheit ist nur allzu verständlich.

Unsere großen Sicherheitsmissionare, die Pensionskassen, Sozialämter, Pharmafirmen, Versicherungen, Parteien, Banken usw., werden niemals müde, uns von der Wiege bis zur Bahre in allen Belangen Sicherheit zu versprechen und zu verkaufen.

Und doch wissen oder ahnen Sie, auf welch dünnem Eis Sie mit dieser Fantasie einer allumfassenden Sicherheit stehen. Sie wissen, dass Ungewissheit, dauerndes Werden und Vergehen sowie Mysterium fest mit dem menschlichen Leben verwoben sind. Und Sie wissen auch, dass die extreme Betonung des Sicherheitsaspekts im Leben nicht nur sehr viel Geld kostet, sondern auf Dauer auch einschläfernd auf Ihr Bedürfnis und auf Ihre Fähigkeit zu Neugier und Staunen wirkt.

Das zeigen viele Beschreibungen von Lebensläufen, Sie können das in Biografien und Autobiografien nachlesen. Nach einer Studie von Prof. Rosenthal von der Universität Illinois kann man darauf schließen, dass die Ausübung gefahrvoller Sportarten wie Klettern oder Fallschirmspringen ein Zeichen dafür ist, dass das Eingehen von Risiken eines der menschlichen Grundbedürfnisse darstellt. Er beobachtete, dass riskante Sportarten bewirken können, dass Menschen effizienter, kreativer, leistungsfähiger und sexuell aktiver sind (Leonard 1975, S. 246–247).

Nun soll dies keine Aufforderung sein, einen Kurs in Freeclimbing zu beginnen oder bei der nächsten Kirmes Bungee Jumping auszuprobieren oder die Lebensversicherung zu kündigen.

Etwas wagen heißt, neues Verhalten auszuprobieren, sich den Mitmenschen auf andere Weise zu zeigen, sich nicht hinter Rollen und Masken zu verstecken. Es kann heißen, sich selbst in Frage zu stellen, Initiative zu ergreifen, sich unter Umständen lächerlich zu machen und verletzt oder abgelehnt zu werden. Es bedeutet, etwas zu unternehmen, was möglicherweise niemand von Ihnen erwartet.

Wenn wir in unseren Gewohnheiten und Verhalten festgefahren sind, sind es auch unsere Gefühle und Gedanken. Sobald wir etwas wagen, schaffen wir neue Möglichkeiten.

Martin Buber nannte das Spiel eine »Verherrlichung des Möglichen« (1923). Das lässt sich auch vom Wagnis sagen. Gerade wenn Sie ein Wagnis als ein Spiel mit Ihren Möglichkeiten verstehen, wird es Schwung und Spannung in Ihr Leben bringen. Und jedes Mal, wenn Sie ein Risiko eingehen, ist es eine Herausforderung an die eigenen Zweifel und Ängste, die Sie dann stärken werden.

Menschen, die das Wagnis bewusst in ihren Lebensweg aufgenommen haben, haben sich immer wieder auf eine Suche begeben. Der Einsatz kann hoch sein, aber ebenso hoch ist auch der Lohn. »Mut führt zu den Sternen, Angst zum Tod«, sagte der römische Philosoph Lucius Seneca (de Crezcenzo).

Das lateinische Wort »anima« heißt Seele, Geist, Sinn, aber auch Mut. Könnte das ein Hinweis darauf sein, dass dieses Bedürfnis tief in der menschlichen Seele verwurzelt ist?

Für Gandhi war »Unentwegtheit die erste Voraussetzung für Spiritualität«. Nach seinem Biografen Fischer hielt Gandhi Mut für ein Vitamin, das für das spirituelle Wachstum jedes Menschen unerlässlich ist, im Gegensatz zur Feigheit, die bloß Selbstachtung und Selbstwert herabsetzt (Fischer u. Goyert 1951).

- Wie stehen Sie zu den Themen Wagnis und Mut? Hat für Sie Wagnis etwas mit Glück zu tun? Wie hängt es nach Ihrer Erfahrung und Einstellung zusammen?
- Wann haben Sie zuletzt etwas gewagt?
- Wie haben Sie und Ihre Umwelt dieses Wagnis bewertet?
- Haben Sie es bereut oder hat es Sie weitergebracht? Wohin hat es Sie gebracht? Beschreiben Sie die Veränderungen in Ihnen und um Sie herum.
- Wenn Sie es bereuen: Was könnten Sie verändern, wenn Sie es heute wieder tun wollten? Worauf würden Sie jetzt achten, damit das Wagnis ein Glückserlebnis werden könnte?
- Welches Wagnis steht jetzt in Ihrem Leben an?
- Wenn Sie sich eine Skala von 0 bis 10 denken (0 = keine Angst, 10 = sehr große Angst):
- Wie hoch schätzen Sie den Pegel Ihrer Angst in Bezug auf dieses Wagnis ein?
- Wie haben Sie es bisher in Ihrem Leben geschafft, Ängste zu nutzen als »Energien, die den Schwung bringen«, als Abenteuerlust?
- Was brauchen Sie, um Ihr neues Wagnis (wieder) so zu sehen?
- Wie können Sie sich das verschaffen?

Nur Mut! Oder wie die Franzosen ihren Mitmenschen wünschen: Bon courage!

… und auch das wirkt

Sie können auch ohne großen Aufwand für das Empfinden von Glück und Zufriedenheit sorgen – selbst wenn das oberflächlich und banal erscheint:

Heften Sie sich einen Smily gut sichtbar an Ihren Arbeitsplatz und schauen Sie ihn gelegentlich an. Ihr Gehirn reagiert darauf. Es ist geübt und geradezu perfekt darin, aus wenigen Signalen Gesichter zusammenzusetzen, damit Sie sich rasch auf andere Menschen einstellen können. Gönnen Sie Ihrem Gehirn die kleine Glücksdusche.

Lächeln Sie! Machen Sie ein Experiment: Ziehen Sie Ihre Mundwinkel leicht hoch und beobachten Sie dabei, wie sich Ihre Stimmung verändert. Sie können es fast nicht vermeiden, zumindest etwas zufriedener oder gelassener zu werden.

Sie nutzen dabei die sehr enge Koppelung von Gefühl einerseits und Körperhaltung, Gestik und Mimik andererseits. Ihre Gefühle verändern die Mimik, z. B. bei Glück, Trauer, Wut, Neid etc. sehen Sie das bei Ihrem Gegenüber im Gesicht. Und es funktioniert auch umgekehrt: Die Mimik verändert die Gefühle.

Genießen Sie die Aufhellung Ihrer Stimmung.

2. Die Energiebilanz

Über Energie ist hier schon viel gesagt worden. Was soll darunter verstanden werden und wie kann der Blick auf die Energie bei der Gesundheitsorientierung helfen?

Das Konstrukt der Energie ist in diesem Zusammenhang ein Bild, eine Metaphorik. Damit können Sie z. B. Ihre Befindlichkeiten beschreiben: Sie sind an einem Tag energievoll und können »Bäume ausreißen«, an anderen Tagen fühlen Sie sich ausgebrannt und schlaff wie ein »nasser Sack«.

Es ist nachvollziehbar, dass diese Beschreibungen in enger Verbindung mit Aspekten von Gesundheit stehen.

Die Erhebung der Energiebilanz in der hier vorgestellten Form können Sie als Methode einsetzen, um sich darüber klar zu werden, wie Sie mit Ihren Ressourcen umgehen, wie Sie für die notwendigen Balancen z. B. zwischen Aktivität und Erholung sorgen.

Durch die Idee der Energie lässt sich dieser Aspekt konkretisieren und in einem Schema bildlich darstellen. Diese Methode ist auch geeignet, um Bilanzen Ihrer Entwicklung zu ziehen, z. B. im Rahmen der Meilensteine. In einem späteren Schritt schauen Sie dann auf Ihren Biorhythmus, der Ihren Energieverlauf stark beeinflusst. Der Prozess der Analyse des Energieniveaus hat mehrere Schritte.

- Sie nehmen sich zunächst wieder ein quer liegendes Blatt Papier und zeichnen eine senkrechte Skala.
- Der oberste Wert ist 100 und wird folgendermaßen ermittelt:
  - »Erinnern Sie sich an den letzten Tag, an dem Sie sagen konnten, heute ist ein besonders guter, energievoller Tag? Sie hatten Ihre Energie zur Verfügung und waren erholt und ausgeruht. Wie fühlte sich das konkret an? Welche konkreten Wahrnehmungen, Selbstbeobachtungen hatten Sie?«

Was Sie jetzt herausgefunden haben, markiert den oberen Skalenwert 100.

- Auf dem gleichen Weg wird der untere Wert 0 bestimmt und eingetragen.
  - »Erinnern Sie sich an den letzten Tag, an dem Sie keinerlei Energie mehr zur Verfügung hatten. Wie fühlte sich das konkret an? Welche konkreten Wahrnehmungen, Selbstbeobachtungen hatten Sie?«
- Irgendwo zwischen 0 und 100 liegt der Wert, der Ihr »Normalniveau« kennzeichnet. Das ist meist das Niveau, auf dem Sie es sich eingerichtet haben, auf dem Sie in den letzten Jahren durchschnittlich gelebt und auch gearbeitet haben.
- Wenn Sie wollen, schätzen Sie doch noch den Wert, für den Sie glauben, geboren zu sein, der Ihrer natürlichen »Ausstattung für den Dauerbetrieb« entspricht.
  - »Was ist von meiner Ausstattung vermutlich die Ebene, auf der ich im Alltagsbetrieb dauerhaft gut laufen könnte? Wie schätzen das andere ein, die mich gut kennen?«

Seien Sie ehrlich mit sich selbst bei dieser Antwort!

Diese Skala, die Sie jetzt erstellt haben, ist die Hochachse eines Koordinatensystems, dessen Rechtsachse ein Zeitstrahl ist. Das Visualisierungsschema dient dann der Dokumentation des Energieniveaus über eine längere Zeit hinweg.

Das Spiel mit dem Bild der Energie soll Sie anregen, über Ihren Umgang mit Ihren Engagements, Ihren Einsatz an Lebenszeit und über die Balancen zwischen Aktivität und Erholung zu reflektieren. Dies führt in dem nächsten Schritt zu den Überlegungen, ob das von Ihnen gelebte Niveau über oder unter Ihrer vermuteten Grundausstattung liegt, ob der

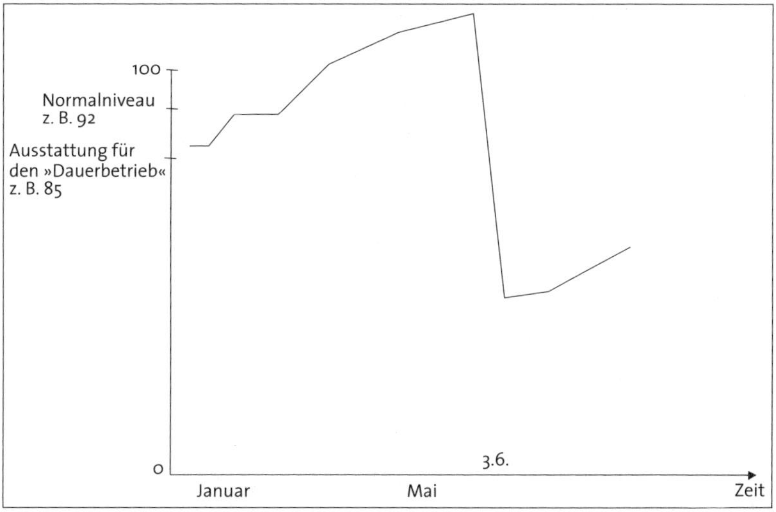

Abb. 15: Energiebilanz

Energieeinsatz sich lohnt und ob die in Ihren Lebenskontexten (Beruf, Familie, Freundeskreis, soziales Engagement ...) eingesetzten Energien in guter Balance untereinander stehen.

- Liegt der von Ihnen geschätzte Wert über oder unter dem »Normalniveau« und was schließen Sie daraus für Ihren Prozess der Gesundheitsorientierung? Wie könnte eine eventuell notwendige Anpassung des Normalniveaus an das »Ausstattungsniveau« konkret aussehen? Welchen Ausgleich braucht es, wenn Sie über Ihrem vermuteten Ausstattungsniveau leben und arbeiten.

  Führen Sie sich bei der Beantwortung dieser Fragen auch Ihre energetischen Highlights und Ihre energetischen Flops vor Augen sowie Ihre bevorzugten Strategien, die Energie rasch und sicher auf 0 zu fahren etc.

Mit der Energiemetapher lassen sich auch Ihre Zielbestimmungen konkretisieren. Dabei gehen Sie so vor, dass Sie Ihrem Ziel einen Wert auf der Hochachse der Skala des Energieniveaus zuordnen und dann diesen Wert mit Ihren Selbstwahrnehmungen verknüpfen:

- Wie zeigt es sich Ihnen konkret und untrüglich, z. B. in Ihrer körperlichen Befindlichkeit, Ihren Bewegungen, Ihrer Sprache etc., wenn Sie den angestrebten Wert Ihrer Skala erreichen? Wie kann das von wem von außen beobachtet werden?

Auf dem Weg über die Energiemetapher können zudem Ihre Biorhythmen, wie Tages-, Wochen-, Jahresrhythmen, als unterschiedlich energetisch aufgeladene Phasen verstanden werden und in Ihre Planung mit einfließen (nutzen Sie dazu auch die hier folgenden Kurven für das Leistungs- und Energieniveau).

- Wann am Tag, in der Woche, im Jahr sind Sie auf einem günstigen energetischen Niveau, um die Aufgabe ... anzupacken?

Wenn Sie noch weiter mit dem Energiemodell arbeiten wollen, erstellen Sie jetzt eine Kurve Ihrer Lebensenergie für die nahe Zukunft:

- Welche Auswirkungen wird meine bewusste Achtsamkeit für ein gutes energetisches Niveau, das z. B. über Bewegung, Ernährung, Entspannung, Schlaf ... erreicht werden kann, wann und wie in der Energiekurve zeigen?

Sie haben damit ein Evaluationsinstrument für Ihre Meilensteine.

Das Erleben von Energie ist also eng mit vielen der hier behandelten Aspekte verknüpft.

3. Der Biorhythmus

Von Rhythmus war schon an verschiedenen Stellen die Rede. Am deutlichsten haben Sie von ihm bei dem Thema Schlaf gehört. Bei der Energiebilanz haben Sie sich gerade auch mit Ihren wechselnden Energieniveaus beschäftigt.

Biorhythmus ist einerseits die Einstellung Ihres Organismus auf die Umgebung (Tag, Nacht, Jahreszeiten etc.). Und es ist andererseits ein Rhythmus, der durch Ihre inneren Lebensprozesse ausgelöst wird (Hunger, Verdauung, Schlafbedürfnis etc.). Menschliche Biorhythmen sind einander sehr ähnlich – und doch gibt es individuelle Ausprägungen, die sich z. B. in Ihrer persönlichen Leistungskurve zeigen.

Die Kraft natürlicher Rhythmen

Das Leben auf unserem Planeten läuft seit Millionen von Jahren in bestimmten Rhythmen und Zyklen. Diese sind durch die Rhythmik des Planetensystems bedingt. Sie zeigen sich am auffälligsten in den von uns unmittelbar erlebbaren Tag-/Nachtrhythmen, in Jahreszeiten, in Mondphasen. Alle lebenden Systeme haben sich auf diese Rhythmik eingestellt, mussten sich zum Überleben darauf einstellen. Ein Besuch im Zoo zeigt die faszinierenden Möglichkeiten, die Tiere dafür gefunden haben.

Auch Menschen leben in dieser Rhythmik, auch ihr Leben hat sich darauf eingestellt. Durch die moderne Organisation des Lebens können wir allerdings so tun, als gingen uns die Rhythmen nichts oder nur wenig an. Durch künstliches Licht, künstliche Wärme, ständige Mobilität, an Maschinen angepasste Arbeitsrhythmen etc. lässt sich die natürliche Rhythmik weitgehend überspielen. Erst bei Folgeschäden werden die Grenzen sichtbar – in Naturkatastrophen im großen Zusammenhang, aber eben auch in den individuellen Katastrophen: Denn die Bedeutung des Biorhythmus für den Menschen ist lange völlig unterschätzt worden.

Der menschliche Organismus hat eine sehr fein ausgefeilte, faszinierende Rhythmik. Nicht nur, dass er sich auf den Tag-/Nachtrhythmus und auf die Jahreszeiten einstellen kann: Sein Leben ist bestimmt von Eigenrhythmen: Herzschlag, Atmung, Blutdruck, Durchblutung, Nervenimpulse – alles taktet, fein aufeinander abgestimmt. Und nicht nur das: Über diese Rhythmik wird ein Großteil unserer Funktionen mit geregelt. Das gilt nicht nur für den Schlaf, sondern für fast alle inneren Prozesse (Hormonhaushalt, Stoffwechsel, Zellteilung …).

Man hat festgestellt, dass sich die inneren Rhythmen aufeinander beziehen und ganzzahlige Verhältnisse zueinander ausbilden. Dies tun sie insbesondere, wenn man sie in Ruhe lässt, also im Schlaf und in Erholungsphasen.

Hindert man den Organismus daran, seine eigene Ordnung zu finden, ist der Preis dafür hoch. Insbesondere der tägliche Grundrhythmus von Anspannen/Entspannen und die Architektur des Schlafes zeigen das. Es gibt deutliche Hinweise darauf, dass bei langfristig gestörter Rhythmik die Krankheitsrisiken steigen (z. B. für Infektionserkrankungen, Krebs, Herz/Kreislauf-Erkrankungen). Diesen Effekt hatten Sie schon bei den negativen Folgen von Stress kennen gelernt. Anhaltender Stress ohne Erholung setzt Teile der natürlichen Rhythmen außer Kraft. Die nicht abgebauten Stresshormone hemmen das Immunsystem und damit die Reparationsfähigkeit des Organismus. Nicht ausreichende Entspannung führt zum »Ausbrennen« der Energie (burn out).

Und es steigt das Risiko von Unfällen. Das sind nicht nur die vielen Verkehrsunfälle, die durch »Übermüdung« oder fehlende, weil zu lange aufrechterhaltene Aufmerksamkeit geschehen. An vielen »großen« Unfälle (Tschernobyl, Exxon Valdez, Challenger …) waren Menschen an wichtigen Positionen beteiligt, die nicht ausreichend geschlafen und zu lange unter Anspannung gearbeitet hatten.

Man hat festgestellt, dass der Rhythmus von Anspannung/Entspannung in einem 90-Minuten-Rhythmus funktioniert. Dieser Zyklus wird BRAC (Basic Rest/Activity Cycle) genannt. Über 70 Minuten wird der Organismus an vielen seiner Funktionen auf Aktivität »geschaltet«. Sie können dann sehr konzentriert und aufmerksam arbeiten, präzise nachdenken, Auto fahren usw. Dann wird für 20 Minuten in einen eher passiven, »aufnehmenden« Zustand geschaltet, in dem Sie sich sortieren, kreative Ideen haben und wieder fit machen können für die nächste konzentrierte Aktivität. Der Versuchung, diesen Rhythmus zu überspielen, entgeht wohl keiner: Der Konsum von Kaffe, schwarzem Tee, Red Bull u. Ä. zeigt das ebenso deutlich wie ein Blick in die Terminkalender und Sitzungsplaner.

Allerdings ist unser trickreiches Aushebeln natürlicher Rhythmen nicht einmal unter wirtschaftlichen Gesichtspunkten hilfreich: Fehler und Unfälle nehmen zu, Krankheitszeiten ebenso (die in dieser Logik auch überspielt werden und neue Folgekosten verursachen), Burnoutsituationen legen wichtige Ressourcen lahm. Es fällt Menschen schon immer schwer, in größeren Zusammenhängen zu denken. Bei der Frage, wie die komplexen Eigenrhythmen lebender Systeme in die Lebens- und Arbeitsplanung einzubeziehen sind, wird dies besonders deutlich: Die Logik »Wenn ich viel und kontinuierlich arbeite, ist der Effekt am höchsten« ist doch zu verlockend, weil so schön einfach.

Ihr eigener Biorhythmus

Für Ihren gesundheitsorientierten Weg ist es von besonderer Bedeutung, wieder ein gutes Gefühl für Ihren eigenen Biorhythmus zu bekommen und – so weit wie möglich – Ihren Tages- und Lebensablauf darauf abzustimmen. Sie sollten wissen, dass Ihr Organismus über die Fähigkeit verfügt, seine eigene Ordnung, seine eigenen Rhythmen (zurück) zu finden und sie aufrechtzuerhalten. Sie müssen ihm dafür allerdings die Rahmenbedingungen schaffen, ihm die Chance dafür geben. Wenn Sie Ihre Bedürfnisse dauerhaft ignorieren, hindern Sie Ihren Organismus an der Abstimmung seiner lebenswichtigen Rhythmen. Das zeigt sich für Sie am auffälligsten daran, wenn Ihr Schlaf sich gestört anfühlt oder der Schlaf nicht mehr zur Erholung führt. Es hat aber viel weiter gehende unangenehme

Folgen. Sie sollten wissen, dass man gerade die Fähigkeit des Organismus, seine Rhythmen aufeinander einzustimmen, für ein Zeichen von Gesundheit hält. Diese Fähigkeit endet im Prozess des Sterbens: Dann zerfällt die Synchronizität, d. h. die Abstimmung der Rhythmen.

Sie bewegen sich also mit dem Blick auf Ihre Biorhythmen in durchaus existentziell bedeutsamem Gelände. Sie merken Ihren Biorhythmus neben z. B. Schlaf- und Hungerperioden an Ihrer Leistungskurve: Wie fit, wach, energievoll Sie sich im Verlauf eines Tages, aber auch im Verlauf einer Woche, eines Jahres fühlen.

Schritte zum eigenen Biorhythmus

Am konkretesten gelingt die Erfassung des eigenen Biorhythmus über eine grafische Darstellung.

- Analysieren Sie nacheinander Ihren Biorhythmus im Tagesverlauf, im Wochenverlauf, im Jahresverlauf.
- Welche Verläufe Ihrer Leistungsfähigkeit, Ihrer gefühlten Energie, Ihrer Wachheit sind »typisch« für Sie?

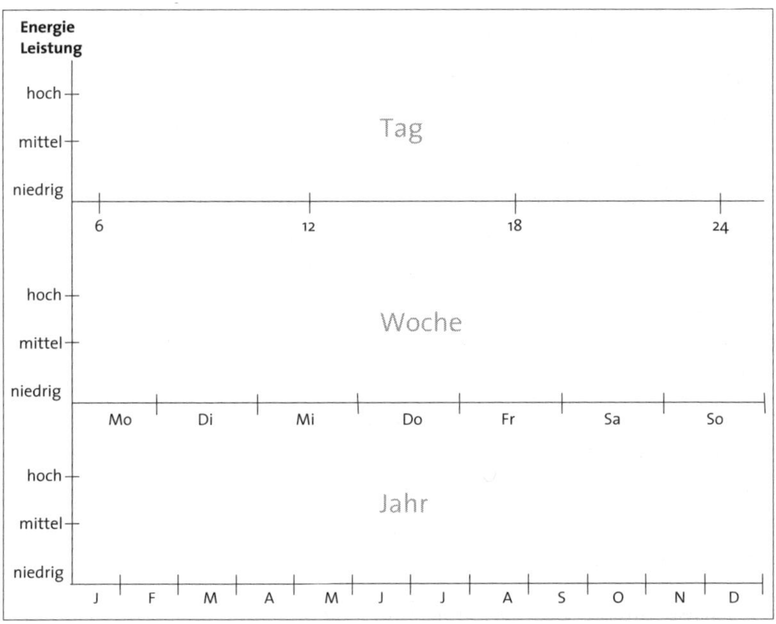

Abb. 16: Biorhythmus

- Tragen Sie den Verlauf Ihrer Leistungsfähigkeit und Ihrer gefühlten Energie als Kurven in die jeweilige Matrix ein.

Sie erkunden hier nicht das, was vielleicht in der letzten Woche besonders war, als Sie sich angeschlagen oder besonders energievoll fühlten, sondern es geht um Ihre Erfahrungen mit sich selbst über einen längeren Zeitraum hinweg. Natürlich kann sich der Biorhythmus verändern, durch das Älterwerden, durch veränderte Lebensumstände im privaten und beruflichen Bereich. Trotzdem gibt es für die meisten Menschen Rhythmen, von denen sie sagen »typisch für mich«.

Sie haben jetzt drei Kurven. Lassen Sie sich durch die folgenden Fragen zu einigen Schlüssen aus Ihren Kurven anregen.

Was fällt Ihnen besonders auf, was ist das typische an den Kurven?

- Wann haben Sie im Tages-, Wochen- und Jahresverlauf Ihre Leistungs- und Energiespitzen, wann haben Sie Ihre Tiefs?
- Wie passend ist dazu Ihr Arbeits- und Lebensrhythmus: Liegen die Herausforderungen des Lebens eher in den Hochs oder in den Tiefs? Was passt, was passt eher nicht?
- Passt der Rhythmus so, dass Sie sowohl Ihre Hochs als auch Ihre Tiefs genießen und nutzen können?

Gehen Sie noch einen Schritt weiter und erkunden Sie Ihre Gestaltungsmöglichkeiten.

- Angenommen, Sie wollten Ihren Lebens- und Arbeitsrhythmus besser auf Ihre Biorhythmen abstimmen, und weiter einmal probeweise angenommen, Sie könnten ihn völlig frei gestalten:
  – Wie würden Sie Ihr Leben und Arbeiten organisieren?
- Lassen Sie Ihrer Gestaltungslust und Kreativität für 15 Minuten einmal völlig freien Lauf.
- Verzichten Sie auf innere Kommentare (»das geht doch nicht«).
- Bauen Sie Ihre Lebensprozesse einmal probeweise neu »auf der grünen Wiese«.
- Machen Sie sich Notizen, fertigen Sie Skizzen oder Zeichnungen an, fotografieren Sie.

Zur Auswertung und Umsetzung sollten Sie sich an folgenden Fragen orientieren:

- Was ist ein guter (kleiner) Schritt, der Sie in die Richtung einer besseren Anpassung Ihrer Arbeits- und Lebensprozesse an Ihren Biorhythmus bringen wird?
- Was wäre zudem eigentlich notwendig und wichtig, erscheint Ihnen jedoch derzeit noch als ein zu großer Schritt?
- Nehmen Sie den konkreten kleinen Schritt in Ihre Gesundheitsorientierung auf, tragen Sie ihn in Ihre Unterlagen ein, legen Sie ein Datum fest, wann Sie den Schritt gehen wollen.
- Notieren Sie sich auch das, was eigentlich zusätzlich noch notwendig wäre.

Suchen Sie sich dafür ein Bild, ein Symbol, das Sie leicht sichtbar aufhängen/aufstellen können.

Prüfen Sie immer wieder die Frage, wie Sie sich diesem, derzeit noch zu großen Schritt annähern können.

Sie haben sich am Ende dieses Prozesses wichtige Informationen zu Ihrem Biorhythmus erarbeitet und erste Schritte in die Richtung einer stärkeren Berücksichtigung in Ihrem Alltag skizziert. Sie werden bald an Ihrem Wohlbefinden und einer besser abgestimmten Leistungskurve merken, dass Sie sich damit etwas besonders Gutes tun.

4. Die Entspannungsübung dieser Etappe
Sonnenmeditation

Diese Meditation ist eine sehr entspannende und gleichzeitig energetisierende Übung. Sie nutzt die Wirkung des Sonnenlichts auf Körper und Seele durch intensive Imagination der aufgehenden Sonne. Vorzugsweise wird diese Meditation zu Beginn des Tages gemacht und führt zu einer guten Konzentration beim Start in den Alltag.

- Suchen Sie sich einen Platz, an dem Sie 15 Minuten ungestört sind, und setzen sich bequem hin. Sie können dafür einen Stuhl nehmen, oder Sie setzen sich im »Schneidersitz« auf ein Kissen. Oder Sie setzen sich mit ausgestreckten Beinen an eine Wand. Setzen Sie sich entspannt und aufrecht hin, bei Bedarf sorgen Sie für die Möglichkeit, sich in aufrechter Körperhaltung anzulehnen.

- Richten Sie sich – wenn Sie mögen – nach Osten, in die Richtung der aufgehenden Sonne aus. Legen Sie Ihre Arme entspannt auf die Oberschenkel/Knie, die Handflächen zeigen nach oben.
- Schließen Sie die Augen. Entspannen Sie Ihr Gesicht, feuchten Sie die Lippen leicht an und lassen den Mund ganz entspannt, leicht offen oder leicht geschlossen.
- Stellen Sie sich vor, wie die Sonne über dem Horizont erscheint und wie die Strahlen von dort in Ihr Herzchakra fließen. Das Herzchakra liegt in der Mitte Ihres Brustkorbes auf dem Brustbein und ist eines der Energiezentren Ihres Organismus.
- Spüren Sie der Wärme des Sonnenlichts nach. Lassen Sie die Wärme und die Energien durch Ihren ganzen Körper fließen. Vertrauen Sie Ihrem Körper, dass er die Energien dorthin lenken wird, wo sie benötigt werden.
- Lassen Sie sich dabei Zeit. Wenn Sie gut gefüllt sind von der wärmenden Energie, kehren Sie den Energiestrom um. Lassen Sie ihn zur Sonne zurückfließen. Kommen Sie dadurch in Kontakt mit allen Lebewesen.
- Neigen Sie abschließend den Kopf etwas als Respektbezeugung.
- Öffnen Sie die Augen, recken sich und spüren Sie der Wirkung Ihrer Meditation nach.

Wenn Sie die Möglichkeit haben, machen Sie diese Meditation auch vor der real aufgehenden Sonne, z. B. im Urlaub beim Sonnenaufgang über dem Meer. Sie haben dann ein sehr intensives Bild, das Sie sich immer wieder vorstellen können, um in Kontakt mit Ihrer Entspannung und Energie zu kommen.

Die neunte Etappe – Der sechste Monat

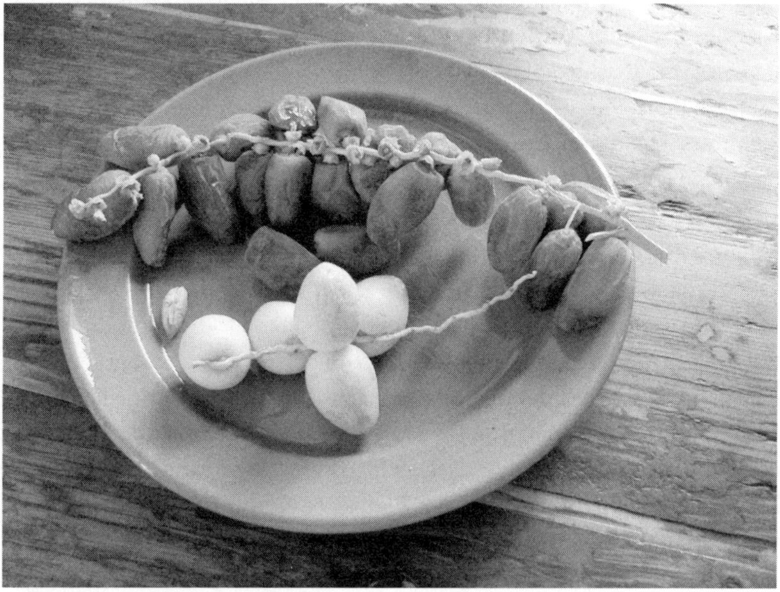

Die neunte Etappe ist die letzte, die einen Monat dauert. Sie werden Ihre gesundheitsorientierten Aktivitäten kontinuierlich fortsetzen. Sie bekommen jetzt noch ein kreatives Instrumentarium an die Hand, mit dem Sie Ihren Weg anreichern können: die Fotografie.

Sie bereiten dann Ihr »Bergfest« vor, denn die Hälfte des Jahres ist vorbei, und Sie ziehen eine ausführliche Bilanz. Das Ergebnis der Bilanz wird dann in die Planung des 2. Halbjahres einfließen, das die zehnte Etappe Ihres Weges sein wird.

Ziel dieser neunten Etappe ist es, Ihren Weg weiter zu festigen und das mit einem kreativen Medium zu unterstützen. Ziel ist außerdem, durch die Bilanz eine gute Grundlage für die nächste Etappe zu schaffen.

1. Fotoexplorationen und Fotoinszenierungen

Sie erhalten hier Hinweise, wie Sie Ihren Weg durch das Jahr mit Hilfe von Fotografie bereichern können. Die Idee dabei ist, dass Menschen viele wichtige Ereignisse und Entwicklungen in Fotos festhalten. Der Weg, für den Sie sich entschieden haben, könnte also damit eine besondere Bedeutung erhalten. Und wenn Sie vielleicht ohnehin gern fotografieren: Nutzen Sie dieses Thema für eine gute und inhaltsreiche Serie von Bildern. Und haben Sie einfach Spaß dabei.

Für den Einsatz von Fotografie gibt es vielfältige Möglichkeiten, Sie erhalten hier einige Anregungen. Nutzen Sie auch Ihre eigenen kreativen Einfälle dazu.

Wenn Sie Fotografie einsetzen wollen, können Sie dies tun, um kontinuierlich Ihren Weg durch dieses Jahr zu begleiten und Fotografien von den verschiedenen Stationen anzufertigen. Ziel könnte sein, eine Dokumentation zu erstellen, die Sie dann auch auf dem Fest am Ende dieses Jahres vorstellen könnten. Die einzelnen Schritte werden dann abgelichtet, so dass sich eine Dokumentation der Ereignisse ergibt. Dieses »Bilderbuch« kann auch als eine Sicherung Ihrer Zwischenergebnisse verstanden werden: Wenn Ihnen einmal die Gesundheitsorientierung wieder verloren gehen sollte, haben Sie einen dokumentierten Weg, an den Sie wieder anknüpfen können.

Sie können sich für thematische Schwerpunkte entscheiden:

- Sie können alle Ihre Aktivitäten bei Bewegung, Ernährung und/oder Entspannung zeigen.
- Sie können all das fotografieren, was Ihnen bei den Achtsamkeitsübungen aufgefallen ist, was Sie dabei für sich (neu oder wieder) entdeckt haben.
- Sie können Gegenstände, Landschaften, Menschen, Situationen fotografieren, die eine besondere Bedeutung erlangt haben für Ihren gesundheitsorientierten Weg.
- Sie können all das fotografisch festhalten, was in Ihrem beruflichen Umfeld und in Ihren privaten Umfeldern Ihren gesundheitsorientierten Weg kennzeichnet.
- Sie können mit der Fotografie für sich auch ein »Ist« und ein »Soll« kreativ darstellen.

Sie können Ihre Fotografien auf drei Wegen erstellen.

1. Schnappschuss-Fotografie

Sie gehen dabei so vor, dass Sie beständig eine Kamera dabei haben und spontan immer dann fotografieren, wenn es Ihnen in den Sinn kommt. Sie drücken auf den Auslöser, um Situationen, Menschen etc. in einem Bild festzuhalten. Eine Momentaufnahme aus dem Film des Lebens, hier aus dem Film: »Das Jahr der Gesundheitsorientierung.« Die Fotografie können Sie so zur Begleitung Ihres Weges einsetzen. Die meisten Menschen fotografieren Schnappschüsse und können diese Gewohnheit hier nutzen. Sie können immer dann auf den Auslöser drücken, wenn Sie sich an Ihr Thema Gesundheit erinnert fühlen.

2. Fotoexploration

Für diese Art von Fotografie geben Sie sich einen speziellen Auftrag, Sie erkunden ein Thema mit Hilfe einer Kamera. Solche Aufträge könnten z. B. sein:

- täglich mindestens ein Foto zum Thema Gesundheit (Stressbewältigung, Genuss …) zu machen – in der Arbeitsumgebung und/oder im privaten Lebensraum (das können Sie selbst machen, oder Sie lassen sich fotografieren)
- an einem Wochenende ein Thema aus dem Umfeld von Gesundheit (Lebensmittel, Bewegung, Schlaf …) fotografisch erkunden – vielleicht auch zusammen mit Ihrer Familie.

3. Inszenierungen von Fotografien

Sie kennen diese Inszenierungen von Familienfotos. Alles soll später ganz locker aussehen, und doch bekommt jeder seinen Platz, seine Körperhaltung, seinen Gesichtsausdruck vorgeschrieben. Eine Inszenierung, die nach dem »Klick« wieder aufgehoben wird.

Sie können also Bilder zu Ihrem gesundheitsorientierten Weg inszenieren. Sie können das mit Gegenständen tun, die Sie so zueinander ordnen, dass sie die gewünschte Botschaft darstellen.

Mit Freunden, mit der Familie sind natürlich besonders lebendige Inszenierungen zu den verschiedenen Aspekten von Gesundheit möglich. Hier haben Sie auch noch den Vorteil, dass Sie als Teil der Inszenierung

»mitspielen« können (wenn z. B. Ihre Tochter fotografiert). Sie werden sich dann intensiv auf die Sicht und auf das Erleben »von innen« einlassen und haben anschließend oder später die Möglichkeit, dies mit der Außensicht zu vergleichen. Wenn Sie die Chance zu diesem Vorgehen haben, seien Sie besonders aufmerksam für die Körperhaltungen, die Sie einnehmen, und für die Emotionen, die das auslöst.

Eine besondere Variante dieses Vorgehens ist die Inszenierung von Zielbildern. Alles, was Sie sich ausgedacht und vorgenommen haben, was Sie in einem Jahr erreicht haben wollen, Ihre Zielbilder in den verschiedenen Bereichen Ihrer Gesundheitsorientierung können Sie inszenieren und fotografieren. Sie können sich dadurch ein Bild schaffen, das Sie dann an einem guten Platz aufhängen können und das Sie ständig als Ihr Ziel vor Augen haben.

Inszenierte Fotografien haben auch den Vorteil, dass sie bei der Entstehung Spaß machen und die Gefühlsebene ansprechen. Das steckt dann in dem Bild, wenn Sie es betrachten. So entsteht ein wirksamer »Anker« für Ihre Fahrt durch die Gesundheitsmeere.

Der Einsatz von Fotografien hat also mehrere Funktionen: die Funktion der Dokumentation und die Funktion des Ankers von wichtigen Themen in Ihrem Leben. Und er hat die Funktion, zu einem Perspektivwechsel einzuladen, zwischen »innen« und »außen« zu pendeln: Das, was Sie bislang »von drinnen«, also aus dem unmittelbaren eigenen Erleben kennen, schauen Sie sich jetzt »von draußen« an. Dieser Wechsel von Innen- und Außenperspektive ist ein besonderer Gewinn, weil durch dieses Wechselspiel oft neue Ideen entstehen. Dabei kommt es auch zu interessanten Effekten. Sie kennen das natürlich daher, dass Fotos manchmal so schrecklich ausdruckslos und nichts sagend sind, weil sie für den Betrachter nicht das zeigen, was Sie als Fotograf damals erlebten. Innenperspektive und Außenperspektive sind immer unterschiedlich.

Im Folgenden wollen wir diesem Unterschied noch ein wenig nachgehen. Die Fotografien zu Ihrem gesundheitsorientierten Weg (auf welchem der Wege sie auch immer entstanden sind) sind in einem Moment des Erlebens »von innen« entstanden. Sie haben dann beim Fotografieren schon einmal probeweise kurz die Außenperspektive eingenommen und überlegt, wie Sie das Foto knipsen müssen, damit es später dem Betrachter das zeigt, was Sie ausdrücken möchten. Beim Betrachten des fer-

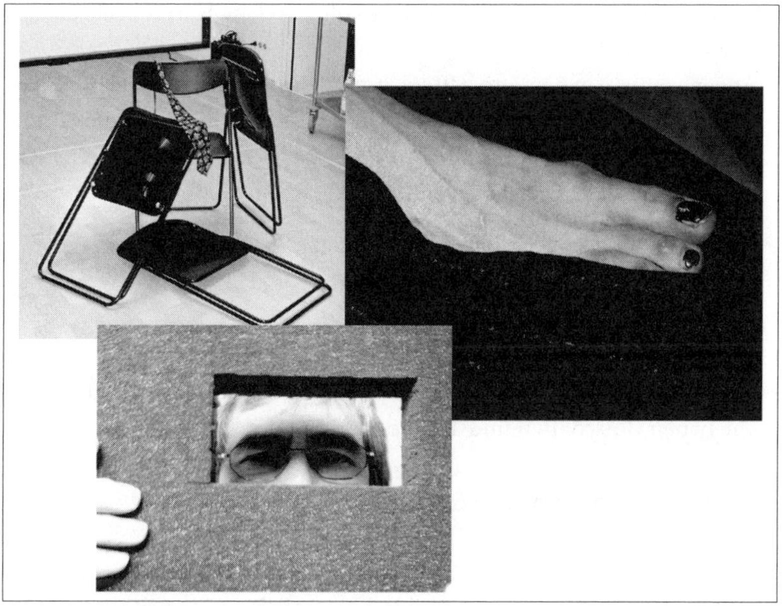

Abb. 17: Fotoinszenierungen

tigen Bildes haben Sie dann für den Blick »von draußen« viel mehr Zeit. Vergleichen Sie also Ihr Erleben in der Situation mit der Wirkung, die das Foto auf Sie hat, und lassen sich bei der Betrachtung von folgenden Fragen anregen:

- Welche unmittelbare Wirkung hat das Foto auf Sie (anregend, langweilig, stimmig, durcheinander …)? Löst das Foto spontan besondere Empfindungen, Gefühle, Ideen aus?
- Welche Perspektive ist beim Fotografieren eingenommen worden (von oben, von unten, nah, weit, Detail, Übersicht …)? Was zeigt die gewählte Perspektive besonders deutlich?
- Worauf richtet sich Ihre Aufmerksamkeit beim Betrachten, was fängt Ihren Blick ein?
- Ist Bewegung dargestellt und wenn ja, wie, was, in welcher Richtung …?
- Wird eher Ruhendes dargestellt? Passen Bewegung und Ruhe zu dem Thema, das Sie zeigen wollten?
- Für welches Thema könnte das Foto ein guter »Anker«, ein Erinnerungszeichen sein auf Ihrem gesundheitsorientierten Weg?

- Welche Aussagen finden Sie in dem Foto? Welche waren beabsichtigt, welche nicht?
- Angenommen, in das Foto hätte sich zusätzlich eine versteckte Botschaft eingeschlichen, die Sie auf eine wichtige Fähigkeit hinweist, die Sie zur Gestaltung Ihres gesundheitsorientierten Weges noch nicht ausreichend nutzen (oder sogar vergessen haben): Wie heißt die Botschaft?

Wenn Sie andere das Foto betrachten lassen:
- Welche Aussagen werden wahrgenommen?
- Welche Wirkungen hat das Bild?
- Was in dem Bild zieht die Aufmerksamkeit auf sich?
- Wie unterscheidet sich das von Ihrer eigenen Wahrnehmung und welche neuen Botschaften und Themen werden Ihnen mitgeteilt?

2. Die Entspannungsübung dieser Etappe
Augenentspannung

Die Lebenssituation der meisten Menschen betont den Wahrnehmungskanal der Augen. Die Arbeit am Bildschirm, das Fernsehen etc. haben das Lesen (von Romanen oder Akten) ergänzt und die Aufgaben der Augen erweitert. Trotzdem lassen wir diesem wichtigen Organ wenig Pflege angedeihen, sondern holen durch Brillen mit kunstvollsten Gleitschliffen die letzte hundertstel Dioptrie heraus. Gönnen Sie Ihren Augen Erholung und fördern Sie die Energie der Augen durch Verknüpfung mit dem Energiefluss des Körpers.

Ihre Augen stellen sich bei Ihren Beschäftigungen im Alltag – ob Zwiebelschneiden, Kaffeesatz lesen oder Arbeit am PC – auf einen ähnlichen Abstand scharf ein. Sowohl die Muskeln, die die Linsen scharf stellen, als auch die Muskeln, die die Augäpfel koordiniert in die gewünschte Richtung stellen, sind in immer der gleichen Position. Machen Sie das mal einen Tag lang mit einem anderen Muskel und halten mal Ihren rechten Arm waagerecht nach oben. Probieren Sie aus, wie lange das geht, dann wissen Sie, was Sie Ihren Augenmuskeln zumuten – und die protestieren nur selten mit Kopfschmerzen oder dadurch, dass sie um 3 Uhr nachts dann die Buchstaben »verschwimmen« lassen.

Also: Entspannung und Erholung der Augenmuskeln ist angesagt.

Massage

Schließen Sie Ihre Augen. Nutzen Sie die weichen Kuppen der Zeige- und Mittelfinger. Massieren Sie Ihre beiden Augen mit leichtem Druck und mit kreisenden Bewegungen, die unten nach außen und oben nach innen führen. Streichen Sie mit diesen Kreisbewegungen auch Ihre Augenhöhlen leicht aus. Atmen Sie gut dabei.

Entspannung

Gehen Sie an ein Fenster, von dem aus Sie in die Ferne blicken können.

- Stellen oder setzen Sie sich entspannt hin, achten Sie auf Ihren regelmäßigen und angemessen tiefen Atem.
- Lassen Sie Ihren Blick in die Ferne schweifen. Fixieren Sie nichts bewusst, sondern lassen Sie Ihre Augen »auf Reisen« gehen.
- Empfehlen Sie Ihren Augen, insbesondere grüne Flächen in der Ferne aufzusuchen.
- Wenn Ihre Augen dabei nicht »scharf stellen« wollen, ist das o. k. Lassen Sie Ihren Augen für die kleine Reise so viel Zeit wie möglich (manchmal ist eine langweilige Sitzung in einem Raum mit Fenstern dafür gut geeignet; sorgen Sie rechtzeitig für einen guten Sitzplatz mit Aussicht).
- Spüren Sie den Empfindungen und den Stimmungen nach, die ausgelöst werden.
- Beenden Sie die Reise durch einen Blick in Ihre Handflächen (oder auf einen anderen Gegenstand in Reichweite).

Energie

Sie schalten jetzt Ihre Augen ein, d. h., Sie verbinden sie mit der Körperenergie.

- Stellen Sie sich locker hin, strecken Sie einen Arm aus, machen eine lockere Faust und halten den Daumen hoch. Richten Sie Ihre Augen auf den Daumennagel. Jetzt zeichnen Sie mit dem Daumen eine große, liegende 8 in den Raum, beginnend nach rechts oben. Sie verfolgen die Bewegung des Daumens nur mit den Augen, der Kopf bleibt locker aufrecht in seiner Position. Sie atmen dabei regelmäßig und angemessen tief.
- Wechseln Sie dann den Arm und wiederholen den Ablauf.

- Wenn Sie Ihre Augen noch mit Ihren beiden Gehirnhälften verbinden wollen, dann summen Sie zu der Bewegung eine kurze Melodie und wechseln das ab mit dem Aufsagen einer kleinen Zahlenreihe (1, 2, 3, 4 ...).

Ihre Augen sind jetzt wieder mit allen Funktionen »verschaltet«.

3. Meditation: Verbindung mit der Lichtenergie

- Visualisieren Sie über Ihrem Kopf, an der Stelle der großen Fontanelle (die runde Öffnung der Schädelknochen, die Sie als Säugling auf dem Oberkopf hatten) eine Lichtdusche oder eine Lichtkugel.
- Ziehen Sie in Ihrer Vorstellung das Licht einatmend durch den Kopf in den Körper hinein und verteilen Sie es ausatmend, bis es alle Körperzellen erreicht hat.
- Je mehr sich das Licht ausbreitet, desto mehr können Sie alle Anspannung, alles Belastende loslassen.
- Sie können das Licht auch größer werden lassen, bis es Sie einhüllt oder den Raum ausfüllt und sogar Ihr Haus umgibt.
- Verbringen Sie so lange in dieser Vorstellung, bis Sie diese Meditation beenden möchten. Bedanken Sie sich am Ende bei sich selbst.

4. Meilenstein zum »Bergfest«

Nehmen Sie sich 40 Minuten Zeit.

Sie sind jetzt an der Hälfte der Zeit angelangt, die Sie eingeplant haben, um Ihrer Gesundheitsorientierung dauerhaft einen festen Platz in Ihrem Leben zu geben.

Lassen Sie die letzten Monate vor Ihrem »geistigen Auge« vorbeiziehen und gehen Sie entspannt und in aller Ruhe folgenden Anregungen nach:

- Erinnern Sie sich an Ihren Start, an Ihre ersten Schritte und an die unterschiedlichen Themen, die Sie bislang beschäftigt haben.
- Rufen Sie sich Ihre Ziele auf, die Sie haben, und all das, was Sie in diesem Jahr erreichen wollen.
- Erinnern Sie sich an die vielen kleinen und großen Schritte in den vergangenen Monaten, was Ihnen Spaß gemacht und was Ihnen weniger Spaß gemacht hat.
- Werden Sie sich bewusst, was Sie erreicht haben, nehmen Sie auch die kleinen Erfolge mit auf.

- Erinnern Sie sich an die Zeiten mit einem sicheren Fortgang und an die »Durchhänger«.

Machen Sie sich Notizen zu Ihren Einfällen dazu. Gehen Sie dann Ihre Notizen durch, Ihre Aufzeichnungen zu Ihren Zielen und zu Ihren Vorhaben.

Gehen Sie die für Sie wichtigen Themenfelder durch (Bewegung, Ernährung, Entspannung, Atmung, Schlaf, Umgang mit Stress, Gesundheitsorientierung am Arbeitsplatz, Sinnfragen Lebensbalancen …).

Notieren Sie für jedes Themenfeld sehr konkret:
- Was habe ich schon umgesetzt?
- Welchen Effekt hatte das konkret?
- Was habe ich noch nicht umgesetzt?

Wichtig: Achten Sie wieder auf kleine und kleinste Veränderungen.

Beachten Sie auch solche Veränderungen, die Sie eher weiter vom Ziel wegführen. Entwicklungen und Veränderungen geschehen manchmal in unerwartet großen Schritten – vielleicht können Sie solche in den letzten Monaten verzeichnen. Die meisten Schritte sind allerdings weiterhin eher klein und fast nicht spürbar. Es kommt viel darauf an, dass Sie sie trotzdem wahrnehmen!

Sie erinnern sich: Die Wahrnehmung von Veränderung ist eine der Grundlagen von Lernen und Entwicklung.

Bewertung

Wenn Sie dies alles zusammengetragen haben, geben Sie den Entwicklungen in den für Sie wichtigen Feldern eine Bewertung auf der Skala von

0 (absolut nichts hat sich bewegt, eher Rückschritt) bis 10 (optimal).

Balancierte Zielfelder

Der nächste Schritt des Meilensteins führt Sie zurück zu Ihren persönlichen Zielen in Bezug auf die hier behandelten Themenfelder. Sie hatten das seinerzeit für sich mit Hilfe des Instruments der balancierten Zielfelder erarbeitet.

Nehmen Sie Ihre Zielfelder zur Hand und bewerten Sie die Zielfelder nach dem gleichen Schema wie oben:

- Welche Zielfelder sind gut entwickelt?
- Wo ist Handlungsbedarf?

Nutzen Sie Ihre Zielfelder, um für sich sehr konkret zu beschreiben, was in den folgenden Monaten Schwerpunkte sein können und was in den Zielfeldern konkret zu tun ist.

Setzen Sie dabei auch Prioritäten, wenn Sie merken, dass Sie nicht alles gleichzeitig schaffen. Sie werden in dem 2. Halbjahr noch ein Schema für ein »Nacheinander« (statt »gleichzeitig alles«) empfohlen bekommen.

Gesundheitsbarometer

Nehmen Sie das Instrument des Gesundheitsbarometers und machen Sie einen aktuellen Check.

Vergleichen Sie die jetzigen mit den früheren Ergebnissen:

- Welche Veränderungen beobachten Sie?
- Was bestärkt Sie auf Ihrem Weg?
- Was weist Sie auf weitere Schritte hin, die Sie in dem nächsten halben Jahr verstärkt in den Blick nehmen müssen?

Lebensqualität

Nutzen Sie auch den Fragebogen zur Lebensqualität für Ihren Check und vergleichen Sie die jetzigen Ergebnisse mit den früheren:

- Wie ist der derzeitige Stand?
- Was bestärkt Sie auf Ihrem Weg?
- Was weist Sie auf weitere Schritte hin, die Sie in dem nächsten halben Jahr verstärkt in den Blick nehmen müssen?

Außenperspektive

Damit ist die Bilanz aus Ihrer Perspektive abgeschlossen.

Finden Sie nun eine Ihnen vertraute Person, die Sie gut in den letzten Wochen beobachten konnte und die Sie nun um eine Einschätzung zu Ihrem gesundheitsorientierten Prozess bitten (z. B. Partner, Partnerin …):

- Gehen Sie die einzelnen Punkte der Bilanz durch und bitten die Person um eine möglichst konkrete Stellungnahme.

- Vergleichen Sie den »Blick von außen« mit Ihrer Einschätzung: Finden Sie Übereinstimmungen und Unterschiede.
- Nehmen Sie insbesondere die unterschiedlichen Einschätzungen als wichtige Information auf und prüfen Sie, ob sich Ihre Einschätzung dadurch verändert.

To do und Jahresplan

Der Blick auf Ihren Jahresplan schließt die Bilanz ab. Nehmen Sie alle Informationen, Einschätzungen und Bewertungen dieses Meilensteins und überprüfen Sie, welche Veränderungen Sie vornehmen möchten:

- Was wollen Sie in den Vordergrund stellen?
- Was wollen Sie eher in den Hintergrund stellen?
- Was ist nachhaltig erledigt und kann von Ihrer To-do-Liste genommen werden?
- Was wollen Sie neu aufnehmen?
- Wovon wollen Sie sich unerledigt verabschieden, weil es derzeit zu viel ist, andere Prioritäten entstanden sind …?

Wenn Sie sich von Themen und Vorhaben verabschieden, ohne dass Sie dort angekommen sind, wo Sie wollten, gehen Sie wieder wie folgt vor:

- Notieren Sie sich kurz Ihre bisherigen Erfahrungen dazu.
- Markieren Sie sich einen verbindlichen Termin in der Zukunft, zu dem Sie überprüfen werden, ob Sie das Thema wieder aufnehmen oder weiter ruhen lassen wollen.
- Prüfen Sie insbesondere am Beginn der nächsten Etappe, ob Sie dafür einen Platz einräumen wollen.

Bitte verändern Sie nun Ihren Jahresplan und Ihre To-do-Liste entsprechend Ihrer jetzigen Bilanz. Nehmen Sie die Ergebnisse in die Planung der zehnten Etappe mit auf, die Ihnen jetzt vorgestellt wird.

Und immer wieder wichtig: Gönnen Sie sich nach Ihrer Bilanz als Belohnung etwas, was Ihnen gerade jetzt besonders gut tut! Begehen Sie das »Bergfest« genussvoll.

Die zehnte Etappe – Das zweite Halbjahr

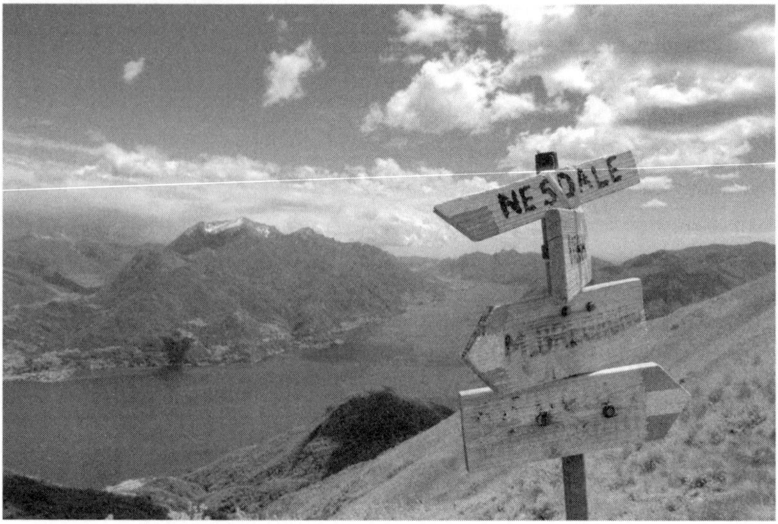

Die zehnte Etappe ist die letzte Etappe. Sie dauert ein halbes Jahr, so lange also, wie die bisherigen Etappen zusammen. Sie dient der Festigung und dem Ausbau Ihrer gesundheitsorientierten Aktivitäten. In dieser Etappe entscheidet sich bei vielen Menschen, ob es gelingt, die Nachhaltigkeit der neuen, veränderten Orientierung für die nächsten Jahre zu sichern. Hier ist also von besonderer Bedeutung, dass Sie regelmäßig Ihren neuen Lebensstil pflegen. In dieser Etappe werden sich auch die besonderen Charakteristika Ihres persönlichen Gesundheitsstils immer klarer herauskristallisieren.

Ein besonderer Schritt in dieser Etappe ist es, dass Sie sich die aktuellen Bausteine Ihrer Gesundheitsorientierung für die nächsten Wochen und Monate selbst zusammenstellen. Dazu wird Ihnen hier eine Struktur an die Hand gegeben.

Folgende Schritte werden Sie im 2. Halbjahr gehen:

- Sie werden all das fortführen, was sich verstätigen soll.
- Sie werden die Themen vertiefen, die Ihnen in den letzten Monaten besondere Freude gemacht haben.

- Sie werden die Themen anpacken, die Sie noch nicht geschafft haben, die Sie aber neugierig machen.

Ziel dieser zehnten Etappe ist es, dass Sie die Nachhaltigkeit für Ihren persönlichen Weg entwickeln. Ziel ist auch, dass Sie sich zukünftig einen interessanten, abwechslungsreichen und für Sie stimmigen Weg selbst gestalten.

1. Nachhaltigkeit

Sie kennen schon unsere Meinung, dass Ihre Gesundheitsorientierung dann eine höhere Chance zur Nachhaltigkeit hat, wenn Sie für eine angemessene Systematik sorgen. Je mehr Ihr gesundheitsorientierter Lebensstil zu einer Selbstverständlichkeit geworden ist, umso weniger bewusste »Anker« braucht es in Ihrem Alltag – und umgekehrt.

Mit Ihrem »inneren Schweinehund« sind Sie ja inzwischen sehr vertraut, er hat Ihnen ein paar Schnippchen geschlagen und hat neue Aufgaben z. B. für Ihren Überlastungsschutz bekommen. Doch Sie sollten ihn weiter gut im Blick behalten.

Um die Verstätigung Ihrer Gesundheitsorientierung zu erleichtern, sollten Sie sich für das nächste halbe Jahr ein inhaltliches Programm machen, also für Abwechslung sorgen. Dazu empfiehlt sich folgendes Vorgehen:

Sammeln Sie zunächst das, was für Sie in dem nächsten halben Jahr noch ansteht: Dazu nehmen Sie die Ergebnisse des letzten Checks, Ihre Aufzeichnungen der letzten Monate, insbesondere Ihre Ziele, und blättern Sie noch einmal durch unser Buch.

Nehmen Sie sich die Ergebnisse Ihres Checks zum »Bergfest«:

- Welches der erreichten Ergebnisse ist auch für die Zukunft gesichert? Für welches brauchen Sie eine besondere Aufmerksamkeit?
- Was bleibt noch zu tun?
- Was hat eine besondere Anziehungskraft für Ihre Gesundheitsorientierung gehabt?
- Was ist auf dem Weg zu Ihren Zielen noch zu tun?

Schauen Sie die Themen und Übungen der letzten Monate durch:

- Was wollen Sie noch zusätzlich anpacken?

Nehmen Sie das Inhaltsverzeichnis des Buches und lassen sich noch einmal von den verschiedenen Themen anregen.

Stellen Sie jeden der folgenden Monate unter jeweils einen thematischen Schwerpunkt. Sie könnten also einen Ernährungsmonat, einen Entspannungsmonat, einen Bewegungsmonat, einen Sinnfragenmonat usw. bestimmen.

Sie geben damit den nächsten Monaten jeweils ein eigenes Profil. Sie sorgen dafür, dass sich die Monate unterscheiden, dass Sie immer wieder an Ihren Weg erinnert werden. Sie schaffen sich Abwechslung und halten Ihr Interesse aufrecht.

Wenn Sie die notwendige Übung darin bekommen, Ihrer Gesundheitsorientierung ein zeitliches Profil zu geben, haben Sie damit auch schon für die Zeit nach unserem Programm ein wichtiges Instrument für sich entwickelt.

Nutzen Sie das folgende Schema, um sich Ihr Vorhaben auf einem großen Blatt Papier (DIN-A3, quer) zu notieren. Hängen Sie es dann an einem guten Platz aufzuhängen.

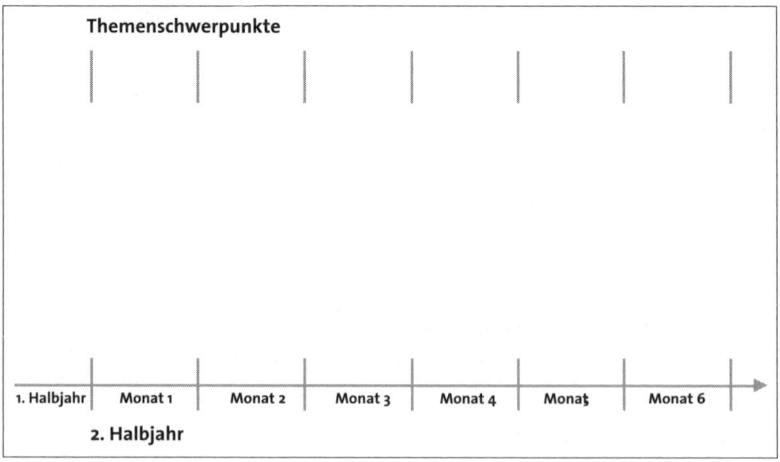

Abb. 18: Struktur des 2. Halbjahres

2. Übungen zur Achtsamkeit

Sie haben sich in der dritten Etappe im Zusammenhang mit der Wahrnehmung mit der Achtsamkeit beschäftigt. Auch für Ihre Ausdauerbewegung waren Sie schon mit der Achtsamkeit befasst. Für diese lange und letzte Etappe wird Ihnen empfohlen, sich immer wieder in der Kunst der Achtsamkeit zu üben. Sie ist eine wichtige Möglichkeit, dass Sie auf sich selbst, auf Ihre Anliegen, auf Ihre Bedürfnisse – letztlich auf Ihre Gesundheitsorientierung ausgerichtet bleiben. Sie ist ein Weg, Ihre Achtung vor sich selbst für den nachhaltigen Erfolg Ihrer Gesundheitsorientierung zu nutzen.

Sie kennen das: Es gibt fast keine Situation im Alltag, in der Sie nicht schon mindestens an die nächsten fünf Aufgaben und Pläne denken. In der Sie mit Ihren Gedanken statt bei Ihren Kindern zu sein, sich im Büro, in Ihrer Briefmarkensammlung oder auf Hawaii tummeln. Oder in der Sie sich von der Zeit getrieben fühlen (wer auch immer dahinter steckt).

Achtsamkeit ist das Gegenteil: die absolute Konzentration auf den Moment, auf alle Wahrnehmungen, die Ihnen in dem Augenblick verfügbar sind, es ist die Konzentration auf Ihre Mitte. Es ist »Entschleunigung« (wie man heute so nett sagt). Um das zu erreichen, brauchen Sie besondere Einstellungen und eine Haltung, die Sie immer wieder üben sollten.

Folgende Einstellungen sind hierzu wichtig:
- Bleiben Sie in der Position eines Beobachters. Wie ein Kind nehmen Sie alles offen und neugierig auf.
- Nehmen Sie alles wahr, ohne zu werten und zu beurteilen. Alles, was Sie wahrnehmen und empfinden, ist o. k., ist weder gut noch schlecht, sondern einfach da.
- Lassen Sie Ihre Erklärungs-Schubladen geschlossen. Es ist, wie es ist.
- Sie wollen nichts erreichen. Alles, was passiert, ist genau das, was passieren soll. Was immer geschieht, lassen Sie es zu.
- Halten Sie Ihre Eindrücke nicht fest, sondern lassen Sie sich weitertreiben.
- Bleiben Sie sich der Verbindungen gewahr, die Sie mit allem haben, was Ihre Sinne anregt.

- Vertrauen Sie auf Ihre innere Weisheit und darauf, dass Sie dadurch gut geführt werden.

Die Körperhaltung der Achtsamkeit ist aufrecht, und die Atmung ist regelmäßig und angemessen tief.

Bringen Sie sich mindestens 3 × pro Woche bewusst für einige Minuten in diese Haltung und (er)leben Sie das, was Sie gerade machen, mit dieser Haltung. Nehmen Sie sich dazu noch einmal die Anleitungen zur Wahrnehmung aus der dritten Etappe zur Hand. Gehen Sie damit bewusst in Alltagssituationen: Erleben Sie achtsam und mit allen Sinnen Ihren Weg zum Parkplatz oder im Treppenhaus, das Trinken Ihres Tees, die Dusche am Morgen, den Spaziergang am Wasser, das Warten auf den Zug … Alles, was Sie sehen, hören, riechen, schmecken, fühlen, alle Bewegungen, der Kontakt der Füße mit dem Boden, jeder Druck und Schmerz, jede Verspannung und Entspannung, Ihre Gedanken und Gefühle – alles wird in die Achtsamkeit einbezogen.

Machen Sie sich Notizen zu den manchmal flüchtigen Wahrnehmungen, zu Ihren Empfindungen in diesen Augenblicken.

3. Die Entspannungsübungen dieser Etappe

Entspannen mit Musik, Farben, Aromen und Bewegung

Gestalten Sie sich diese Etappe und die folgenden Monate und Jahre auch durch verschiedene Entspannungsübungen möglichst abwechslungsreich. Sie erhalten hier einige kurze Hinweise, in welche Richtungen Sie Erfahrungen sammeln und auch weiter auf die Suche nach Anregungen gehen können. Der beste Weg ist, durch Experimentieren herauszufinden, auf welche Wahrnehmungen Ihr Organismus am besten und genussvollsten mit Entspannung reagiert.

Sie haben bereits einige Entspannungsmöglichkeiten hier kennen gelernt. Prüfen Sie zunächst die Erfahrungen, die Sie damit gemacht haben:

- Welche Art der Entspannungsmethoden war für Sie besonders ergiebig?
- Was haben Sie besonders gut in Ihren Alltag einbauen können?
- Was haben Sie auch über längere Zeit regelmäßig beibehalten?
- Welche Entspannungsübungen können Sie noch weiter ausbauen und intensivieren?

Sie erhalten durch die Antworten auf diese Fragen Hinweise auf die Richtung, in der Sie weiter experimentieren können.

Die verschiedenen Methoden zur Entspannung finden ein sehr unterschiedliches Echo: Was für die einen ein Königsweg ist, ist für die anderen esoterischer Schnickschnack. Bleiben Sie offen und experimentieren Sie (heimlich) mit den vielfältigen Möglichkeiten. Nutzen Sie für Ihre Entspannung eine bunte Mischung an Methoden.

Über alle Sinneskanäle lässt sich Entspannung anstoßen, deshalb sollten Sie darauf Ihre Aufmerksamkeit in den nächsten Monaten lenken.

Das Hören

Musik setzen die meisten schon gewohnheitsmäßig ein, um sich zu entspannen oder um bestimmte Gefühlslagen zu stimulieren. Das funktioniert so gut, dass Musik in Kaufhäusern, Supermärkten oder auf Flughäfen als Dauerberieselung eingesetzt wird, um die Kauflaunen zu verbessern, Ängste zu dämpfen usw.

Suchen Sie sich gezielt Musik, die Sie entspannt. Denken Sie daran, dass das Hören von Musik einen deutlichen Einfluss auf die Rhythmik Ihres Gehirns hat. Musik kann ungeordnete Vorgänge im Körper ins Gleichgewicht bringen. Wenn Sie Ihr Gehirn in einen entspannten Rhythmus bringen wollen, eignen sich Free-Jazz-Konzerte eher weniger, Mozart ist da schon eine günstigere Adresse. Finden Sie für sich heraus, welche Musik bei Ihnen welche Stimmungen und welchen Grad der Entspannung auslöst. Gehen Sie dafür in einen Zustand der Achtsamkeit.

Nutzen Sie – wenn Sie dies mögen – für Ihre Entspannung auch Musik, die in den verschiedenen Kulturen zu diesem Zweck eingesetzt wird. Legen Sie sich eine kleine Sammlung an, die Ihnen gefällt:

- Schließen Sie die Augen, hören Sie einfach nur zu und spüren Sie, wie Körper und Geist zur Ruhe kommen. Atmen Sie dabei regelmäßig und angemessen tief.

Wenn Sie selbst ein Instrument spielen, kennen Sie sicher schon den entspannenden Effekt, wenn Sie bestimmte Stücke spielen oder wenn Sie frei improvisieren und sich »in die Entspannung spielen«.

Der Geruch

Riechen ist eine Wahrnehmung, die sehr intensive Gefühle und Erinnerungen auslösen kann. Viele Pflanzen verströmen über ätherische Öle Gerüche, die einen direkten Effekt auf die Körperfunktionen des Menschen haben und die z. B. in der Naturheilkunde eingesetzt werden. So wirkt z. B. Lavendelöl beruhigend, Thymian und Citrusaromen eher aktivierend und belebend, Lindenöl entspannend.

Wenn Ihnen das Riechen als ein angenehmer Weg der Entspannung erscheint, dann sollten Sie mit verschiedenen Aromen Erfahrungen sammeln. Ihre körperlichen Reaktionen und Ihre emotionalen Reaktionen geben Ihnen deutliche Hinweise darauf, was Ihrem Organismus zur Entspannung gut tut.

Sie können diese Aromen dann z. B. über Badezusätze, Verdampfen im Raum oder Einreiben zum Einsatz bringen.

Das Sehen

Die Entspannung für die Augen haben Sie schon kennen gelernt.

Sie können noch einen Schritt weiter gehen und sich mit der Wirkung der Farben vertraut machen. Licht und Farbe sind für Stimmungen, für Wohlgefühl und Entspannung mit entscheidend. Der Farbe Blau sagt man z. B. eine entspannende und beruhigende Wirkung nach, der Farbe Rot eine anregende Wirkung. Grün gilt als Farbe des Ausgleichs und gelb als Farbe der Heiterkeit.

Experimentieren Sie selbst mit den Farben in Ihrer Lebens- und Arbeitsumgebung. Betrachten Sie dazu unterschiedliche Farben, lassen sie auf sich wirken und spüren den Effekten nach, die sie auf Körper und Seele haben.

Nutzen Sie auch hier wieder die Haltung der Achtsamkeit.

Das Fühlen

Die klassische Entspannung über das Fühlen, über die Sensibilität der Haut und der Muskeln, erreicht man durch entsprechende Massagetechniken. Durch die Massage werden Haut und Muskeln zu einer guten Durchblutung und damit Entspannung angeregt. Diese Wirkungen auf das unbewusste, die Organe steuernde (vegetative) Nervensystem führen zu einem Gefühl der Ruhe und Harmonie.

Die Massage nutzt auch das menschliche Urbedürfnis nach Berührung, nach Streicheln, das z. B. für Säuglinge überlebenswichtig ist. Und auch Erwachsene brauchen die oft abfällig so genannten »Streicheleinheiten« und die harmonisierenden Effekte der Hautberührung.

Sie können sich natürlich auch allein streicheln – aber zu zweit macht es einfach mehr Spaß. Und den sollten Sie sich bei Ihrer Gesundheitsorientierung doch ohnehin gönnen.

Das Bewegen

Sie haben in den vergangenen Monaten sicher erlebt, wie entspannend Ausdauerbewegung sein kann. Sie haben auch die muskuläre Entspannung nach Jacobson kennen gelernt und die warmen Ströme gespürt, die beim Loslassen der Anspannung durch die Muskeln fließt.

Darüber hinaus können Sie Bewegungsformen nutzen, die gezielt auf Harmonisierung, Balance der Lebensenergien und auf Entspannung angelegt sind. Neben Yoga sind dies vor allem Qigong und Tai Chi Chuan als alte chinesische Bewegungskünste und die Eutonie als ganzheitlicher Ansatz in einer anthroposophischen Tradition.

Da es bei diesen Bewegungsformen sehr auf den wirksamen Bewegungsablauf ankommt, ist hier eine professionelle Anleitung zu empfehlen. Nutzen Sie die nächsten Monate, um hier Erfahrungen zu sammeln und sich in einer dieser Bewegungsentspannungen zu üben.

4. Der abschließende Check up

Nehmen Sie sich mindestens 60 Minuten Zeit. Sie sollten bei diesem Check am Ende des Jahres Zeit haben, eine Gesamtbilanz zu ziehen und auch Ihren Weg durch die einzelnen Themen des Jahres jeweils einzeln zu bewerten. Damit bekommen Sie eine gute Übersicht über alle Bereiche Ihrer Gesundheitsorientierung. Sie erinnern sich an viele wichtige Ergebnisse und tragen so ein Bild zusammen, das auch Ihren Weg des Lernens nachzeichnet.

Wichtig dabei ist, dass Sie Ihre Sichtweise wieder mit der eines Ihnen nahe stehenden Menschen vergleichen. Teil der Bilanz ist also ein Feedback aus der Außenperspektive.

Ihr persönliches Profil

Nehmen Sie die Gesundheitslandkarte zur Hand, die Sie vor einem Jahr erstellt haben und die Sie vielleicht zwischendurch für Ihre Orientierung benutzt haben:

- Erkunden Sie, was sich auf Ihrer Landkarte verändert hat.
- Zeichnen Sie die Veränderungen ein – oder erstellen Sie eine neue Karte als Orientierung für die nächsten Monate.
- Welche Bilder und Metaphern prägen Ihre Gesundheitsorientierung jetzt? Wie unterscheidet sich das von den anfänglichen Bildern und Metaphern? Welche Haltungen und Handlungen stehen dahinter?

Erkunden Sie nun Ihr persönliches Profil der inzwischen ausgestalteten Gesundheitsorientierung:

Was unterscheidet Ihren Lebensstil heute von Ihrem Lebensstil vor einem Jahr? Was macht den Unterschied ganz konkret aus (auf der Ebene des von Ihnen und anderen beobachtbaren Verhaltens)?

- Was ist das Besondere an Ihrem gesundheitsorientierten Lebensstil? Welche Themen, welche Ausgestaltungen sind für Ihren Stil typisch? Wie unterscheidet sich das von anderen und von dem, was Ihnen hier empfohlen wurde?
- Worauf sind Sie besonders stolz?
- Was macht Ihnen besonderen Spaß, was gibt Ihnen eine besondere Befriedigung?
- Was hat Sie an Ihrer Entwicklung überrascht?
- Welche Anerkennungen haben Sie von anderen erfahren?

Die Nachhaltigkeit

Zum Thema Nachhaltigkeit gehen Sie bitte den folgenden Fragen nach. Lassen Sie dabei wieder alle Facetten Ihrer Entwicklung vor Ihrem »geistigen Auge« auftauchen, also auch Ihre (neuen) Balancen, Ihren Umgang mit Herausforderungen, Ihre Beschäftigung mit den Sinnfragen, Ihren Schlaf etc.:

- Wovon wird nach Ihrer Einschätzung Ihre Gesundheitsorientierung jetzt besonders gut getragen? Was sind die wichtigsten Stützen, die stabilsten Flügel … (oder welches Bild auch immer für Sie dafür nutzt)?

- Welche Effekte Ihrer Entwicklung haben sich als besonders attraktiv, anstrebenswert, als besonders befriedigend gezeigt?
- Was würden Sie keinesfalls mehr vermissen wollen?

Bewertung der Ergebnisse

Der nächste Schritt dieser Bilanz ist der Abgleich mit Ihren Zielen.

Sie hatten schon am Beginn des Jahres eine erste Zielskizzierung einschließlich einer ersten To-do-Liste und einer Zeitschiene erstellt.

Später hatten Sie diese Orientierung mit den balancierten Zielfeldern und der Jahresplanung vervollständigt.

Für das 2. Halbjahr als der zehnten Etappe hatten Sie sich thematische Schwerpunkte vorgenommen:

- Nehmen Sie sich Ihre Aufzeichnungen dazu zur Hand.
- Tauchen Sie noch einmal in Ihre ursprünglichen Ideen, Vorhaben und Planungen ein. Erinnern Sie sich auch wieder an die vielen kleinen und großen Schritte in den vergangenen Monaten, an das, was Ihnen Spaß gemacht und was Ihnen weniger Spaß gemacht hat.
- Gehen Sie die für Sie wichtigen Themenfelder durch (Bewegung, Ernährung, Entspannung, Atmung, Schlaf ...).
- Werden Sie sich bewusst, was Sie erreicht haben. Und wieder ist wichtig: Nehmen Sie auch die kleinen und kleinsten Erfolge mit auf.

Machen Sie sich Notizen zu Ihren Einschätzungen und Bewertungen:

- Womit sind Sie besonders zufrieden?
- Womit sind Sie besonders unzufrieden?

Geben Sie den Entwicklungen in den für Sie wichtigen Feldern eine Bewertung auf der Skala von

0 (absolut nichts hat sich bewegt, eher Rückschritt) bis 10 (optimal).

Nehmen Sie sich die Checklisten und Skalierungen (einschließlich dem Kreisdiagramm der Balancen), die Ihnen im Verlauf der Etappen vorgestellt wurden.

Wählen Sie die Instrumente aus, die für Ihre Bilanz von Interesse sind. Machen Sie damit einen erneuten Check Ihrer Entwicklung und vergleichen Sie das Ergebnis mit den früheren Checks:

- Welche Entwicklungen beobachten Sie?
- Was erstaunt, überrascht Sie?
- Wo entdecken Sie Bedarf, verstärkt Veränderungen einzuleiten?

Außenperspektive

In dieser abschließenden Bilanz ist die Außenperspektive besonders wichtig. Sie sollten das Gespräch suchen mit einem vertrauten Menschen, der Sie gut kennt, um mit ihm gemeinsam Ihre Ergebnisse durchzusprechen.

- Fragen Sie gezielt nach den jeweiligen Einschätzungen Ihres Gesprächspartners und bitten Sie ihn um eine möglichst konkrete Stellungnahme.
- Vergleichen Sie den »Blick von außen« mit Ihrer eigenen Einschätzung: Finden Sie Übereinstimmungen und Unterschiede.
- Nehmen Sie insbesondere die unterschiedlichen Einschätzungen als wichtige Information auf und prüfen Sie, ob sich Ihre Einschätzung dadurch verändert.

Wichtig ist insbesondere die Einschätzung Ihres Gesprächspartners zu der Nachhaltigkeit Ihrer Entwicklung:

- Wie wird die zukünftige Entwicklung eingeschätzt?
- Wo werden die besonderen Ressourcen und die Garanten für die Fortführung der Gesundheitsorientierung gesehen?
- Wo sieht Ihr Gesprächspartner besondere Risiken für die Nachhaltigkeit?

Besprechen Sie gemeinsam, wie Sie den Risiken gut begegnen können, welche Ressourcen Sie dabei besonders zum Einsatz bringen könnten.

Nachhaltigkeit

Nehmen Sie aus dieser abschließenden Bilanz und aus dem Gespräch Anregungen auf für die weitere Gestaltung der Nachhaltigkeit.

Formulieren Sie drei Kernsätze, die Sie sich an einem gut sichtbaren Ort aufhängen.

Sie können folgende Satzschemata dafür nutzen:

- Es tut mir gut …
- Ich bin es mir wert, dass …
- Mein Leben genießen heißt …

5. Das Fest

Sie hatten ja schon lange Ihre Freunde zu einem Fest eingeladen. Viel Spaß jetzt dabei. Sie finden sicher eine angemessene Form für das Fest und einen guten Weg, um über den Anlass und was Ihnen sonst mitteilenswert erscheint, zu berichten. Vielleicht haben Sie ja die Anregungen zur Fotografie aufgegriffen, was sich jetzt gut nutzen lässt.

Viel Spaß bei Ihrer Feier!

Der Ausblick

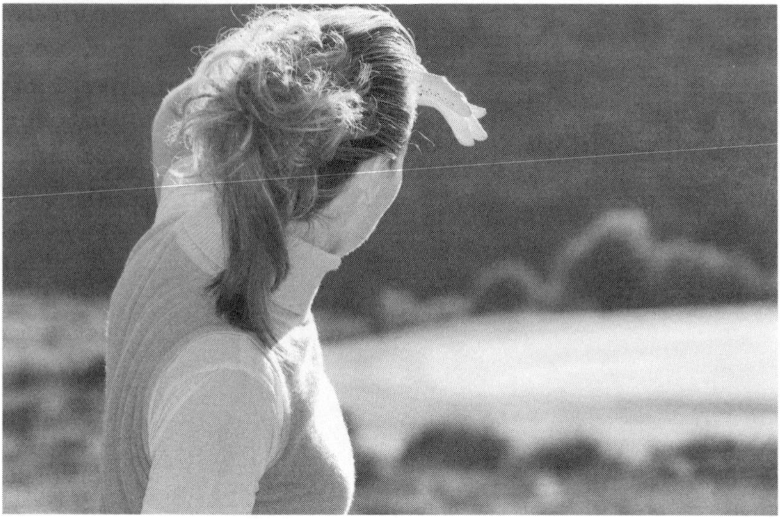

Sie sind nach zehn Etappen am Ende des Programms angekommen.

Herzlichen Glückwunsch!

Zunächst: Schauen Sie weniger auf das, was Sie noch nicht erreicht haben, sondern: Schätzen Sie das wert, was Sie erreicht haben. Achten Sie sich dafür!

1. Gesundheitsorientierung als Grundhaltung

Sie haben in dem Jahr sicher festgestellt, dass ein gesundheitsorientierter Lebensstil Ihnen immer wieder Aufmerksamkeit abverlangt. Es ist die Aufmerksamkeit, die Sie sich schulden, die Sie sich wert sind. Ihre Disziplin, die Sie dafür aufgebracht haben, ist also auch eine Form der Selbstachtung. Sie werden den Effekt davon sicher auch an Ihrem gesteigerten Selbstvertrauen, Ihrem gestärkten Selbstwerterleben und an Ihrer guten Ausstrahlung bemerkt haben.

Ein gesundheitsorientierter Lebensstil ist allerdings auch nie »fertig«, wie Sie längst wissen. Sie werden ihn also weiterentwickeln, ihn an die Veränderungen in Ihrem Leben anpassen. Wichtig ist: Die Gesundheitsorientierung bleibt jetzt eine Grundhaltung von Ihnen, ein Grundeinstellung für Ihr zukünftiges Leben. Nichts kann diese Einstellung erschüttern oder in Frage stellen. Von Zeit zu Zeit werden Sie auch neue Gestaltungsformen dafür finden.

Das, was jetzt ansteht, ist, sich dieser Grundhaltung zu vergewissern. Dazu dient folgende kleine Meditation.

- Nehmen Sie sich dafür eine ungestörte Zeit von ca. 20 Minuten. Setzen Sie sich bequem hin und schließen die Augen. Atmen Sie ruhig, regelmäßig und angemessen tief.
- Lassen Sie Ihren Gedanken, Empfindungen und Fantasien freien Lauf und beginnen Sie dann ganz behutsam, Bilder entstehen zu lassen für Ihre Gesundheit, für Ihr Wohlbefinden, für Ihr Gefühl der Stimmigkeit.
- Beobachten Sie, wohin Ihre Fantasie Sie führt. Wenn ein Bild, ein Ort, eine Erinnerung, ein Klang ... Ihnen besonders passend erscheint, verweilen Sie dort.
- Lassen Sie sich innerlich ganz ausfüllen von dem Bild, dem Klang ... und spüren Sie den inneren Reaktionen nach.
- Gehen Sie mit Ihrer Wahrnehmung dorthin, wo sich in Ihrem Körper die deutlichste Reaktion zeigt, ein Wärmegefühl, eine Entspannung, ein inneres Aufrichten, ein tiefer Atemzug ...
- Merken Sie sich das Bild, den Klang ... und merken Sie sich auch die Körperreaktion darauf.
- Gönnen Sie sich noch ein Verweilen bei diesen Empfindungen. Denken Sie dabei: »Das ist meine Gesundheitshaltung, ich bin dankbar und achte mich dafür.« Lassen Sie diesen Satz auf sich wirken.

- Machen Sie dann eine Faust, atmen Sie tief durch und öffnen Sie Ihre Augen.

Machen Sie diese kleine Meditation in den nächsten Wochen regelmäßig, bis Sie ein gutes und tragfähiges inneres Gefühl dazu haben. Wann immer Sie zukünftig dann Zweifel bekommen oder wann immer Sie in der Aufmerksamkeit nachlassen, können Sie wieder dort genau anknüpfen. Ergänzen Sie dann den inneren Satz mit den Worten: »Ich achte mich, auch wenn ich meine Gesundheitshaltung nicht immer umsetze.«

Sie haben jetzt einen »Haken«, an dem Sie den roten Faden Ihrer Gesundheitsorientierung immer wieder befestigen können.

2. Abwechslung schaffen

Das Beständige hat es manchmal schwer gegen das viele Neue, was uns umgibt. Langjährige Liebesbeziehungen brauchen eine besondere Pflege, Grundhaltungen bedürfen das auch. Eine gute Möglichkeit dafür ist, wenn Sie für Abwechslung sorgen. Das kennen Sie auch aus anderen Lebensbereichen, vom Speiseplan über das Kinoprogramm bis zu der genannten Paarbeziehung.

Sorgen Sie bei Ihrer Gesundheitsorientierung für Abwechslung, halten Sie Ihr Interesse wach! Möglichkeiten gibt es dafür viele, am besten funktioniert das Modell der monatlichen Themenschwerpunkte, das Sie schon kennen gelernt haben. Stellen Sie die nächsten Monate (oder Quartale) jeweils unter ein gesundheitsorientiertes Motto, unter ein Thema.

Beschaffen Sie sich Material für das Thema. Blättern Sie noch einmal in diesem Buch nach Hinweisen für die Gestaltung, surfen Sie im Internet, fragen Sie Freunde und Bekannte, stöbern Sie in Ihrer Buchhandlung, fragen Sie bei entsprechenden Vereinen in Ihrer Umgebung nach, nutzen Sie Beratungsangebote usw.

Lassen Sie sich durch die Beschäftigung mit dem Thema bei der Gestaltung Ihrer Gesundheitsorientierung anregen. Dieses Vorgehen eignet sich auch hervorragend dazu, es gemeinsam in der Partnerschaft und der Familie zu machen. Sie werden wirklich erstaunt sein, auf was Sie alles stoßen werden – und was Ihnen noch alles Spaß machen kann in Ihrem gesundheitsorientierten Leben: die Fülle von Möglichkeiten für Bewegung und Spiel, die unendlich vielen Wege zu Entspannung und Meditation, die spannenden Spielarten einer gesunden und lustvollen Ernährung …

3. Meilensteine einrichten

Markieren Sie in den Kalendern der folgenden Jahre jeweils vier verbindliche Gesundheitstage als Meilensteine.

An diesen Tagen nehmen Sie sich mindestens eine Stunde Zeit, um Ihren aktuellen Stand der Gesundheitsorientierung zu bewerten. Nutzen Sie dieses Buch dabei und ziehen Sie mit Hilfe der Ihnen jetzt gut bekannten Instrumente eine Bilanz.

Optimal ist es, dies gemeinsam mit Ihrem Partner zu tun und mit einer gemeinsamen Aktion zu verbinden, die Ihnen, Ihrer Beziehung und Ihrer Gesundheit gut bekommt.

Nutzen Sie Ihren gesundheitsorientierten Weg zur Bereicherung Ihres Lebens und genießen Sie Ihr Leben!

Literatur

Allenspach, M. u. A. Brechbühler (2005): Stress am Arbeitsplatz. Theoretische Grundlagen, Ursachen, Folgen und Prävention. Bern (Huber).

Antonovsky, A. (1997): Salutogenese. Zur Entmystifizierung von Gesundheit. Tübingen (dgvt, Forum 36).

Bengel, J. (1998): Was hält Menschen gesund? Antonovskys Modell der Salutogenese. Bundeszentrale f. gesundheitl. Aufklärung, Forschung und Praxis der Gesundheitsförderung, Band 6, Köln.

Born, J. u. U. Kraft (2004): Lernen im Schlaf – kein Traum. *Spektrum der Wissenschaft* November (4): 44–51.

Buber, M. (1923): Ich und Du. Leipzig (Insel).

De Crescenzo, L. (2002): Die Zeit und das Glück. München (btb).

Fischer, L. u. G. Goyert (1951): Das Leben des Mahatma Ghandi. Berlin (List).

Frankl, V. E. (1979/1999): Der Mensch vor der Frage nach dem Sinn. München (Piper).

Gallo, F. u. H. Vincenzi (2002): Gelöst, entlastet, befreit. Klopfakupressur bei emotionalem Stress. Kirchzarten (VAK Verlag).

Gester, P. W. (2004): Matrix Coaching. [Internet]. Verfügbar unter http://www.matrix-coaching.com [01.05.2006]

Grimm, H.-U. (1997): Die Suppe lügt. Die schöne neue Welt des Essens. Stuttgart (Klett-Cotta).

Hamm, M. (2001): Fit for fun. Powerfood für Spitzenleistungen. München (Südwest).

Hirschfelder, G. (2001/Studienausgabe 2005): Europäische Esskultur. Geschichte der Ernährung von der Steinzeit bis heute. Frankfurt/M. (Campus).

Kabat-Zinn, J. (2001): Gesund durch Meditation. Das große Buch der Selbstheilung. Bern (Barth).

Kaluza, G. (2004): Stressbewältigung. Berlin/Heidelberg (Springer-Verlag).

Langbein, K. u. C. Skalnik (2005): Gesundheit aktiv. Was wirklich hilft. Wien (Ueberreuter).

Lauterbach, M. (2005): Gesundheitscoaching. Strategien und Methoden für Lebensbalance und Fitness im Beruf. Heidelberg (Carl Auer).

Leonard, G. (1975): The Ultimate Athlete. New York (Viking).

Nollau, N. (2005): Gesundheitscheck – Wie gesund sind Sie wirklich? München (Gräfe und Unzer).

Pape, D., R. Schwarz u. H. Gillessen (2001): Gesund – Vital – Schlank. Ihr Praxisleitfaden. Köln (Deutscher Ärzte-Verlag).

Retzer, A. (2002): Passagen – Systemische Erkundungen. Stuttgart (Klett-Cotta).

Richter, P. u. W. Hacker (1998): Belastung und Beanspruchung. Stress, Ermüdung und Burnout im Arbeitsleben. Heidelberg (Asanger).

Schedlowski, M. (2005): Stress, Stressreaktionen und Belastungsbewältigung. In: M. Lauterbach u. E. H. Schein (Hrsg.): Karriereanker. Die verborgenen Muster in Ihrer beruflichen Entwicklung. Darmstadt (Lanzenberger, Dr. Loos, Stadelmann).

Schonert-Hirz, S. (2002): Energy. Stress in Energie umwandeln. München (Gräfe und Unzer).

Seelig, H. P. u. M. Meiners (2005): Laborwerte klar und verständlich. München (Gräfe und Unzer).

Sonntag, R. (1998): Blitzschnell entspannen. 100 verblüffend leichte Wege, wie Sie in Sekunden innere Ruhe finden und neue Kraft schöpfen. Stuttgart (Trias).

Steffny, H. u. U. Pramann (1998/15. Aufl. 2001): Perfektes Lauftraining. München (Südwest-Verlag).

Steffny, H., U. Pramann u. Ch. Doll (2003): Perfektes Lauftraining – Das Ernährungsprogramm. München (Südwest-Verlag).

Stressbewältigung. Fünf Schritte zu einem stressarmen Leben (2003): Selbstlernkurs, Arbeitsheft. Offenbach/M. (Gabal).

Strunz, U. (2001): Lauf um die Welt. Die besten forever young Tipps für unterwegs. Mainz (Ullstein).

Wessinghage, Th. (2002): Laufen. Alles über Ausrüstung, Technik, Training, Ernährung und Laufmedizin. München (BLV).

Zulley, J. u. B. Knab (2000): Unsere Innere Uhr. Natürliche Rhythmen nutzen und der Non-Stop-Belastung entgehen. Freiburg (Herder).

Zulley, J. u. B. Knab (2002): Die kleine Schlafschule. Wege zum guten Schlaf. Freiburg (Herder).

Hinweise zum Weiterlesen und Weiterüben

Die Veröffentlichungen in den Printmedien und im Internet zu den Themen dieses Buches sind mittlerweile unüberschaubar. Hier finden Sie eine kleine Auswahl, die wir für Sie zusammengestellt haben. Für die Auswahl war maßgebend, dass die Grundlage wissenschaftlich fundiert und auf dem aktuellen Stand ist, dass der Wert für die Alltagspraxis groß ist und dass auf schlichte Modetrends verzichtet wird.

Achten Sie auch auf aktuelle Veröffentlichungen im Zeitschriftenmarkt. In den Gesundheitsreihen z. B. von Geo, Geo Kompakt, Spektrum der Wissenschaft oder Stern spezial – Gesund leben, Psychologie heute, live + health finden Sie sehr informative, oft gut und aufwändig bebilderte Themenschwerpunkthefte.

Die genauen Literaturangaben der folgenden Bücher finden Sie in der Literaturliste.

1. Bewegung, Laufen

Die meisten hier zusammengestellten Informationen über Ausdauerbewegung konzentrieren sich auf das Laufen in seinen unterschiedlichen Formen. Für andere Ausdauerbewegungen gibt es im Internet zahlreiche Hinweise. Oder Sie übertragen die Informationen auf die von Ihnen gewählte Bewegungsform.

Das Buch *Perfektes Lauftraining* von H. Steffny und U. Pramann gibt eine umfassende, gut aufbereitete Mischung wertvoller Informationen, Tabellen und Anleitungen zu Trainingsplanung, Ernährung, Kleidung etc.

Th. Wessinghage ist Läufer mit viel Wettkampferfahrung und Sportmediziner. Er hat Ausrüstung, Technik, Training, Ernährung und Laufmedizin beschrieben, u. a. mit gut bebilderten Übungen zur Dehnung.

U. Strunz hat ein Buch geschrieben, das Lust auf Laufen macht: nämlich Laufrouten in verschiedenen Städten der Welt – von Dubai bis Wien.

2. Ernährung

Steffny, H. u. a. (Autoren des Buches *Perfektes Lauftraining*) haben ein Ernährungsbuch für das Bewegungstraining vorgelegt, das viele nützliche Hinweise enthält – auch für die gesundheitsbewusste Ernährung im Alltag.

Das Buch von H.-U. Grimm *Die Suppe lügt* beschäftigt sich mit den künstlichen Aromen, ist spannend geschrieben und kann Ihr Einkaufsverhalten dramatisch verändern.

Das Buch von G. Hirschfelder über die *Geschichte der Ernährung von der Steinzeit bis heute* ist eine wissenschaftliche Arbeit, die sehr lesbar geschrieben ist. Sie ist voller Details, die ein interessantes Licht auf die historischen Hintergründe der eigenen Ernährungsgewohnheiten werfen.

Gut aufbereitete Informationen zur Ernährung finden Sie in dem Buch von D. Pape u. a., *Gesund – vital – schlank.*

3. Schlaf

Zahlreiche, teilweise überraschende Informationen und hilfreiche, konkrete Hinweise zum guten Schlaf finden Sie in den Büchern von J. Zulley und B. Knab.

4. Entspannung

Zahlreiche, verständlich beschriebene Entspannungstechniken finden Sie z. B. in dem Buch von R. Sonntag.

5. Stress

Für ausführliche Anleitungen zur Stressbewältigung kann der Selbstlernkurs *Stressbewältigung. Fünf Schritte zu einem stressarmen Leben* (Gabal-Verlag) genutzt werden.

Sehr ausführliche und vielfältige Informationen zu Stress und hilfreiche Arbeitsschritte finden Sie in dem Buch von G. Kaluza.

Informationen zu einer persönlichen Begleitung durch ein Trainingsprogramm der kognitiven Veränderung erhalten Sie über Prof. Manfred Schedlowski *(www.gesundheitscoaching.com)*.

6. Energie

Gute Übersichten, Checklisten und Anleitungen zum Thema Lebensenergie finden Sie bei S. Schonert-Hirz. Die Autorin ist Medizinerin und Journalistin und hat viele unterschiedliche Aspekte sehr sinnvoll zusammengefügt.

Mehr Informationen zur Arbeit mit psychoenergetischen Modellen erhalten Sie unter *www.energypsych.com* oder im Buch von F. Gallo und H. Vincenzi.

Weiterführendes

K. Langbein und C. Skalnik haben mit mehreren Autoren und Fachberatern ein 960 Seiten starkes Nachschlagewerk zu fast allen Fragen von Gesundheit und Gesundheitsaktivitäten geschrieben.

Informationen über Laborwerte finden Sie in dem Buch von P. Seelig und M. Meiners.

Eine Sammlung unterschiedlicher Gesundheitschecks wurden von N. Nollau zusammengetragen.

Internetadressen

Die folgenden Adressen helfen Ihnen, gezielt Informationen im Internet abzurufen.

Informationen zu Trainern und Sportvereinen:

- Deutscher Sportbund: *www.dsb.de*
- Deutscher Turnerbund: *www.dtb-online.de*

Informationen über sportmedizinische Untersuchungszentren, erhalten Sie z. B. über den Deutschen Sportbund und die Deutsche Gesellschaft für Sportmedizin und Prävention *(www.dgsp.de* sowie *www.webheimat.at, www.uniqua.at).*

Das Hamburger »Institut für Sport- und Bewegungsmedizin« von Prof. Michael Braumann wurde 2006 von der Stiftung Warentest im Ranking von Anbietern sportmedizinischer Untersuchungen an die erste Stelle gesetzt *(www.sportmedizin-hamburg.com).*

Zu Stretching-Übungen finden Sie Informationen, Anregungen und leicht verständlich dargestellte Übungen unter *www.sportunterricht.ch* oder unter *www.stretching.ch.*

Unter *www.skolamed.de* finden Sie u. a. Anleitungen für Bewegungsformen, z. B. auch eine ausführliche und bebilderte Anleitung für Nordic Walking.

Die Homepage des vom Autor mitbegründeten Kompetenznetzwerks Gesundheitscoaching finden Sie unter *www.gesundheitscoaching.com.* Hier erhalten sie Informationen zu den in Buch behandelten Schwerpunktthemen und finden Adressen von Fachleuten.

Anhang

Auf den folgenden Seiten haben wir für Sie die wichtigsten Checklisten, Fragebögen und Vordrucke noch einmal zusammengestellt:

Vertrag mit mir selbst

Ich, ..., habe mich für einen gesundheitsorientierten Lebensstil entschieden. Ich verpflichte mich, diesen Lebensstil schrittweise für mich zu entwickeln und umzusetzen.

Für diesen Weg verpflichte ich mich für die nächsten 12 Monate.

Ich bin mir bewusst, dass ich mich auf eine intensiv geführte Begegnung mit meinem eigenen Gesundheitsverhalten einlasse.

Ich, ..., verpflichte mich, während der gesamten Dauer hervorragend für mich zu sorgen – ausreichend zu schlafen, gut zu essen, mich genügend zu bewegen und regelmäßig für gute, wohltuende Erlebnisse und Ereignisse zu sorgen.

____________________	____________________
Datum	Unterschrift

Gesundheitsbarometer

Ich fühle mich heute körperlich

|——————————————————————————|

sehr gesund sehr krank

Meine Stimmung ist heute

|——————————————————————————|

besonders gut ausgeglichen besonders schlecht

Meine Gesundheit insgesamt hat einen Trend

|——————————————————————————|

nach oben nach unten

Menschen, die mich gut kennen, meinen zu meiner derzeitigen körperlich/seelischen Gesundheit

|——————————————————————————|

beneidenswert gut da muss man sich Sorgen machen

Meine gegenwärtige körperliche Fitness (Leistungsfähigkeit, Ausdauer etc.) ist

|——————————————————————————|

ausgezeichnet auf dem Tiefpunkt

Meine geistige Fitness (Wachheit, Konzentration, Kreativität etc.) ist

|——————————————————————————|

ausgezeichnet auf dem Tiefpunkt

Meine Fitness insgesamt hat einen Trend

|——————————————————————————|

nach oben nach unten

Menschen, die mich gut kennen, meinen zu meiner derzeitigen körperlich/mentalen Fitness

|——————————————————————————|

beneidenswert gut da muss man sich Sorgen machen

Das Tempo meiner bewussten Gesundheitsorientierung

|——————————————————————————|

ist angemessen gut ist zu langsam ist rückwärts gerichtet

Fragebogen zur Lebensqualität

1. Kurzfristige Beobachtung
Sie können den aktuellen Stand Ihrer Lebensqualität dokumentieren, wenn Sie den Fragebogen für einige Wochen regelmäßig am Ende jeder Woche ausfüllen (ohne dass Sie sich vorher die Bögen der vergangenen Woche(n) anschauen). Legen Sie bei der Einschätzung jeweils den Zeitraum von einer Woche zugrunde.

Werten Sie den Verlauf Ihrer Einschätzungen bei den unterschiedlichen Parametern aus, wenn Sie ca. sechs Bögen ausgefüllt haben.

2. Langfristige Beobachtung
Sie können den Bogen auch für eine längere Verlaufsbeobachtung nutzen, wenn Sie ihn in monatlichem Abstand mit entsprechendem Ablauf ausfüllen.

Bitte schätzen Sie folgende Aussagen danach ein, ob sie für Sie zutreffen auf einer Skala von 6 (trifft für den Beobachtungszeitraum voll zu) bis 0 (trifft für den Beobachtungszeitraum überhaupt nicht zu).

Ich habe mein Leben aus vollem Herzen genossen.

0 1 2 3 4 5 6

Ich habe allen mir wichtigen Personen und Themen einen guten Platz gegeben.

0 1 2 3 4 5 6

Ich war mit meinen beruflichen Leistungen sehr zufrieden.

0 1 2 3 4 5 6

Ich habe mich erfüllt gefühlt.

0 1 2 3 4 5 6

Ich war mit meinem körperlichen Zustand völlig zufrieden.

0 1 2 3 4 5 6

Ich bin mit meinen beruflichen Plänen gut vorangekommen.

0 1 2 3 4 5 6

Ich habe mich entspannt gefühlt.

0 1 2 3 4 5 6

Ich bin zuversichtlich, anstehende Herausforderungen zu bewältigen.

0 1 2 3 4 5 6

Check Ihres Überzeugungsmusters in Bezug auf Gesundheit

Im Laufe Ihres Lebens entwickeln Sie eine persönliche Theorie über Gesundheit und Krankheit, von deren Richtigkeit Sie (unbewusst) überzeugt sind.

Man kann vier Überzeugungsmuster unterscheiden, die dann auch das Verhalten unterschiedlich prägen (Retzer 2002).

Mit diesem Check können Sie sich Ihr Überzeugungsmuster bewusst machen und die Konsequenzen auf Ihr Verhalten analysieren.

Lesen Sie sich die folgenden Sätze durch und überlegen Sie, von welcher der Aussagen Sie derzeit am ehesten überzeugt sind (nach Retzer 2002):

1. Mein Gesundheitszustand ist kein Problem.
2. Mein Gesundheitszustand ist ein Problem, aber ich habe Einfluss darauf.
3. Mein Gesundheitszustand ist ein Problem, aber ich habe keinen Einfluss darauf.

4a. Mein Gesundheitszustand ist ein Problem, aber ich weiß nicht, ob zu recht.
4b. Mein Gesundheitszustand ist kein Problem, aber ich weiß nicht, ob zu recht.

Gehen Sie folgenden Fragen zur Stabilität Ihrer Überzeugung nach:

- Ist Ihre Entscheidung für einen Satz stabil oder wechseln Sie rasch zwischen den Überzeugungen?
- Ist Ihre Überzeugung bezogen auf eine längere oder unterschiedliche Lebensphasen stabil oder welche Überzeugung war früher für Sie prägend?

Ihre Überzeugungen haben Folgen für Ihr Verhalten:

- Welche Auswirkungen hat Ihre Grundüberzeugung konkret auf Ihr Verhalten?
- Was machen Sie oder was unterlassen Sie aufgrund Ihrer Überzeugungen?
- Welche Chancen und welche Risiken, welche Vor- und Nachteile liegen in Ihrer Überzeugung und dem daraus folgenden Verhalten?
- Wollen Sie Ihr Überzeugungsmuster verändern und wenn ja in welche Richtung?
- Was wollen Sie mit einer Veränderung Ihres Überzeugungsmusters konkret erreichen?

Machen Sie sich Notizen zu Ihren Ergebnissen. Sie sind wichtig für die weitere Entwicklung Ihrer Gesundheitsorientierung.

Checkliste Stressreaktionen

Was sind Ihre bevorzugten Stressreaktionen?

Schauen Sie die Liste durch und markieren (oder ergänzen) Sie Ihre Reaktionen. Oft weisen die typischen Reaktionen auch darauf hin, wo und wie sich bei Ihnen negative, krank machende Stressfolgen zeigen können.

Kognitive, gedankliche Ebene
- Gedanken, wie »Pass auf!«, »Das schaffe ich nie!«, »Auch das noch!«, »Das geht schief!« ...
- Leere im Kopf (Blackout)
- Gedankenkreisel
- Konzentrationsstörungen
- ...

Emotionale Ebene
- Schreck
- Kampfbereitschaft
- Angstgefühle
- Unsicherheit
- Ärger
- Wut
- Unzufriedenheit
- Reizbarkeit
- ...

Vegetativ-hormonelle Ebene
- trockener Mund
- Kloß im Hals
- flaues Gefühl im Magen
- Herz-Kreislauf-Beschwerden
- übermäßiges Schwitzen
- Schwindelanfälle
- Atembeschwerden
- Migräne
- ...

Muskuläre Ebene
- Fußwippen
- Spannungskopfschmerz
- Rückenschmerzen
- allgemeine Verspanntheit
- leichte Ermüdbarkeit
- ...

Checkliste für Stressoren in der Arbeitswelt

Schauen Sie die Liste durch und markieren (oder ergänzen) Sie Stressoren, die für Ihre Arbeitssituation typisch sind, mit denen Sie sich häufig auseinander setzen müssen.

Sie finden mit den Ergebnissen dieser Checkliste Hinweise auf Handlungsbedarf und/oder Handlungsmöglichkeiten in Ihrem Arbeitsumfeld (situative Stressbewältigung).

Körperliche Stressoren:

- Lärm
- Kälte bzw. Hitze
- unangemessene Beleuchtung
- Nacht- und Schichtarbeit
- ...

Psychisch-mentale Stressoren:

- Überforderung durch die Leistungsmenge bzw. das Arbeitstempo
- Überforderung durch hohe Informationsflut
- fehlende Anerkennung für erbrachte Leistungen
- Unübersichtlichkeit oder Kompliziertheit der Arbeitssituation
- unklare Vorgaben von Arbeitsaufträgen und Zielen
- Leistungs- und Zeitdruck
- Angst vor Misserfolg und Kontrolle
- hohe Verantwortung für Menschen und Werte
- ...

Soziale Stressoren:

- fehlende Unterstützung durch Kollegen und Vorgesetzte
- schlechtes Betriebsklima
- Konflikte
- Konkurrenzdruck
- unklar geregelte Zuständigkeiten
- isoliertes Arbeiten
- geringe Möglichkeiten der persönlichen Entwicklung
- Diskriminierung oder Benachteiligung
- Unvereinbarkeit der Arbeitsbedingungen mit den Erfordernissen der Familie
- Angst vor Arbeitsplatzverlust
- mangelhafte Information und mangelnde Beteiligung am Betriebsgeschehen
- ...

Checkliste »Das Wissen über sich selbst«

Wissensfelder	ich selbst weiß	andere vermuten, dass ich weiß
	0 = nichts 10 = viel	0 = nichts 10 = viel
meine Wurzeln, meine Traditionen, meine Werte		
mein Lebensziel		
meine übergeordneten Sinnbeschreibungen		
meine typischen Handlungsmuster und -strategien		
meine Wirkung auf andere, mein Charisma		
meine Kompetenzen und Ressourcen		
meine Defizite und Grenzen		
meine Führungskompetenzen		
meine typischen Umgangsmuster mit Konflikten		
mein Umgang mit Geld		
mein Umgang mit Kognition und Emotion		
Möglichkeiten und Grenzen meiner Intuition		
mein Energieniveau und mein Energieeinsatz		
mein Umgang mit Macht		
meine Verlässlichkeit, Verbindlichkeit in Beziehungen		
mein Umgang mit Übergängen und Krisen		
mein Körper, meine Gesundheit		
mein Körper, meine »Sollbruchstellen«, meine Krankheiten		
meine Lebenszyklen		
meine Biorhythmen		
meine Erotik, meine Sexualität, meine Liebe		
meine Aggressivität, meine Ungeduld		
mein Älterwerden		
meine Szenarien über mein Lebensende		

Über die Autoren

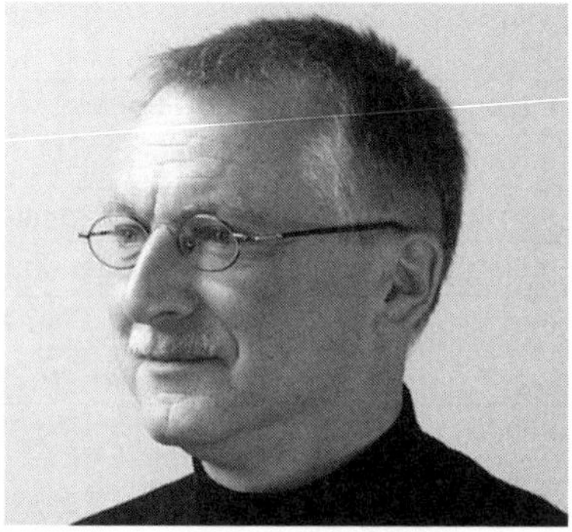

Dr. med. Matthias Lauterbach ist Facharzt für Psychiatrie und Psychotherapeutische Medizin. Er hat bis 1989 in Kliniken, zuletzt als Chefarzt und kommissarischer Direktor, gearbeitet. Nach Ausbildungen in Psychodrama/Soziometrie und in Systemischer Therapie und Beratung ist er tätig in der Lehre dieser Methoden, u. a. in dem von ihm 1988 mitbegründeten Institut für systemische Therapie und Beratung, Hannover. Seit 1994 ist er Geschäftsführender Gesellschafter der DLW-Unternehmensentwicklung, Hannover. Er begleitet und moderiert Veränderungsprozesse in Organisationen und Teams. Er ist Mitbegründer des Zentrums für Beratung und Kompetenzentwicklung *Hohenzollern Sieben* in Hannover. Weiter ist er Mitinitiator des 1999 gegründeten Kompetenznetzwerks Gesundheitscoaching. Seine Arbeitsschwerpunkte sind: Coaching und Gesundheitscoaching, Seminare zu den Themen Gesundheit, Stress, gesundheitsorientiertes Führungsverhalten. Er ist u. a. Autor des Buches *Gesundheitscoaching – Strategien und Methoden für Fitness und Lebensbalance im Beruf*.

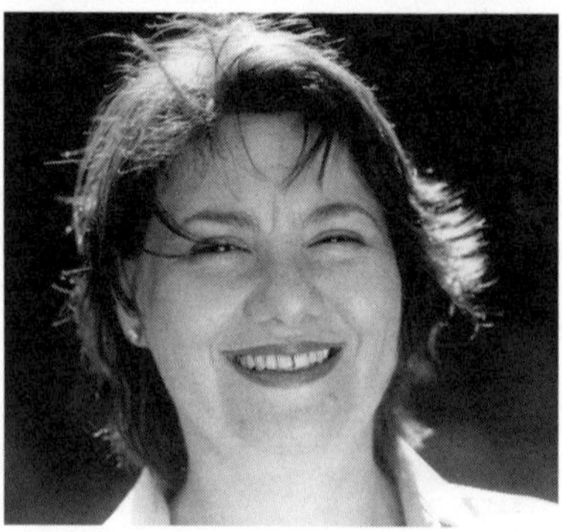

Dipl.-Päd. Susanne Hilbig arbeitet als selbstständige Psychotherapeutin, Supervisorin und Coach. Sie ist darüber hinaus als Trainerin für integrale Entspannungsverfahren IET® sowie in Energetischer Psychologie (F. P. Gallo) ausgebildet. Als Mitbegründerin und lehrende Therapeutin, Supervisorin und Coach (SG) des 1988 gegründeten Niedersächsischen Instituts für systemische Therapie und Beratung in Hannover liegen ihr insbesondere die systemtheoretischen Entwicklungen und die Weiterentwicklung systemischer Praxis und deren Methoden am Herzen. Seit 2003 gehört sie dem Zentrum für Beratung und Kompetenzentwicklung *Hohenzollern Sieben* an, wo sie mit ihren Arbeitsschwerpunkten Persönlichkeitsentwicklung und Gesundheit, Coaching und Teamentwicklung tätig ist. Mit dem Seminar- und Coachingangebot »Train the brain« bietet sie seit 2000 in Kooperation mit P. Ebel in Hannover und Berlin ein Format für gesundheitsorientierte Stressbewältigung und Selbstmanagement an.

Dipl.-Design. Heiko Preller hat zusammen mit Matthias Lauterbach die »Systemischen Fotoinszenierungen« entwickelt, eine Methodik für die Arbeit in Organisationen, Teams und in Weiterbildungen.

Gabriele Kypta

Burnout erkennen, überwinden, vermeiden

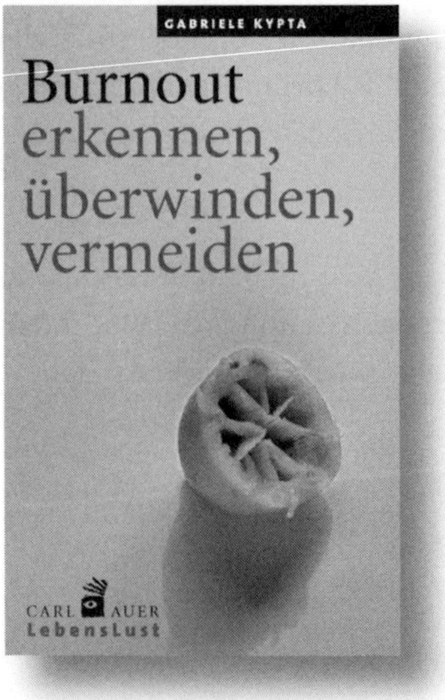

ca. 240 Seiten, Kt, 2006
ISBN 10: 3-89670-521-0
ISBN 13: 978-3-89670-521-1

Leistungsdruck, hohes Arbeitstempo, Angst vor dem Verlust des Arbeitsplatzes und eine allgegenwärtige Schnelllebigkeit lassen viele Menschen aus der Puste geraten. Wer sich nicht vorsieht, dem drohen tiefe Erschöpfung und Ausgebranntsein.

Gabriele Kypta macht deutlich, dass Burnout kein individuelles Problem ist, auch wenn der oder die Einzelne das Opfer ist: Erschöpfung und Belastungsgrenzen sind zum Tabu geworden und werden deshalb oft erst wahrgenommen, wenn es zu spät ist. Die Autorin schöpft aus ihrer reichen Erfahrung als Unternehmensberaterin, Coach und Trainerin, wenn sie zeigt, wie man Burnout-Fallen erkennt, ihnen ausweicht und vorbeugt.

Zahlreiche konkrete Tipps und Anregungen fördern und stärken den sorgfältigen und wertschätzenden Umgang mit sich selbst. Ein mehrseitiger Serviceteil listet wertvolle Adressen für weitergehende Informationen auf.

„Burnout kann jeden treffen und zum körperlichen und seelischen Zusammenbruch führen. Karrierecoach Gabriele Kypta beschreibt einfühlsam und anhand von Erfahrungsberichten, wie Sie der Krise vorbeugen und Ihren persönlichen Weg finden: hinaus aus der Erschöpfung in ein erfülltes und glückliches Leben."

Antonia Groll, Journalistin

Carl-Auer Verlag • www.carl-auer.de

Brian M. Alman | Peter T. Lambrou

Selbsthypnose

Ein Handbuch zur Selbsttherapie

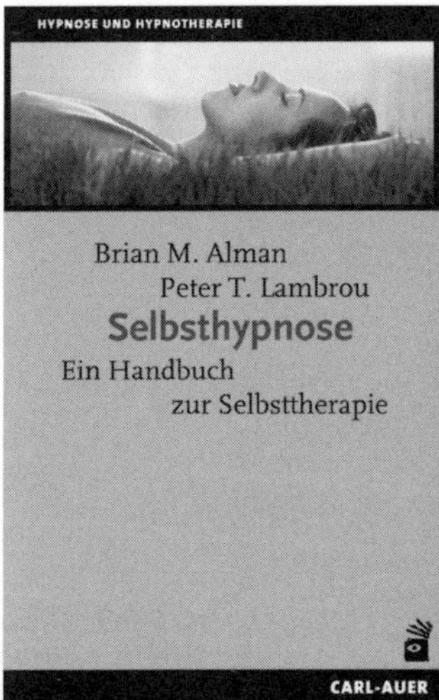

407 Seiten, Kt, 6. Aufl. 2006
ISBN 10: 3-89670-527-X
ISBN 13: 978-3-89670-527-3

Selbsthypnose ist eine hocheffektive Methode, die von jedermann erlernt werden kann. Sie hilft Menschen mit unterschiedlichen Symptomen, auch bei lang andauernden Beschwerden erstaunliche Besserungen zu erreichen und das Leben wieder selbstbestimmt und freier zu gestalten.

In einfühlsamer und gut verständlicher Art geben Brian Alman und Peter Lambrou klare, schrittweise Anleitungen zu den grundlegenden Vorgehensweisen und Übungen mit Selbsthypnose. Anhand anschaulicher Fallbeispiele demonstrieren sie, wie Selbsthypnose passend zu den jeweiligen Beschwerden und Zielen eingesetzt werden kann. Alman und Lambrou haben das Kunststück fertiggebracht, ein verständliches Fachbuch für den Laien zu schreiben, das genauso gewinnbringend auch von Ärzten, Psychotherapeuten und anderen psychosozialen Helfern gelesen werden kann.

Das Buch behandelte u. a. folgende Themen: Migräne • Panikanfälle • Zähneknirschen • Ekzeme • Juckreiz • Phobien • Rückenbeschwerden • Allergien und Asthma • Geburtsvorbereitung • Schmerzkontrolle • Raucherentwöhnung • Gewichtskontrolle • Schlafstörungen • Stärkung des Selbstbewußtseins.

„Das Buch bietet eine Fülle von alternativen Techniken. Es ist einfach geschrieben, und man findet fast immer etwas Brauchbares. Als Hilfe zur Selbsthilfe, zum self-empowerment lesenswert." Familiendynamik

Carl-Auer Verlag

Dirk Revenstorf | Reinhold Zeyer

Hypnose lernen

Leistungssteigerund und Stressbewältigung
durch Selbsthypnose

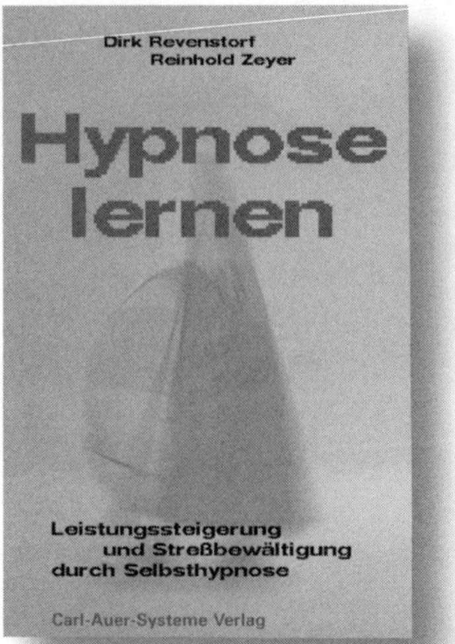

157 Seiten, Kt, 6. Aufl. 2005
ISBN 10: 3-89670-223-8
ISBN 13: 978-3-89670-223-4

Ein einfach und verständlich geschriebenes Buch, das grundlegende Informationen zum Thema Selbsthypnose und Hypnose gibt. Anhand einer übersichtlichen Situationsanalyse kann der Leser seine eigenen Kompetenzen einschätzen, seine persönlichen Trainingsziele bestimmen und die Prinzipien der hypnotischen Streßbewältigung erlernen. Aus einer Reihe von Übungen, die in der Praxis vielfach erprobt sind, werden erlernte Trance-Strategien zur Aktivierung von persönlichen Ressourcen, der hypnotischen Bearbeitung vergangener Erfahrungen und der Programmierung der Erfolgs in der Zukunft genutzt. In der Hypnose bewährte therapeutische Geschichten und Metaphern am Ende des Buches dienen der entspannten Lektüre.

Ein Buch, das für die Hypnoseausbildung eingesetzt und therapiebegleitend von Klienten genutzt wird und auch interessierten Laien die Möglichkeit eröffnet, sich die Selbsthypnose zu erschließen.

„Das Buch gehört seit Jahren zur empfohlenen Literatur in der Hypnoseausbildung von Ärzten und Psychologen, weil es kompetent und kompakt Grundlagen moderner Hypnose und Selbsthypnose vermittelt. Es kann jedoch auch therapiebegleitend Klienten als Lektüre an die Hand gegeben werden und erschließt in diesem Fall als Taschentherapeut und Selbsthilfebuch viele Möglichkeiten der Selbsthypnose."

Bernhard Trenkle

www.carl-auer.de

Matthias Lauterbach

Gesundheitscoaching

Strategien und Methoden für Fitness
und Lebensbalance im Beruf

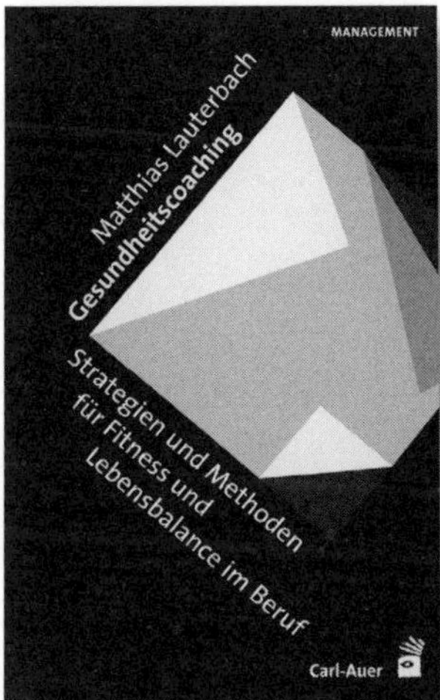

255 Seiten, 34 Abb., Gb, 2005
ISBN 10: 3-89670-497-4
ISBN 13: 978-3-89670-497-9

Beim Coaching stoßen Berater häufig auf gesundheitliche Probleme, die ihre Klienten beeinträchtigen oder sogar gefährden. Vom Coach werden dann besondere Kompetenzen verlangt: Zusammen mit den Klienten muss er einen veränderten Lebens- und Arbeitsstil entwickeln, der deren Gesundheit und Leistungsfähigkeit erhält und fördert.

Matthias Lauterbach stellt in diesem Band das erste umfassende Konzept zum Gesundheitscoaching vor. Es basiert auf einem systemischen Beratungsansatz, der durch zahlreiche weitere, zum Teil eigens für diesen Ansatz entwickelte Methoden ergänzt wird. Das hier vertretene ganzheitliche Konzept von Gesundheit umfasst neben den Aspekten Bewegung, Ernährung, Entspannung und Stressprotektion auch die Themen Lebensbalance und Sinnfragen.

Neben einem umfangreichen Methodenteil und zahlreichen Fallbeispielen enthält der Band Beiträge von Gastautoren, die sich einzelnen Aspekten des Gesundheitscoachings widmen: Stressprotektion, Bewegung und psychophysische Fitness, betriebliches Gesundheitsmanagement, Umsetzung von Gesundheitscoaching in einem Unternehmen u. a.

„Für alle, die im Coaching, der Personalentwicklung und als Führungskräfte mit Gesundheit befasst sind, ist hier ein gut nutzbarer Fundus an Handwerkszeug entwickelt worden." Emilio Saenz, Executive Director, Volkswagen, Portugal

Carl-Auer Verlag